肌内效贴扎技术指南

（第二版）

[德] 吉特 · 孔布理克　Birgit Kumbrink　著

李清正　安江红　刘勇　译

人民体育出版社

图书在版编目（CIP）数据

肌内效贴扎技术指南 /（德）吉特·孔布理克著；李清正，安江红，刘勇译. -- 北京：人民体育出版社，2020（2023.1 重印）

ISBN 978-7-5009-5641-9

Ⅰ.①肌… Ⅱ.①吉… ②李… ③安… ④刘… Ⅲ.①物理疗法—指南 Ⅳ.① R454.9-62

中国版本图书馆 CIP 数据核字 (2019) 第 187530 号

图字号：01-2015-6804

K-Taping: An Illustrated Guide

By Birgit Kumbrink

*

人民体育出版社出版发行

国铁印务有限公司印刷

新 华 书 店 经 销

*

787×1092　16 开本　16.25 印张　309 千字

2020 年 6 月第 1 版　2023 年 1 月第 4 次印刷

印数：3,501—6,500 册

*

ISBN 978-7-5009-5641-9

定价：98.00 元

社址：北京市东城区体育馆路 8 号（天坛公园东门）

电话：67151482（发行部）　　邮编：100061

传真：67151483　　邮购：67118491

网址：www.psphpress.com

（购买本社图书，如遇有缺损页可与邮购部联系）

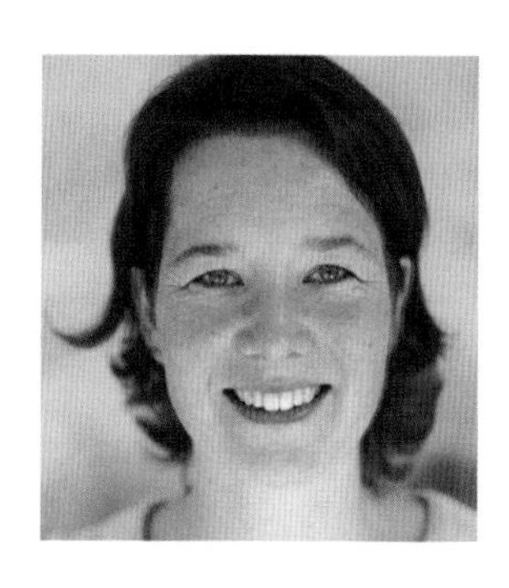

Birgit Kumbrink

出生日期：1972 年

- 1990：完成注册按摩师和水疗治疗师培训
- 1993：完成物理治疗师教育
- 2000：成为肌内效贴扎学院院长

专业进修教育

- 手法治疗
- 淋巴引流手法
- PNF（本体感觉神经肌肉促进疗法）
- 接受 APM（针灸按摩）治疗师培训

前　言

尊敬的读者朋友：

本书旨在为受过训练的“肌内效贴扎师”提供参考，并作为一种有效的日常工具供执业医师使用。本书介绍了需要治疗的各种适应证，作者基于过去 12 年多的经验提供了各种信息和建议。

肌内效贴扎作为一种具有广泛应用范围的方法，是每一位物理治疗师和了解该技术的医生的有效工具。使用者无须使用药物或其他药剂，只需确保技术使用正确并结合使用适当的肌内效贴布，便可产生最佳效果。德国肌内效贴扎学院以肌内效贴扎为方法，在过去的 12 年里已在近 40 个国家使肌内效贴扎成了标准的物理治疗方法。尽管肌内效贴扎在一段时期内得到的长足的进展，同时肌内效贴扎学院同柏林 Charit é 研究院一道开展了卓有成效的研究，但这种技术和方法仍需进一步的研究和实验。

肌内效贴扎在专业医学培训领域的应用并不仅限于一时，而是在本领域具有稳固的国际地位，这得益于肌内效贴扎学院多年的辛勤工作和专业研究。这种国际公认的地位也是学院在世界范围内提供的各种当地语言版本的统一且基础良好型培训计划的产物。因此，多年来，不仅肌内效贴扎方法和学院培训在德国、奥地利和瑞士得到了认可，而且学院还获得了澳大利亚、法国（SFMKS）、克罗地亚和加拿大专业协会以及美国认证委员会（BOC）的认可。参与者可通过培训了解继续教育积分，在很多情况下，还可通过其他计划获得国家教育资助［例如教育“支票”和凭证（Bildungsschecks 和 Bildungsgutscheine）］或支持。

本书详细地介绍了肌内效贴扎的基本原理及其多方面的应用，主要适合接受过培训的肌内效贴扎治疗师阅读。想要在工作中学习和使用这种有价值且有效的治疗方法，首先需要完成学院的培训，而不是尝试自学，因为只有在接受监督和实践式培训后，才能了解如何正确使用弹性肌内效贴布所需的特殊技术，学习在对运动员或其他患者进行治疗时需要什么身体姿势。只有这样，弹性贴布才能作为一种独特而有效的工具支持医生和物理治疗师的工作。

Birgit Kumbrink
肌内效贴扎学院
多特蒙德
2014 年

目 录

1 肌内效贴扎技术

“贴扎”一词始终涉及的一个问题是，与众所周知的非弹性材质的传统贴布相比，肌内效贴布的不同之处是什么。除了一些贴扎技术外，两者没有可比性。一般而言，传统贴布用于稳定或固定关节。使用弹性拉伸肌内效贴扎时的贴扎技术是使用传统贴布所没有的。肌内效贴布可顺着肌肉或神经的走向贴扎，灵活地贴扎于身体任何部位，不会限制患者的自由移动。可改善淋巴与血液循环的淋巴贴扎也属于肌内效贴布贴扎方法的范围。传统贴扎主要用于固定或稳定关节，而肌内效贴扎的治疗方法较广，具有进一步开发的潜力。因此，两者只有在治疗相同的适应证时才有可比性，例如关节问题，关节损伤或疼痛以及术后治疗。与传统贴扎相比，例如，在因某一关节问题需要固定关节时，使用弹性拉伸肌内效贴布固定的关节仍可活动。除此之外，肌内效贴扎具有多种治疗选择。结合使用两种贴扎技术同样有效（例如在体育运动中）。无论在普通运动还是竞技运动中，同时使用传统贴扎与彩色肌内效贴扎已成为一种标准流程。

力学、动力学、物理学的每一个过程，当然还有医学中的每个过程，都依赖于所有成分的相互作用。因此，即使是最小的齿轮出现问题也可以导致复杂的功能链被摧毁。这对人体也是如此。人们只有在肌肉力量、力臂和关节周围的韧带保持平衡时才会无不适感。很多疼痛的原因是功能障碍加上随之而来的代偿或不平衡。这种功能障碍是由关节对侧（主动肌和拮抗肌）的肌肉柔韧性和 / 或肌肉发育之间存在差异引起的。出现损伤后，不仅平衡被打破，而且保护性反射性收缩的能力也会降低。水肿和肿胀会扰乱生理运行过程，并导致疼痛。

肌内效贴扎可同时减轻水肿、改善淋巴和血液循环，并通过本体感受促进肌肉功能恢复正常以及为韧带和肌腱提供支持。这通常会快速减轻疼痛，改善关节和肌肉功能。

若皮肤与肌肉之间的间隙减小，例如肌肉出现炎症，则会出现淋巴引流减少，这意味淋巴系统的功能被破坏。这种压迫和由此产生的淋巴引流受限会刺激皮肤的疼痛感受器，进而导致局部疼痛。如果在贴肌内效贴布之前先拉伸皮肤，那么在贴扎之后返回静息状态时，皮肤连同贴布共同形成波浪形的卷曲。这相当于将皮肤提起，从而增大皮肤和皮下组织之间的空隙。淋巴液可以更容易从该空隙进入淋巴系统，从而减小疼痛感受器的压力，增强身体的自愈效果。同时，软组织在身体运动时不断被提起和放下，像泵动一样促进淋巴液和血液的循环，持续增强局部皮肤的位移。这些皮肤运动对机械敏感性受体有一定影响，这将会使疼痛减轻。

肌内效贴布同样也可对内脏产生影响。比如说，减轻痛经时的疼痛，改善排尿功能障碍者膀胱功能等，这是通过贴扎后，改善皮肤上某一节段的内脏反射弧实现的。

1.1 从理论到治疗方法

这种通过皮肤感受器影响本体感受、肌肉、韧带并因此影响生理活动的概念，比肌内效贴扎的理念要古老得多。通过手法治疗或贴扎非弹性贴布以诱导本体感受器，从而达到治疗效果的相关理念的实验始终在进行之中。非弹性贴布的一个缺点是只能用于小面积的皮肤上，因为肌肉运动时，皮肤会发生位移，这时如果使用大面积的非弹性贴布，会导致不适感，限制运动，且贴扎的时间短。

今天人们所了解的肌内效贴扎治疗方法的优势，其实并非其发展的初心。最初，弹性贴布被尝试用于不会导致患者运动受限的同时，对本体感受和肌肉功能带来积极影响。

在很长一段时间内，肌内效贴扎主要被尝试应用于肌肉，及进行一些测试。经过多年的使用及对使用后的效果进行研究，肌内效贴扎的治疗性能和治疗范围才逐渐被认可。2000 年，肌内效贴扎学院首次就贴扎进行了患者问卷调查，通过对问卷结果进行评估，根据结论研制出新的应用方法。在德国，学院目前还与诊所以及专业治疗师协会合作开展了国际性研究，从而发现新的应用领域。

肌内效贴扎在物理治疗领域已经演变成一种全新且有效的治疗方法，其适应证范围非常广泛，可有效地为许多具有广泛认知度的治疗理念提供新的方法和支持。肌内效贴扎治疗的一个主要优势是，治疗师给予的这种辅助治疗可以跟随患者在回到家中，并持续发挥效果。大多数治疗方法均在治疗结束时终止；与此相反，只要贴布仍贴在患者身上，肌内效贴扎就会继续产生作用。

肌内效贴扎学院凭借积累的经验，在 biviax 研制出了“K-Tape for me”系列贴布。“K-Tape for me”贴布是一系列易于使用的肌内效贴扎，任何人均可按照随附的说明书进行贴扎。这是最常用的贴扎，同样通过稍加指导，也能够很容易用于损伤预防（图 1.1）。

1.2 弹性拉伸肌内效贴布

高质量的贴布对肌内效贴扎疗法的有效性至关重要。贴布须具有非常特殊

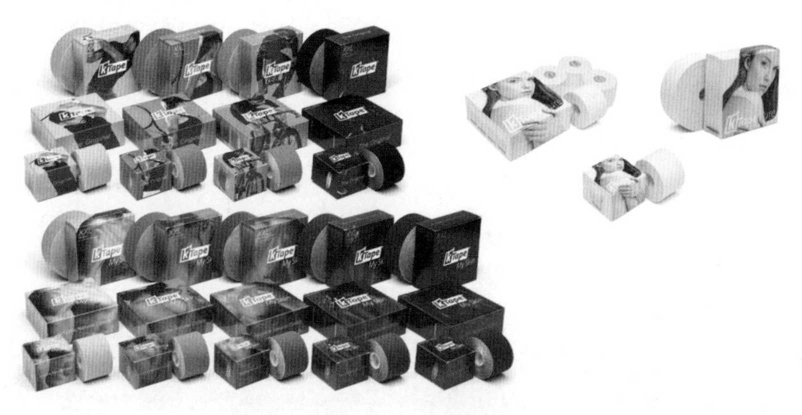

图 1.1. 左上：原装 K-Tape 有 4 种颜色；
右上：K-Tape Pure——无染纯棉胶带，仅氧气漂白；
下：K-Tape My Skin，全球第一款肤色胶带

的性能，且在经过几天的使用和压力下仍能保持良好的效能。想要达到这一要求，一方面需要确保材料质量，另一方面是确保加工的可控和一致性。棉织物须使用彼此成直角的经纬纱织成，其中弹性经纱在整个贴扎期间都必须保持其弹性，不能发生材料疲劳。

肌内效贴布的弹性与人体肌肉的伸展能力相当。棉织物做成的肌内效贴布能纵向拉伸约30~40%。这与肌肉能够伸展130~140%相符合。肌内效贴布在背衬纸上时，贴布已经拉伸了10%。这种拉伸性能在各种贴扎技术中均发挥着重要作用。

原装肌内效贴布具有4种颜色：蓝绿色、洋红色、米黄色和黑色（图1.2）。但不同颜色的贴布具有完全相同的性能。其拉伸能力、厚度或任何其他功能无不同。关于这4种颜色的说明见第1.9章色彩理论：

重要说明

由于肌内效贴布具有防水性和透气性，所以可长时间使用并具有高度舒适感。

在不限制活动能力的同时，患者在参与体育活动、沐浴、游泳、桑拿、工作或任何其他日常活动，均不受限制或束缚。为此，对贴布质量具有特定要求。越来越多的肌内效贴布进入市场。目前市面上共有60多种不同的贴布名称和种类。然而，制造商的数量明显低于贴布名称。这意味着，许多不同的产品名称仅能由少数制造商提供。这些非品牌的产品被制成不同包装进行售卖。贴布供应商不会对这些产品质量造成影响，但价格低廉的产品的原材料可能不是固定的供应商提供的，因此贴布性能会不稳定。贴布的任何一个部分的变化都足以导致整体的变化：如棉花、丙烯酸黏合剂或背衬纸发生变化，贴布性能也会随之发生变化。

背衬纸或包装上无产品名称或印有不同于品牌名称的标签的贴布通常为量产，制造商常常从价格最低廉的供应商处购买基材，导致贴布性能发生变化。在亚洲，弹性贴布的常用名和通用名为“肌内效贴布”。这是多种不同质量贴布的总称。在许多情况下，该名称都会出现在贴布卷上，而包装上会出现产品的另一名称。

产品范围越来越难管理，目前市场上仍有很多贴布品牌。

重要说明

因为材料质量对治疗和患者使用的舒适性至关重要，所以每位治疗师都要非常仔细且慎重地检查提供的材料。

许多看似较低的报价实际上是一种变相高价，因为患者需要在短时间后就要更换新的贴布，贴布的弹性拉伸性能和工艺无法满足要求，或丙烯酸黏合剂引起皮肤过敏。因为一卷肌内效贴布可多次贴扎，所以每名患者可能节省的费用是值得思考的。为了节约费用使用低质量的贴布，导致治疗质量和患者治疗成功率下降，这是任何一个治疗师都不能冒的风险。

作为一家国际培训机构，学院使用质量稳定的优质贴布。在贴布生产过程

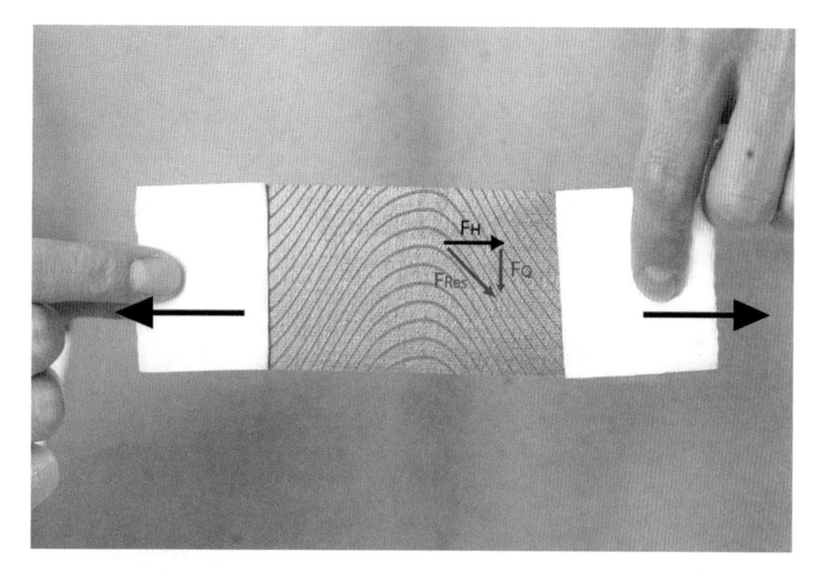

图 1.2. 宽 5 厘米的肌内效贴布
肌贴的背面带有正弦波涂层(physiobond®)

中引入了质量控制。此外，在德国实验室检测每批黏合剂样品中的残留单体和一般残留物，以及它们的机械性能。尤其是，由于丙烯酸黏合剂生产过程中产生的残留单体会导致皮肤过敏和不耐受，所以须尽可能通过特定且耗时的加工工艺将其去除。

测试机械性能，以查看贴布是否具有所需弹性，并在整个贴扎期间维持不变。

1.2.1 贴布质量不佳适应证

基本上，只有在使用之后才能看出贴布的质量如何。当然，不应在患者身上测试每种贴布的质量。可提前查看制作标准以及是否存在质量缺陷。

棉织物性能

棉纤维必须以相互成直角的方式编织。纵向线必须与贴布外边缘平行。一些贴布纤维发生了明显变形。这些纤维并非纵向平行，而是对角平行。织物最外层的线在很短时间内就会被割断。这些最外层不连续的线不能保持张力，且织物磨损会导致使用性降低。

弹性不足

纵向的弹性纤维必须具有非常特殊的拉伸及耐久度。拉伸参数存在偏差和过早疲劳均会在使用中造成问题。

如果贴布的拉伸能力明显降低，就会导致作用模式不同、使用性降低、舒适性降低。

弹性降低得越多，贴布就越接近“非弹性贴布”的极限状态。若贴扎时使用了非弹性贴布，患者就会失去活动能力，每次活动时肌肉都会受到贴布的束缚，且在短时间后贴布变松或扯动皮肤，产生痛感。对于拉伸力较小的贴布，其“极限性能”会相应降低。

如果贴布具有明显较高的拉伸性，则会导致肌内效贴扎方法无效，或产生不同的效果。弹性线越软，作用在织物上的恢复力就越低。对于无限拉伸的贴布，根本没有恢复力，也因此无效果。

可变弹性

与其他高质量产品一样，在贴布制造过程中需要持续控制质量。即使是制造过程的微小变化、原材料的质量变化、单卷的不均匀切割以及成品的储存条件，都可能导致同一家制造商生产的制成品的性能不一致。可变性能会增加肌内效贴扎治疗师的工作难度，并对治疗和患者的使用舒适性以及满意度产生不良影响。

重要说明

建议只购买质量最佳(例如K-Tape®)的产品，并持续使用高质量的产品，而不是经常变更!

丙烯酸涂料

贴布在编织时仅存在纵向弹性。贴布不能横向拉伸。横向拉伸的预期效果（即横向恢复力）通过丙烯酸涂料实现，该涂料以正弦波的形式纵向喷涂到贴布上（图1.3）。纵向力遵循丙烯酸曲线，并因此将力（FRes）分解为纵向或水平（FH）与横向或垂直（FV）力。

根据贴布的拉伸程度可以看出，存在一种在贴布整个长度范围内均匀作用的横向力。

重要说明

纵向拉伸的恢复力与横向力相结合，有利于提起皮肤或组织。这是肌内效贴扎疗法的主要效果之一。

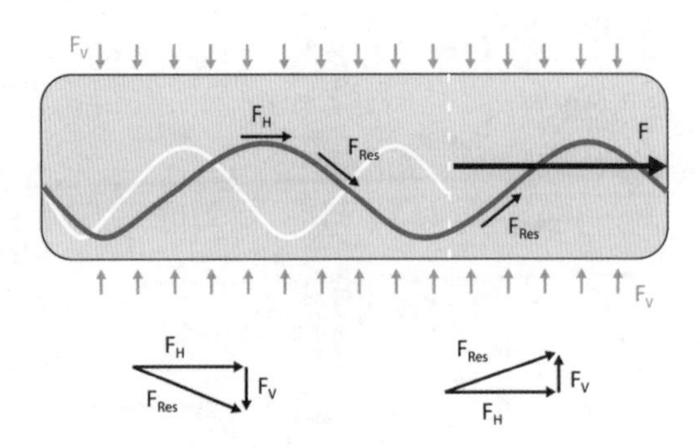

图 1.3. 力的作用与分解

1.2.2 具有药物活性成分的贴布

重要说明

肌内效贴扎疗法无须使用药物活性成分!准确地说，这种无药物疗法是肌内效贴扎的一个基本优势。

在肌内效贴扎疗法中，建议不要使用添加了药物或未知矿物成分的贴布产品。特别对于运动员而言，这可能增加将反兴奋剂指南中的禁用物质添加进去的风险。对于孕妇而言这同样是一个问题，尚不清楚长期贴扎含有药物或未知矿物质的贴布是否会对腹中胎儿产生影响。此外，使用含有药物或未知矿物成分的贴布产品时，控制给药量是无法实现的。这是因为贴扎的使用周期不同，会产生不同的接触时间和副作用，贴扎面积大小以及因此产生的黏附面积，都可能对药物活性成分的吸收量产生至关重要的影响。

此外，考虑到肌内效贴扎疗法应用范围非常广泛，即从专业运动员的治疗概念到淋巴疗法——包括癌症患者的出院护理——再到月经和泌尿问题，甚至在妊娠期间提供支持，建议不要使用添加了药物活性成分的贴布。

1.3 使用者和贴扎区域

几年来，肌内效贴扎一直寻求在竞技体育和医学及物理疗法领域的应用。在世界锦标赛、奥运会和各种竞技体育中，无论是英式足球、手球、排球、篮球、英式橄榄球、美式足球、滑雪、冬季两项还是体操等，这种有效的治疗方法已经成为预防损伤、运动康复疗法的一部分。同样，应用于骨科、外科以及肿瘤学、老年病学和儿科的出院护理的治疗概念已成功开发并引入医院和康复中心。

目前，肌内效贴布应用范围非常广泛，并将在未来几年内进一步扩大。它为理疗师和运动理疗师以及众多医学专家（如相关从业者、职业治疗师）提供了一种新的治疗工具。它在神经病学、妇科和淋巴疗法中都有特殊的治疗方式。想要成为肌内效贴扎治疗师，首选是接受肌内效贴扎国际学院的培训。

1.4 肌内效贴扎治疗师培训

除了改进和提高肌内效贴扎疗法之外，肌内效贴扎学院最为重要的任务之一是建立具有统一标准的高质量国际培训体系。自 1998 年以来，德国一直在开发这一体系，目前已在全球 30 多个国家使用。之后，肌内效贴扎学院提供的培训获得了数个国家专业协会的认可，参与者可获得当地协会授予的继续教育学分或其他学分。标准化课程以其所在国家的语言开展授课。有趣的是，相关国家的传统治疗体系也加入其中，毕业生也可以参加国际肌内效贴扎论坛，这为众多新的治疗应用和经验分享提供了机会。学院通过与多家具有资质的培训部门建立伙伴关系，将其在不同国家积累的各种经验纳入其培训体系和疗法中。

目前提供以下几种肌内效贴扎课程：

- 肌内效贴扎基本课程——肌内效贴扎治疗师培训。
- 适用于淋巴疗法、运动医学和物理治疗、妇科和妊娠支持、职业治疗师、足部医学、神经病学和骨病的肌内效贴扎特殊课程（详情见：www.k-taping.com）。

1.5 交叉贴布 ®

以下治疗实例中涉及交叉贴布。交叉贴布为小型网格状聚酯贴布，并涂有聚丙酸黏合剂涂料（图 1.4）。和肌内效贴布一样，交叉贴布不含药物和药物活性成分，可用于痛点、激痛点和穴位。在许多情况下，交叉贴布可有效地与肌内效贴扎贴扎结合使用。因此，交叉贴布已经成了肌内效贴扎培训的重要组成部分。

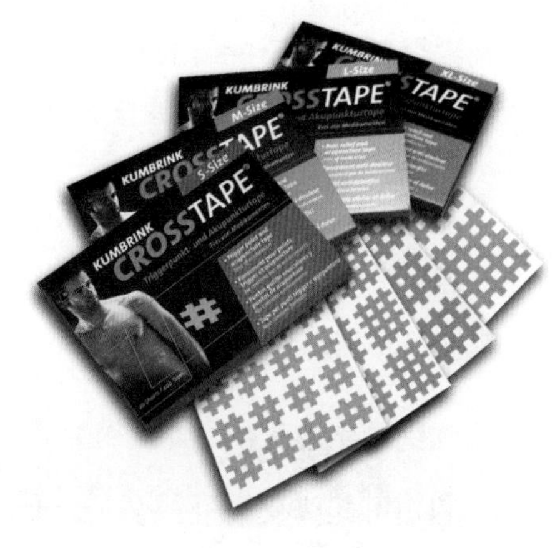

图 1.4. 交叉贴布 ®

1.6 肌内效贴扎的基本功能和效果

总结 1.1：基本功能和效果
- 1. 改善肌肉功能
- 2. 消除血液循环障碍
- 3. 减轻疼痛
- 4. 关节功能支持

1.6.1 肌肉功能改善

在肌肉损伤中的应用

肌肉损伤包括肌肉拉伸导致的过劳性损伤、肌肉纤维撕裂和肌肉撕裂。

肌肉机械性负荷过大会使肌肉结缔组织破裂。组织间隙内产生的积液会增加压力，进而刺激疼痛感受器。由此导致的后果包括：疼痛、僵硬、肿胀和肌张力增加。

在肌张力过强 / 肌肉僵硬的应用

肌肉反射性增加及持续的肌肉紧张，会导致肌肉硬度发生变化。通常整块肌肉都会受到影响，但这种变化可能仅限于肌肉局部区域。这是因为损伤是由于单一方向负荷过大造成的，例如在同一方向反复做功，导致肌张力持续增加。

在肌肉缩短中的应用

肌肉缩短可能为反射性或功能性的。这种转变通常很模糊。反射性肌肉缩短的原因包括：

- 对疼痛的保护性反应，
- 声学或光学应力因素，
- 因关节退化性变化引起的平衡改变，
- 因不适应的训练方式引起的协调问题（导致相关肌肉的不平衡错误运动），
- 单方向的做功导致肌肉过度使用。

引起反射性肌肉缩短的因素如果长期存在，还可能导致肌肉的结构上的缩短，当然这种缩短是可逆的。

在肌张力减退 / 肌肉松弛中的应用

肌张力减退通常由拮抗肌张力过高引起的反射抑制、病理性关节变化、肌肉麻痹等造成。这会导致肌肉运动功能障碍，从而导致力量减弱和肌肉萎缩。

在肌肉激活障碍中的应用

肌肉激活障碍可在极短时间内导致肌肉营养不良和肌肉萎缩。

这通常是由于肌肉不工作导致的，例如创伤后的制动、肌肉骨骼系统的慢性疾病、缺乏锻炼、病理性关节变化引起的反射性抑制。肌肉的完全萎缩仅在神经信号中断时才会发生。

肌肉贴扎效果

调节肌张力

肌张力是由中枢神经系统发出的脉冲和作为外周反馈调节的外周传入信号（关节、肌肉、皮肤）维持的一种紧张状态。贴扎可激活皮肤感受器，从而增强其他外周传入信号，可利用这种机制来进行肌张力调节。

为肌肉控制提供支持

本体感受（深度感知）用于定位空间内的身体。我们通过机械敏感性受体，感觉关节的位置和运动。机械敏感性受体的本体感受传入神经参与了姿势运动系统（静态）和定向运动（动态）的控制。感受器位于关节的肌肉、肌腱和皮肤中。贴布可影响皮肤中的本体感受器。从而使四肢与身体姿势、力量等更多相关信息得到传导。

1.6.2 血液循环障碍消除

炎症通常是身体对组织损伤作出的反应。受伤的部位产生炎症的同时，会产生的积液，这会导致皮肤与肌肉组织的空间压缩、压力增加、发生肿胀，淋巴流动中断或停滞。肌内效贴扎可以提起该部位的皮肤，增加间隙，并因此降低压力，改善淋巴循环。

1.6.3 疼痛减轻

痛觉感受器是痛觉的基础。疼痛感受器是真皮中的自由神经末梢，部分可贯穿到表皮。它们非常均匀地分布于身体各处，并作为生物体保护层对皮肤功能发挥着至关重要的作用。

痛觉感受器同样存在于肌肉组织、内脏和身体各个组织中。关节软骨、椎间盘髓核、大脑与肝脏外层除外。疼痛感受器可对热、机械和化学刺激作出反应。痛觉感受信号可通过有髓 Aγ 纤维传递，即通过快速传导刺激来触发所谓的第一痛觉（明显、尖锐、穿刺或切口痛），还可通过无髓 C 纤维传递，即仅能缓慢传递刺激，并引发“第二痛觉”（钝痛、灼烧感或撕裂痛）。“第一痛觉感受器”分布于皮肤中，“第二痛觉感受器”分布于关节囊韧带、肌腱和内脏中。

痛觉感受传入神经在灰质后角处转换为第二神经元，并通过许多突触连接分别传递。传入的疼痛感受和本体感受信号在脊柱进行第一次过滤并发挥作用，然后传入颅骨；但原则上，上级中枢（皮质、脑干）的痛觉感受传入神经等“重要”信息均被传递。

通往灰质后角的痛觉感受传入神经源自关节、肌肉、皮肤和内脏。同样，传入神经从皮质和脑干通往灰质后角。这些中枢下行通路可关闭或开放。

疼痛感受传入神经传递至脊髓前角和侧角。下列运动神经的痛觉感受发生于脊髓前角：

- 肌张力反射性增加
- 肌张力过强
- 肌硬化

自主神经痛觉感受发生于侧角：

- 结缔组织变化
- 肿胀
- 血氧不足（毛细血管灌注不足）

关节退化（关节病）、肌腱病和肌硬化使疼痛感受传入信号重复发送至灰质后角。无论在肌肉运动还是自主层面，这都会导致放射症状（放射）。运动层面上，它会引起假性根性放射症状和肌肉链中的放射症状。自主层面上，它会引起假性根性疼痛、象限综合征和泛化。

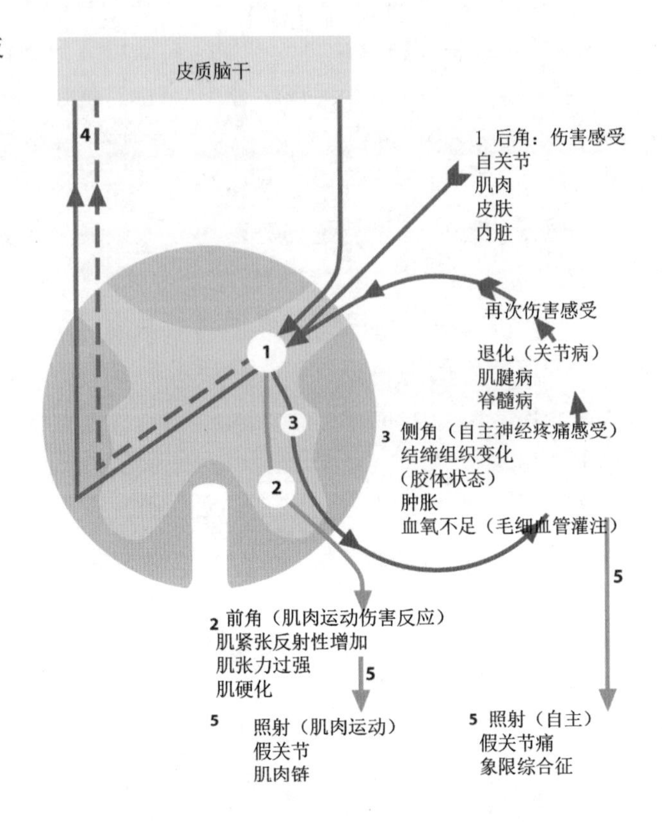

图 1.5 伤害感受的传递和伤害反应的途径（Frisch 1999 年）

因此，阈值之上的疼痛感受传入神经的第一疼痛反应发生于脊柱水平。

肌内效贴布黏附于皮肤以及因身体运动引起的位移，都会刺激皮肤中的机械敏感性受体。如疼痛感受传入神经一样，这些本体感受传入神经也传入灰质后角，并抑制疼痛感受的传递。

1.6.4 关节功能支持

关节是骨骼之间具有活动性的连接方式。关节囊和肌肉也参与了对关节运动的控制。关节活动度取决于关节类型及其周围结构（肌肉、韧带和关节囊）。

关节运动障碍的原因有多种：

- 关节病或关节炎导致的关节表面损伤，并伴有错误姿势和重复劳损导致的关节囊韧带缩短
- 关节周围肌肉力量的不平衡
- 关节间歇变小导致的障碍，例如半月板受压导致关节活动障碍
- 关节外其他结构造成的伤害反应

通过贴扎不同的肌内效贴布来为关节功能提供支持。其作用机制包括改善肌张力，纠正不平衡，并恢复肌肉群的平衡。

重要说明

通过刺激本体感受可带来更好的运动表现。

使用贴扎来进行功能矫正和及应用于筋膜，以及为关节提供支持，可改善关节功能、减轻疼痛，并缩短愈合时间。

1.7 贴布的贴扎和撕掉

制造过程中，肌内效贴布贴扎于背衬纸上处于被轻微拉伸的状态，拉力为10%。在贴扎过程中，应保持这种拉力。

重要说明

尽管存在预拉伸，但贴布的这种状态被称为无拉伸状态。

尽管存在预拉伸，但贴布的这种状态被称为无拉伸状态。

根据贴扎的类型，贴扎时贴布可无拉伸或拉伸不同程度。在进行贴扎撕掉背衬纸之前，应先将贴布剪成所需的形状。可将贴布剪切成 I、Y 或 X 形，进行淋巴引流疗法时，应剪切成扇形或窄条。

肌内效贴布专用剪刀（biviax DSN210和biviax护理剪刀; 图 1.6）是值得推荐的。其刀刃上有一层特殊涂料，可防止丙烯酸黏合剂渗透到金属空隙中（如传统剪刀一样），从而防止刀刃的黏着和钝化。

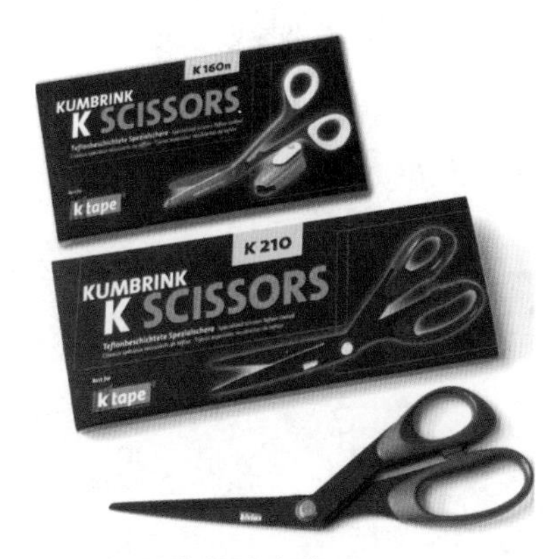

图 1.6. 肌内效贴布剪刀

除了极少数例外情况，一般来说，肌内效贴扎首先应固定无张力“锚点”，锚点通常为两个手指的宽度。固定锚点后，按照实际需要选择不同的拉力固定肌贴，最后需要留两个手指的宽度作为“止点”。

肌贴的每个角都需用剪刀剪圆。通过这种方式配合无拉伸的锚点和止点，可以避免肌贴两端过早松动和卷起，而如果肌贴的两端是尖角，则松动和卷起是无法预防的。由于肌贴具有张力以及皮肤运动，因此肌贴的两端会有一定张的力，这是无法全避免的。圆角的重要作用在于使纵向的拉力在圆角处被合理的引导，这被称为力的再分配。

重要说明

圆角为力以最佳方式沿弧形传导创造了机会。

这种力的传导是通过肌贴圆角的方式实现的。圆角使张力沿弧形流向贴布边缘（图 1.7）。而尖角则无法引导张力。当力及超过了锚点或止点的极限状态时，肌贴的末端就会与皮肤脱离。若尖角与衣服或毛巾接触，则更容易脱落。

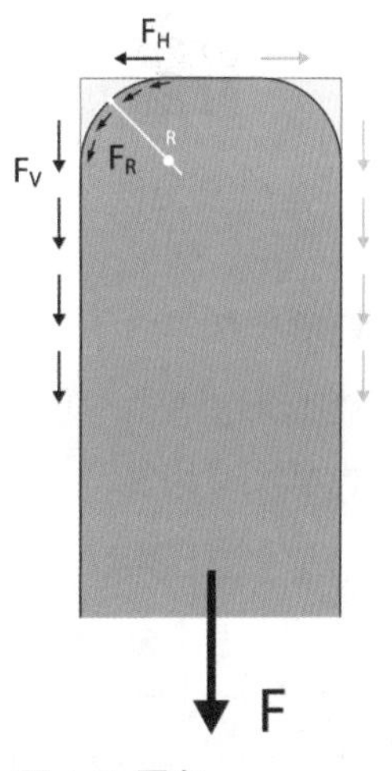

图 1.7. 圆角

通过末端的圆角，肌贴可使用更长时间。还应注意洗澡或沐浴后，不要使用毛巾擦拭贴布，拍干即可。因为擦拭时，肌贴末端上的黏合剂会被毛巾擦掉，从而导致肌贴卷起。

为实现最佳耐久性和黏附性，可将在皮肤上预先使用专为肌内效贴扎疗法研制的助黏剂，然后再进行贴扎（图 1.8），无论是油性还是轻微出汗型皮肤，助黏剂均能确保可靠的黏附，同时助黏剂还含有温和的消毒剂。

红外线治疗时产生的热量、治疗矿泥（药用黏土）、或外源性的直接作用于皮肤的高度热量均会导致贴扎部位的皮肤过敏。桑拿浴则没有影响，因为身体会相应地调节皮肤温度。

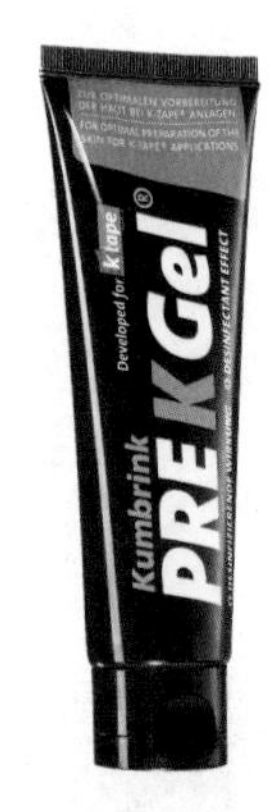

图 1.8. 助黏剂

重要说明

皮肤须干燥无油，最好使用助黏剂。如果贴扎部位有浓密的毛发，需提前去除。

稀少的毛发不会妨碍贴布的贴扎和撕掉（感官刺激）。使用手工剃刀去除毛发时，会造成小的皮肤损伤或刺激，如果在剃毛后使用肌内效贴扎，会导致贴扎部位的皮肤发痒。最好使用理发剪、电剃须刀或修剪器，因为它们可以将毛发修剪得足够短，且不会伤害皮肤。

重要说明

肌内效贴扎的粘胶遇热会发挥更好的黏合性能，治疗师在贴扎后可多次摩擦手掌，用手掌抚按肌贴。贴扎部位应预先拉长。

在身体易出汗区域贴扎时（手、脚），可额外使用一段肌贴作为独立锚点固定于肌贴两端。应在开始体育活动前 1–2 小时使用肌贴，因为出汗会降低贴扎的耐久性。

若肌贴是湿的，例如沐浴时，撕掉肌贴时就不会很痛。撕掉时绷紧皮肤，沿毛发生长方向撕掉。

即使使用肌贴只有很短时间，肌贴下的皮肤新陈代谢也会因血液循环的改善而受到促进。此外，丙烯酸黏合剂在贴到皮肤上的最初几个小时内会具有最大黏合强度。因此在培训课程期间，当贴布在较短时间后撕掉时，一些课程参与者的皮肤在几小时或第二天出现稍微变红的情况。

皮肤发红的原因是皮肤受到新的刺激且黏合剂粘贴牢固所致。撕掉时，可能会有部分表皮脱落，但由于皮肤会自我更新，所以这种情况会在几天后消失。需要注意的是，不要太粗暴地将贴布从敏感区域（如肘窝和腘窝）撕掉，否则会造成小的皮肤损伤。对于老人或儿童等的敏感性皮肤，肌贴应贴扎地稍久一点，因为每延长一天，撕掉时就更容易（皮肤的新陈代谢）。

重要说明

这种皮肤轻微发红很快便会消退，并非禁忌证。

1.8 禁忌证

截至目前，还未发现肌内效贴扎存在任何不良影响。但对于以下禁忌证，不应使用肌内效贴扎：

- 撕裂伤口
- 尚未愈合的伤疤
- 羊皮纸样皮肤，神经性皮炎或银屑病急性发作期
- 妊娠早期骶结节区（生殖器区）
- 对丙烯酸过敏

在开始贴扎前，治疗师应首先询问患者是否正在服用抗凝类药品。皮肤可能会出现少量内出血，这是对肌内效贴扎提起皮肤效果的正常反应。经验表明，服用抗凝类药品的心脏病患者有时会对肌内效贴扎产生反应，例如皮肤瘙痒或皮疹。反应原因不明。

肌贴的背衬纸上会被喷上硅，以便于撕掉棉质的贴布。可能会有极少量的硅残留物黏在黏合剂上。硅通常会使肌贴更贴合皮肤。然而可能也有患者会对硅发生过敏反应，包括皮肤稍微变红。

1.9 色彩理论

肌贴共有四种颜色：蓝色、红色、黄色和黑色。

四种颜色的肌贴结构和性能无差别。它们具有相同的拉力。提供不同的颜色是为了基于颜色理论进行治疗。但是，贴扎技术是最关键的因素，颜色理论能在此基础上提供更积极的效果。

红色表示激活和刺激，蓝色表示平静。黑色和黄色被归类为中性。

众所周知，房间的颜色对房间里的人会产生影响。蓝色或红色的墙壁可以唤起房间里的人不同的认知。这同样适用于肌贴。

如果治疗师将红色贴布贴扎至高张力的肌肉组织或已经发炎的组织上，大多数患者均会产生进一步刺激和不适感。与此相反，蓝色有镇静的效果。治疗师应注意这种效果。

因此，使用肌贴是，应使用红色贴布来刺激虚弱、能量不足的组织，以提高肌肉紧张度。蓝色肌贴可应用于降低肌张力。在一些情况下，患者可能会出于虚荣心，不想贴扎部位太过引人注目。尤其促进淋巴循环的贴扎，贴扎部位较大，一般情况下应使用米黄色。如安慰剂效果一样，治疗师不应忽视颜色的影响——但不应将其作为治疗和实施方式的主要考虑内容。

1.10 诊断

与每一种治疗方法一样，详细诊断是肌内效贴扎治疗的基础。应充分考虑症状和疼痛部位，同时也应充分考虑诱因，只有这样，才可能对贴扎后机体的自愈过程进行精确把控。每位治疗师和医师都需要使用一系列测试和诊断方法，以明确诊断。通过筛除（无用）信息的过程，可以获得片段信息的关联

性，然后总结出病因，为后续的治疗指明方向。

参考文献

Frisch H（2009）Programmierte Untersuchung des Bewegungsapparats, 9.Aufl.Springer, Berlin Heidelberg.

2　四种贴扎技术

2.1 肌肉贴扎

肌肉贴扎可增加或减少静息肌张力（肌张力低下、肌张力亢进），用于损伤的肌肉组织时，可以使静息肌张力恢复正常、减轻疼痛、提高恢复速度，从而促进损伤的肌肉组织更快愈合。

用于肌肉的贴扎，应保持贴布 10% 的张力。由于贴布出厂时已经预拉伸了 10%，所以这被称为无拉伸贴扎。将患者需治疗的身体部位预先拉伸，使肌肉处于拉长状态，并将预拉伸 10% 的肌贴进行贴扎。根据贴扎方式，肌内效贴扎可增加或减少肌张力。

在进行肌内效贴扎时，将贴布自肌肉起点贴扎至肌肉止点，可增加肌张力；贴扎方向相反时，即将贴布自肌肉止点贴扎至肌肉起点，可减少肌张力。然而，肌肉起点和肌肉止点会根据肌肉运动和功能发生改变，在这些情况下，肌肉贴扎的起始端也随之改变。然而，经典教材里肌肉起点和肌肉止点的相关内容却未对这种“改变”加以说明，这可能导致一些治疗师在培训和实践中产生误解。

使用定点（固定端）和动点（移动端）说明肌肉功能很有帮助，因为固定端和移动端会根据肌肉功能改变位置。

提示

增加肌张力的贴扎可自定点固定至动点，降低肌张力的贴扎可自动点固定至定点。

应观察每次诊断的基本规则，并相应进行肌肉贴扎。

根据肌内效贴扎培训，且为了与之前的出版物保持一致，本书将继续沿用起点和止点。在肌肉贴扎插图中，如果定点、动点与起点－止点不同，将会进行详细说明。

如第 1.7 章所示，对于肌肉贴扎，首先应固定无张力锚点。用手固定锚点（垂直方向按向皮肤），使肌贴完全与皮肤贴在一起。对于增加肌张力的贴扎，自起点（定点）方向进行，而对于降低肌张力的贴扎，则沿止点（动点）方向进行。贴扎时使贴扎部位保持最大的皮肤拉伸，同时患者不应有疼痛感。

2.1.1 肌肉功能

运动时肌肉会收缩，肌肉止点靠近肌肉起点，或如第 2.1 章所示，动点移动至靠近定点的地方，肌筋膜和皮肤沿相同方向发生位移。

2.1.2 肌内效贴扎的作用机制

在增加肌张力的肌肉贴扎中，贴布的弹性复原力指向起点（定点），并使皮肤向起点发生位移。这可可为肌肉收缩提供支持。

在减少肌张力的肌肉贴扎中，贴布的弹性复原力指向止点（动点），并使皮肤向止点发生位移。这会减少肌肉收缩。

提示

根据颜色理论，增加肌张力的贴扎可使用红色贴布（红色＝激活效果）。减少肌张力的贴扎可使用蓝色贴布（蓝色＝镇静效果）。

2.1.3 实施贴扎

- 测量患者肌肉为伸长状态时所需的贴布长度（图 2.1a）
- 根据需要，将贴布切割成适当的形状（如 Y 形贴布）
- 将贴布两端的角切割成圆形
- 患者保持静息位
- 固定锚点（图 2.1b）
- 将患者置于肌肉伸长所需的姿势
- 治疗师用一只手固定锚点，固定锚点位置的皮肤（图 2.1c）
- 另一只手沿着肌肉固定拉伸 10% 的贴布
- 肌肉保持拉伸位置，治疗师用手摩擦已经固定的贴布（图 2.1d 所示为完成后的贴扎）

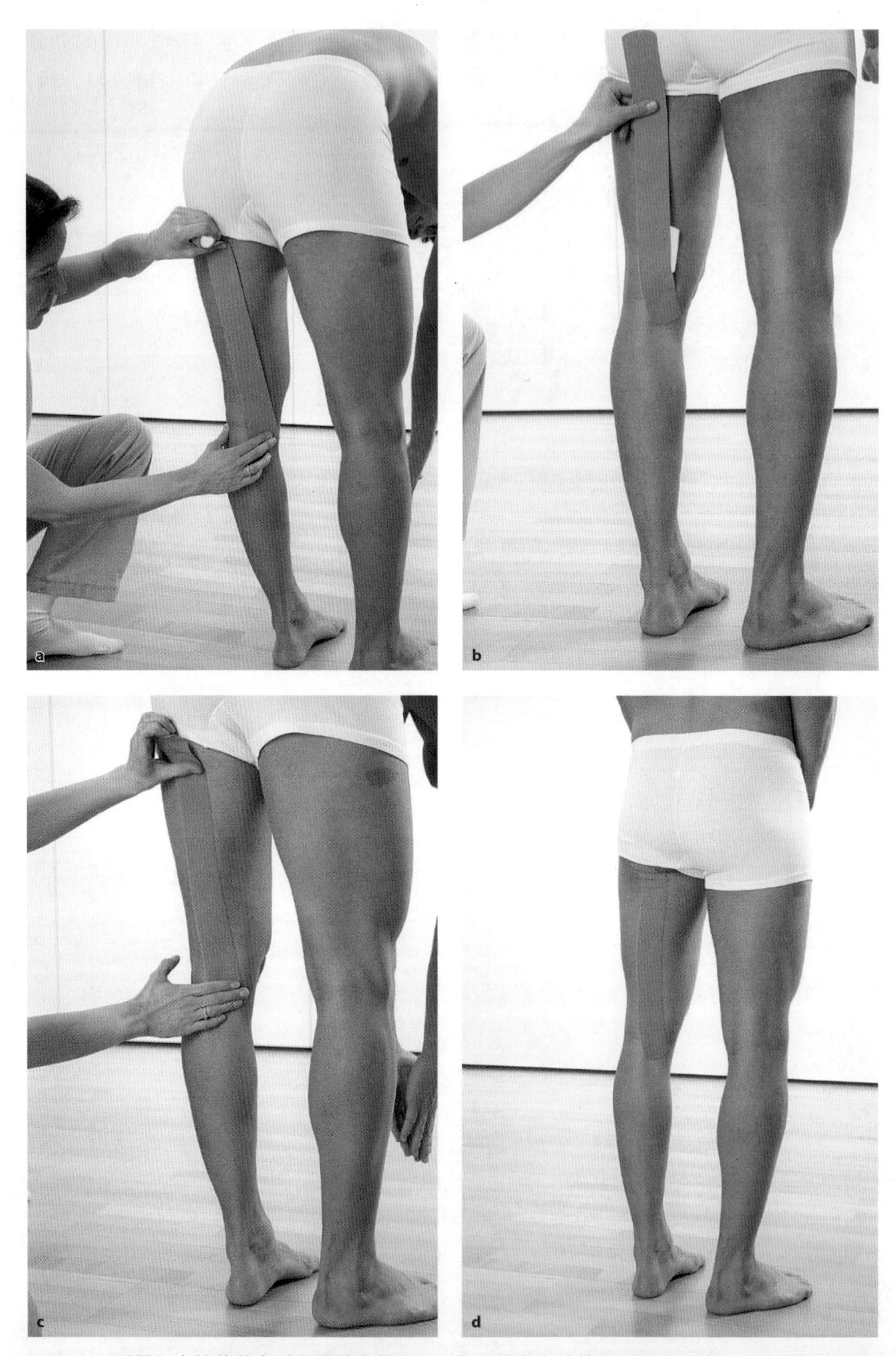

图 2.1. a 测量肌肉拉伸状态时所需贴布长度，b 在无肌张力的情况下固定锚点，c 拉伸肌肉后实施贴扎，d 完成肌肉贴扎

2.2 韧带贴扎

在韧带和肌腱损伤和负荷过大时（Lat.：韧带），适合使用韧带贴扎。同样技术可用于治疗痛点、激痛点或脊柱节段。它们可以缓解症状、减轻疼痛并促进恢复，从而使愈合更快、减少康复时间。因此，“韧带贴扎”是被广泛认可和使用的贴扎技术，但这一词无法完全涵盖各种使用场景。

使用韧带贴扎时，贴布应保持最大拉伸状态。与肌肉贴扎一样，贴布两端应为无拉伸贴扎，以增加使用时长。韧带贴扎时，各个关节都应处于使韧带拉紧的状态。肌腱贴扎时，肌肉应伸长至最大程度，痛点治疗时，患者肌肉应处于伸长状态。

是否需要使用两种贴扎技术取决于肌腱、韧带或痛点是否都需要治疗（第2.2.1–2.2.3章）。

韧带和肌腱区是感受器分布较多的结构，与关节和肌肉构成了紧密的功能联系。皮肤与皮下组织的传入神经可增加深部感受性（本体感受），并减弱疼痛感受（痛觉传入神经）。肌内效贴扎疗法利用这些原理通过皮肤刺激来影响身体运动。

备忘录

- 肌肉贴扎时，贴布拉伸 10%。
- 患者的肌肉处于伸长状态。
- 主要使用 I 形和 Y 形贴布。

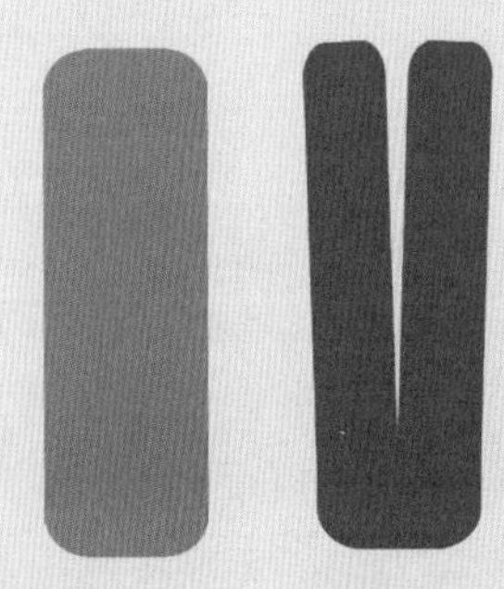

图 2.2. 蓝色 I 形贴布

图 2.3. 红色 Y 形贴布

2.2.1 韧带贴扎（韧带）

这种贴扎技术适用于连接两个相邻骨骼的韧带，例如膝关节的侧副韧带。在这种情况下，贴布应为整体贴扎。

将背衬纸从中间撕下，并向两侧分开，保持贴布各端（锚点）都仅有两指宽，并附着在背衬纸上。然后将该贴布拉至最大拉伸状态，并整体贴扎于韧带，一直到韧带在骨上的止点。该过程中，对关节进行定位，使韧带保持张力。

然后将背衬纸从贴布两端撕掉，并保持两端锚点无拉力的固定在皮肤上。

! 提示

应注意，关节摆放位置必须能够使关节周围皮肤预先达到最大拉伸状态，从而确保运动过程中没有力作用于贴布两端。这样，两端的锚点才能在最大运动幅度时也保持无张力。

韧带功能

韧带连接与骨与骨之间。韧带根据关节姿势拉紧或放松，其作用是加强和引导关节活动。除了椎骨间的黄韧带之外，韧带的伸展能力极小。它们有许多神经和机械敏感性受体，因此能够提供机械支持和引导等其他许多功能。韧带提供关节姿势、运动、速度等方面的信息。此外，韧带还会记录伸展与疼痛情况。在控制关节运动过程中，关节囊、肌肉组织和韧带中所含机械敏感性受体之间存在功能性的相互关系，其中对关节囊张力、运动和关节压力进行持续测量，并通过脊柱节段将信号传递至各个关节。通过不断适应，肌肉组织可据此作出即时反应。

肌内效贴扎的作用机制

先将最大张力的贴布整体固定，最后是无张力的两个锚点，以便将贴布同时锚固于韧带的两个骨止点上。

贴布可通过此方式将韧带拉至中间。单从机械层面看，在关节运动中，肌贴提供了持续的拉力为韧带提供支持。同时，伴随关节姿势变化和关节运动中出现的皮肤位移，肌贴可激活刺激感受器，对肌肉功能产生有利影响，如第2.2.1章所述。

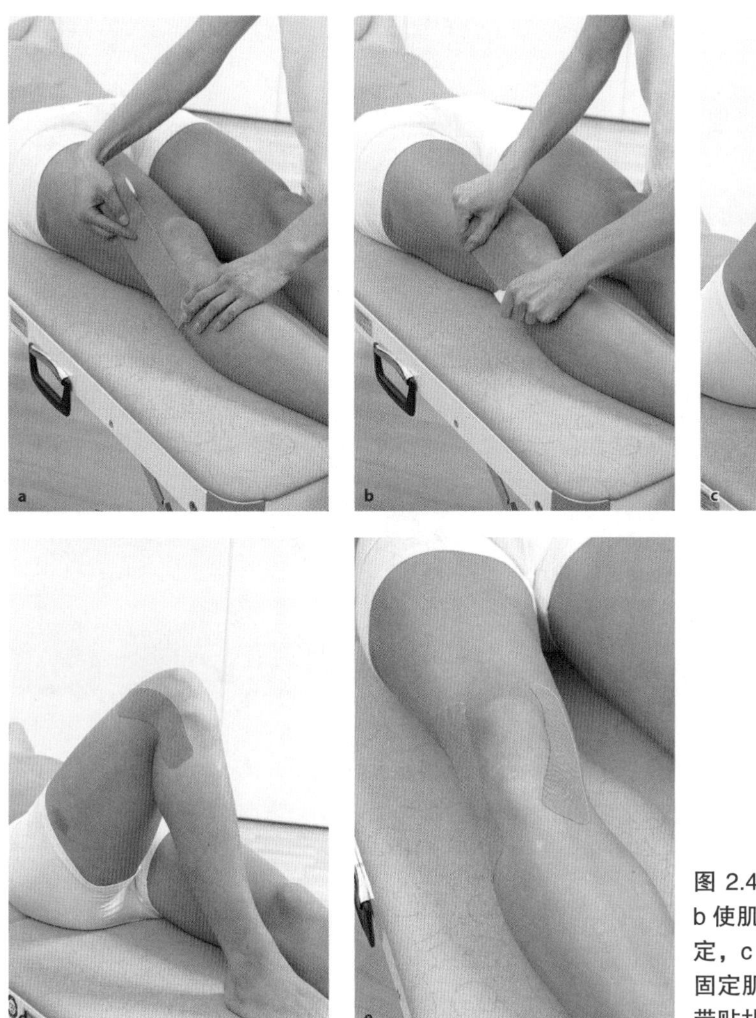

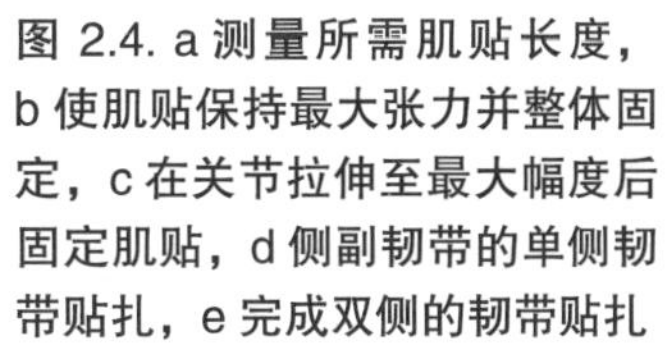

图 2.4. a 测量所需肌贴长度，b 使肌贴保持最大张力并整体固定，c 在关节拉伸至最大幅度后固定肌贴，d 侧副韧带的单侧韧带贴扎，e 完成双侧的韧带贴扎

2

实施韧带贴扎

- 将关节定位至韧带处于张力状态的位置。
- 测量韧带止点间的所需肌贴长度（图 2.4a）
- 剪切肌贴，并修圆边缘
- 将背衬纸从肌贴中点撕下，向两端撕开，保留肌贴两端锚点位置的贴纸暂不撕下
- 对肌贴施加最大拉伸力，并整体固定于韧带（图 2.4b）
- 将关节定位至皮肤达到最紧致状态时的位置（图 2.4c）
- 撕掉背衬纸，并固定肌贴两端（图 2.4e 所示为完成后的贴扎）

备忘录

- 韧带处的贴布贴扎为最大拉伸状态，并整体固定。
- 对关节进行定位,使韧带保持张力。
- 仅使用 I 形贴布

图 2.5. 蓝色 I 形贴布

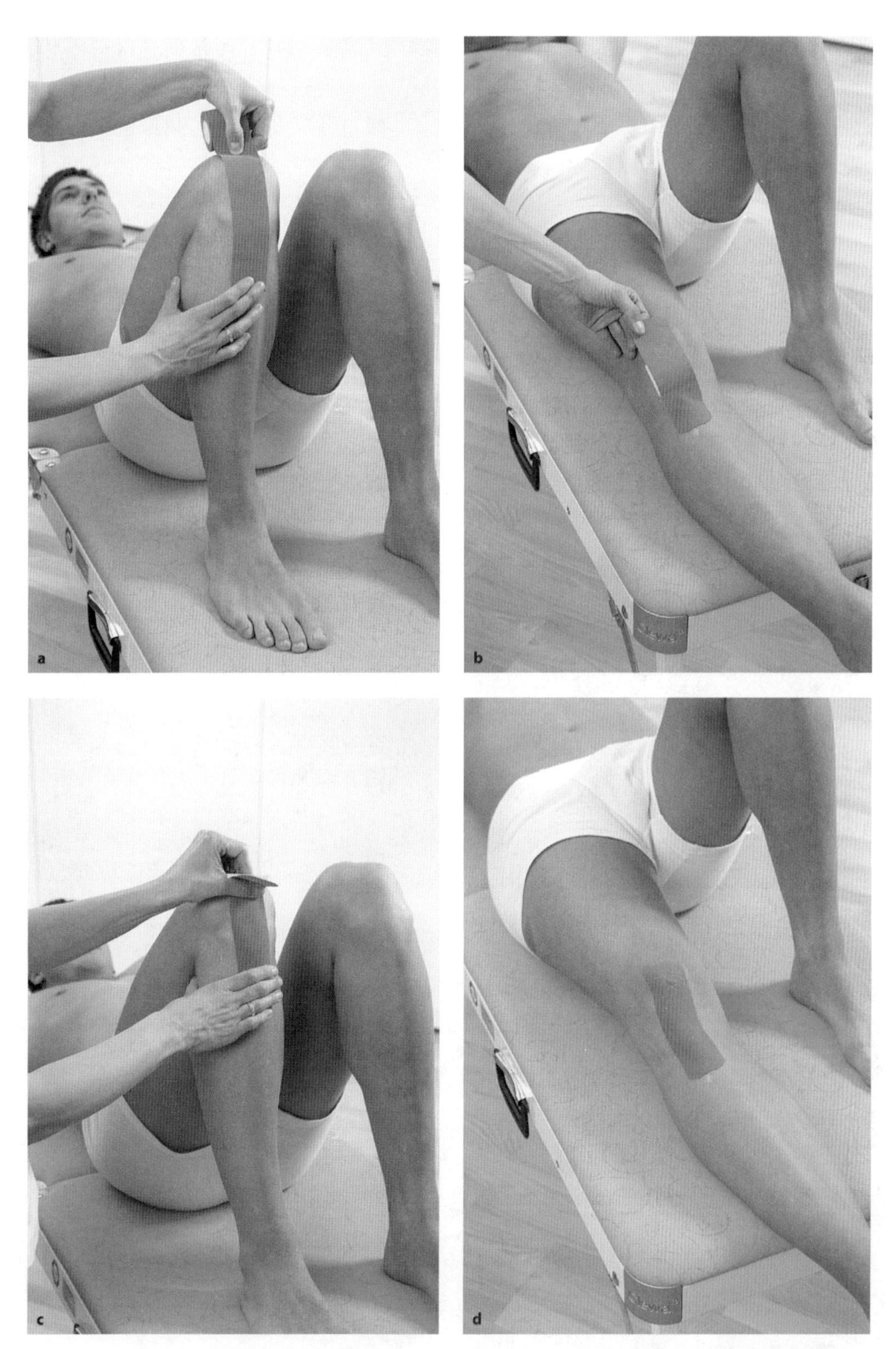

图 2.6. a 测量关节处于拉伸姿势时所需肌贴长度，b 固定无拉长的一侧锚点，c 固定拉长的肌贴，d 固定另一端无拉长的锚点，完成肌腱贴扎

2

2.2.2 肌腱韧带贴扎

在这种贴扎技术中，贴布应固定于肌腱或腱结构上，即从肌肉－肌腱连接处至骨止点。

与韧带贴扎技术不同，首先将未拉伸锚点固定在骨止点上。后续应将待治疗关节置于拉伸姿势。保持该姿势，用手固定肌贴，然后沿肌腱纵向方向拉伸皮肤（即贴布张力相反的方向）。最后，将贴布拉伸到最大程度并固定到肌腱结构。最后将无张力的止点固定到肌肉组织上。

通过这种贴扎方法，肌贴的张力是朝向锚点的，并沿相同方向拉伸皮肤。

肌腱功能

与连接两个骨骼的韧带不同，肌腱一侧连接骨骼，另一侧连接肌筋膜。它们可在收缩和重力的触发下，将肌张力传递至骨骼。它们还具有本体感受感觉器官，即高尔基腱器官，用于感受、测量肌张力并将该信息传递至骨骼止点，从而在负荷过载时提供保护。

肌内效贴扎的作用机制

在肌腱贴扎中，肌内效贴扎会影响肌腱、筋膜和肌肉组织。肌贴会对肌腱功能提供机械支持，同时通过皮肤移位（皮肤和皮下组织的传入神经）产生受体刺激，这会影响肌张力（见肌肉贴扎；第2.1章）同时也会使肌筋膜向锚点位置发生移位。

肌腱贴扎方法

- 肌肉被伸长，同时也使肌腱被伸长；如果患者无法自行保持该姿势，治疗师可帮助其保持姿势，在此过程中不应诱发疼痛
- 在上述体位下，测量从锚点到肌肉－肌腱连接处所需肌贴长度（图2.6a）
- 剪切肌贴，并修圆角
- 使肌肉回到静息位置，贴扎无拉力的锚点（图2.6b）
- 将肌肉置于拉伸姿势
- 治疗师用一只手固定锚点，然后拉伸皮肤（图2.6c）
- 保持贴布为最大拉伸状态，并沿肌腱走向固定至肌肉－肌腱连接处
- 贴扎无拉力的止点
- 保持肌肉拉伸的姿势，摩擦贴好的肌贴

备忘录

- 肌腱贴扎需要使肌贴处于最大张力状态，自锚点固定至肌腱连接处。
- 患者肌肉处于拉伸姿势。
- 仅使用I形贴布。

图2.7. 红色I形贴布

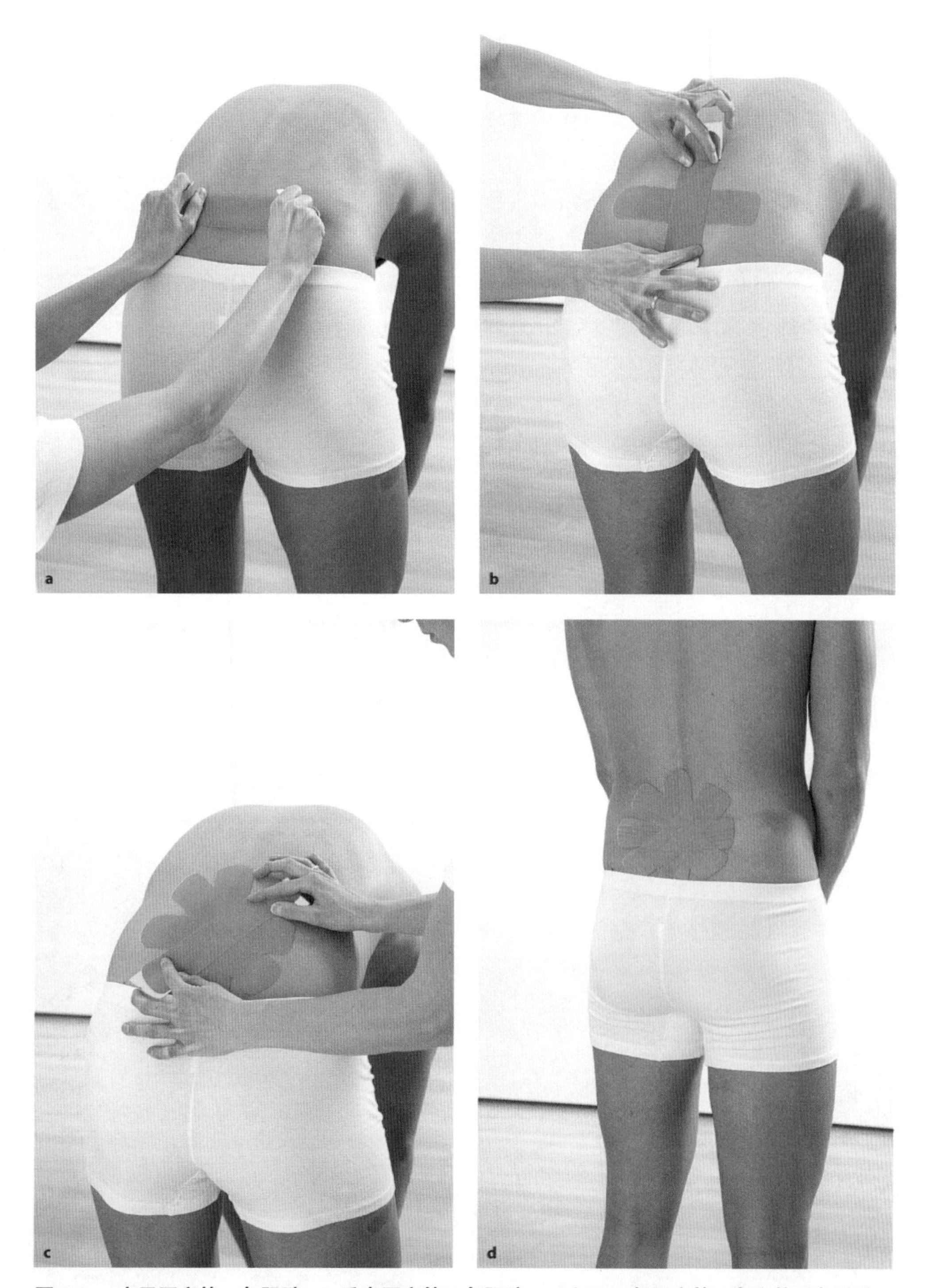

图 2.8. a 水平固定第一条肌贴，b 垂直固定第二条肌贴，c 以 45° 角固定第三条和第四条肌贴，d 完成空间贴扎

2.2.3 空间贴扎

空间贴扎的贴扎方式是使用相同长度的肌贴将其贴成十字或星形。与韧带贴扎一样，每条肌贴应保持最大张力并整体固定。一个星形点通常使用四条肌贴。在固定第一条贴布后，以 90 度角固定第二条，组成一个十字。以 45 度角使用第 3 条和第 4 条贴布，组成一个十字。

这种贴扎方式用于痛点和激痛点、脊柱节段、CTM 区（结缔组织按摩区）和髂骶关节（ISJ）。可根据待治疗身体部位决定肌贴的大小，用于儿童时，肌贴长度可减半。一般来说，单条肌贴长 15 厘米至 20 厘米（适用于背部），对于肘部等较小身体部位，单条肌贴会更短。在特殊情况下，可能使用的肌贴会少于四条。

空间贴扎的作用机制

空间贴扎可以有选择的提紧皮肤，从而降低软组织层之间的粘连性。患者描述这种星形贴扎的效果时，称其有一种吸力效果，因为其可明显提紧所附着的结构。顾名思义，空间贴扎可为受损结构提供更多间隙，并减轻疼痛。空间贴扎也可以用来松解结缔组织。

实施双面贴布贴扎

- 将身体置于肌肉伸长姿势
- 测量并剪切肌贴（圆角）
- 将背衬纸从肌贴中点撕下，向两端撕开，保留肌贴两端锚点位置（约两指宽）的贴纸暂不撕下
- 拉伸肌贴至最大拉伸状态，并整体固定至待治疗点的中心（图 2.8a）
- 以相同方式以 90 度角固定第二条贴布（图 2.8b）
- 以 45 度角固定第三条和第四条贴布，形成十字贴布（图 2.8c–d）
- 保持肌肉拉伸的姿势，摩擦贴好的肌贴

备忘录

- 空间贴扎是一个为痛点和激痛点创造间隙的贴扎方式。
- 在最大张力状态下贴扎。
- 身体肌肉处于伸长姿势。
- 仅使用 I 形贴布。

图 2.9. 蓝色 I 形贴布

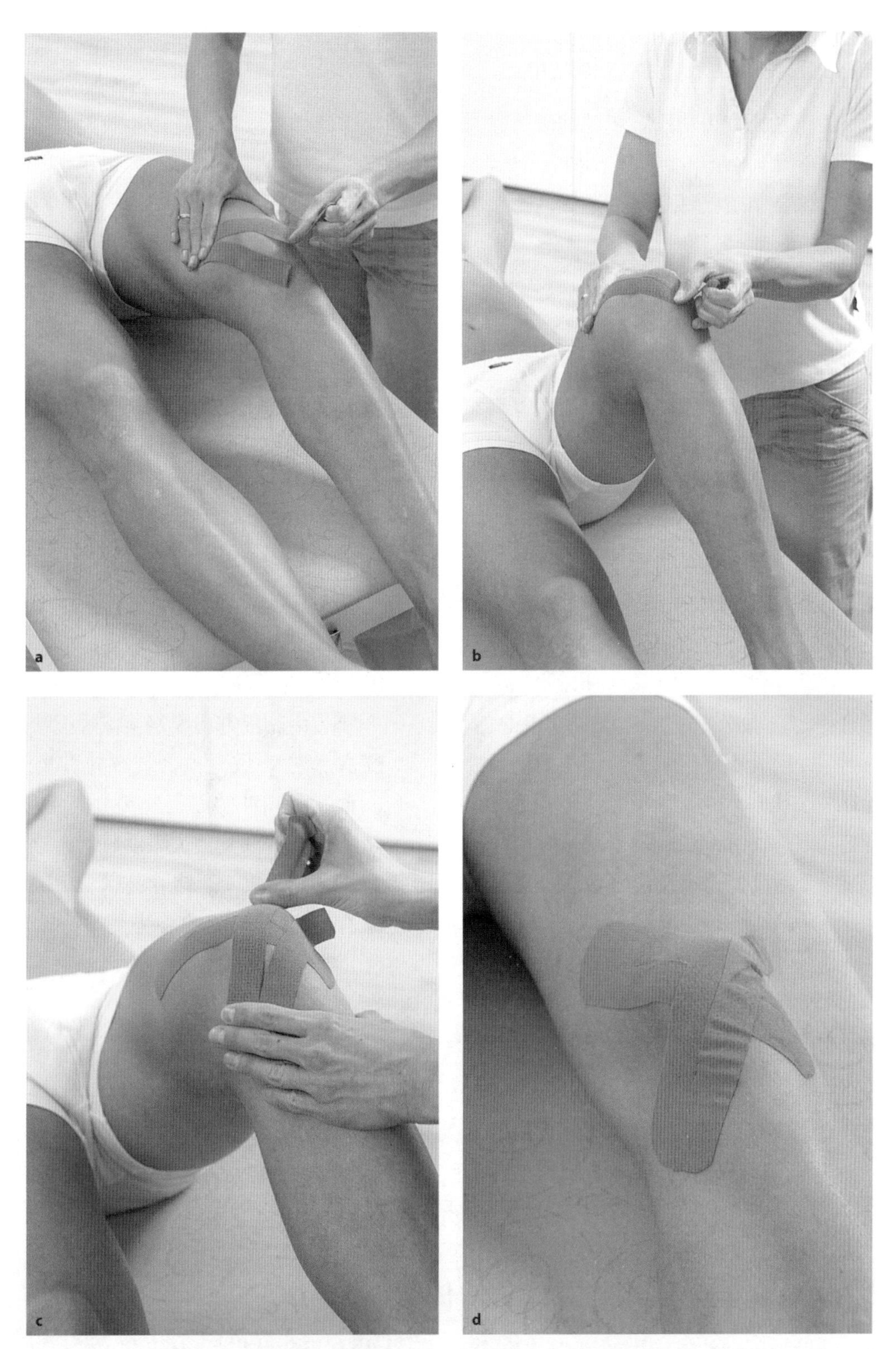

图 2.10. a 贴扎第 1 条 Y 型肌贴的锚点，并固定 Y 型的第 1 条分支，b 沿向下的方向固定 Y 型的第 2 条分支，c 沿向上方向固定第 2 条 Y 型肌贴第 1 条分支，d 在静息位完成髌骨矫正贴扎

2.3 矫正贴扎

2

矫正贴扎分为功能矫正和筋膜矫正。功能矫正用于治疗骨性错位，例如髂骨错位，并使骨性结构的位置偏移。筋膜矫正用于治疗肌纤维粘连，并使筋膜松弛、减轻疼痛。

2.3.1 功能矫正

功能矫正使用的肌贴需固定在需要矫正位置的骨性结上。在大多数情况下，均需要使用Y形肌贴。使用时牢固固定锚点，使皮肤移位，并将Y形肌贴的两个分支贴扎至待矫正结构上。功能矫正贴扎时，需在保持肌贴最大拉伸状态下固定。肌贴产生的拉力应朝向锚点，其矫正方向也朝向锚点，固定锚点时必须要考虑到这一点。关节贴扎时，需要考虑关节的运动，贴扎不应限制关节运动。例如进行脊柱贴扎时，需要在肌肉伸长姿势时进行贴扎。应注意，功能矫正贴扎时，应一个接一个地单独固定Y形肌贴的分支。

骨性错位的原因

在大多数情况下，骨性错位是由肌肉组织用力过度或单侧拉紧、拉伸、萎缩或先天性错位导致。任何骨性错位都会导致肌肉组织不协调，并扰乱主动肌和拮抗肌之间的平衡。骨性错位还能导致只有单侧肌肉做功，因为骨性错位会削弱正常的功能性顺序（例如，外部创伤及由此导致的保护性姿势，会扰乱的正确的运动顺序）。

功能矫正贴扎的作用机制

功能矫正贴扎时，有两种作用机制协同运作。一方面，皮肤移位会产生轻微的力学矫正刺激，另一方面，肌肉－肌腱间受体的相互激活也会产生效果。

实施功能矫正贴扎

- 测量待矫正结构所需的肌贴长度
- 剪切肌贴，并修圆角
- 肌贴1：在放松姿势下固定锚点（图2.10a）
- 压紧锚点，并沿需要矫正的方向最大限度地移位皮肤
- 保持分支1为最大张力状态，并固定至待矫正结构
- 在关节处于最大拉伸或预拉伸姿势时，固定肌贴分支2，止点无拉伸（图2.10b）
- 肌贴2：保持分支1为最大张力状态，沿朝上方向固定至待矫正结构
- 关节处于最大拉伸或预拉伸姿势时，无拉伸的固定分支1止点
- 在膝盖弯曲到最大限度时，无拉伸的固定分支1至髂骨上（图2.10c）
- 保持肌肉拉伸的姿势，摩擦贴好的肌贴

备忘录

- 牢牢固定锚点，使皮肤移位。
- 在最大张力状态下贴扎肌贴。
- 向锚点方向矫正。
- Y形肌贴主要用于功能矫正，但也可使用I形肌贴。

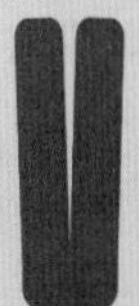

图2.11. 红色Y形肌贴

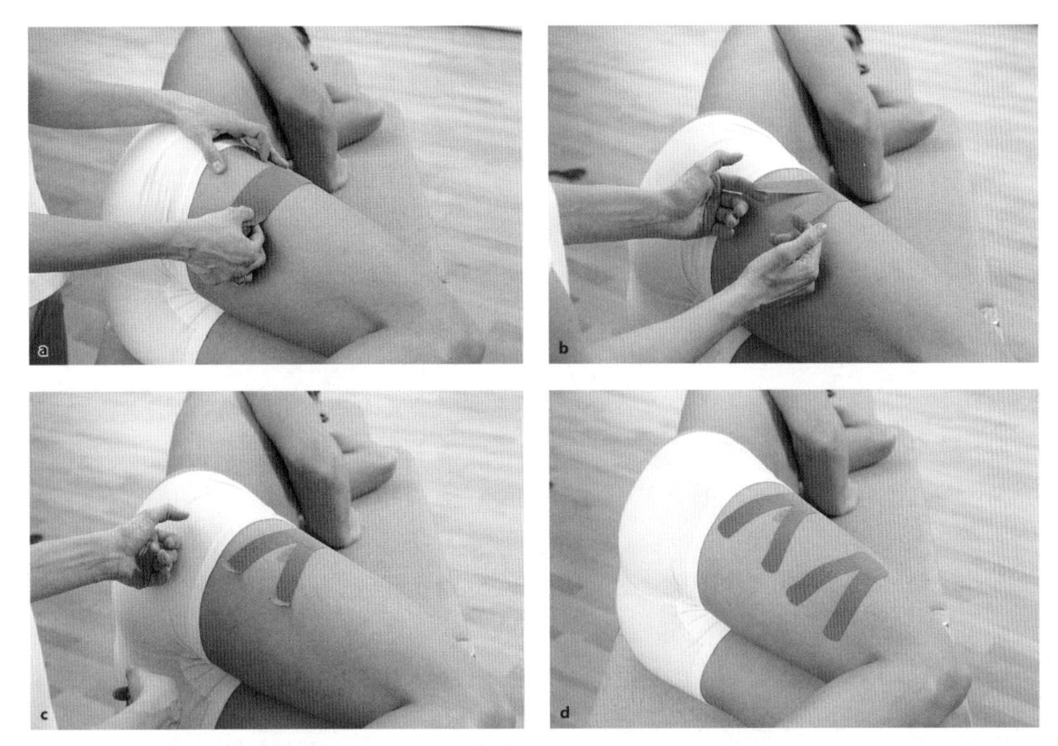

图 2.12. a 沿肌肉垂直方向测量肌贴，b 均匀的拉动肌贴尾端，c 固定被拉伸的肌贴，注意暂不贴扎止点，因为止点需要被无张力的贴扎 d 使用两个 Y 形肌贴完成矫正筋膜的贴扎

2

2.3.2 筋膜矫正

筋膜矫正贴扎用于肌肉组织的筋膜粘连，需使用 Y 形肌贴进行贴扎。与功能矫正贴扎不同，需同时固定 Y 型的两个分支。拉力不是朝向锚点的，而是沿着分支的方向，从而达到消除痛点的目的。从力的方向来看，锚点位于痛点前方，治疗师应首先检查确定筋膜移位较容易的方向，这个方向就是肌贴分支产生的力的方向。与之前连续固定肌贴的方式不同，筋膜矫正贴扎通过间断的拉伸肌贴进行贴扎。缓慢的节段性的固定肌贴，每个节段固定后拉伸肌贴至可能达到的最大的位置。这并非指肌贴纤维的最大拉伸能力，而是贴扎后软组织的最大拉伸范围。这可能导致皮肤褶皱有重叠。在达到最大拉伸状态时固定肌贴。同时也要保持肌贴两端止点无张力的被固定。实施贴扎期间，患者待贴扎位置应保持静息姿势。只有在对关节部位进行贴扎时，固定肌贴止点才需要对关节部位进行预拉伸。

个别情况下若需要更加精细地进行矫正，可使用筋膜矫正技术替代功能矫正技术。在这种情况下，使用 I 形肌贴代替 Y 形肌贴，根据需要改变张力，均匀贴扎肌贴，而非有节奏地贴扎。其重要作用是向前移位基底。

筋膜粘连的原因

筋膜粘连可能因肌肉组织张力、单侧拉紧和过度拉紧所致。

矫正筋膜贴扎的作用机制

通过向前移位基底而机械性地移动筋膜。为确定基底位置，应首先手动确定筋膜自由移位的方向。通过身体运动，筋膜贴扎会使肌肉纤维始终作用于筋膜。这会使粘连逐渐松动并分离。

实施矫正筋膜贴扎

- 测试筋膜的可移位性
- 测量静息姿势的肌贴，并切割 Y 形肌贴（圆角）（图 2.12a）
- 将基底固定于痛点下方
- 有节奏地将条带尾端拉至阈值状态，从而移动基底（图 2.12b）
- 固定条带尾端，同时保持张力（图 2.12c）
- 固定无张力肌贴两端

备忘录

- 患者保持静息姿势。
- 节奏型拉伸技术可以达到最大拉伸状态，但始终需要考虑结构的极限
- 未固定基底。
- 沿肌贴张力方向进行矫正。
- Y 形肌贴用于矫正筋膜贴扎。
- 还可使用 I 形肌贴进行功能矫正。

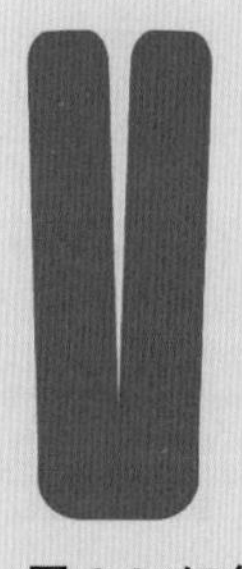

图 2.9. 红色 Y 形肌贴

2.4 淋巴贴扎

淋巴引流发生障碍时应使用淋巴贴扎。淋巴贴扎会提起皮肤，皮肤与皮下组织间的间隙会因此而增加，从而刺激淋巴集合管恢复功能。集合管是人体的主动血管运输系统。运输系统中存在防止淋巴液回流的瓣膜，确保淋巴液的向心流动。两瓣膜之间部分称为淋巴管，其可通过收缩促进淋巴液向前流动。

此外，通过肌贴的提起作用并结合身体运动，拉伸皮肤及其皮下组织。这会使纤维桥松动和/或阻止其变紧。

淋巴贴扎时，下列两种情况的应用是完全不同的：

1. 完整的淋巴结链；
2. 部分或完全移除的。

完整的淋巴结链

肌贴覆盖完整的淋巴结链，在大多数情况下都具有一个共同的锚点，从该锚点上切下四条较窄的纵向带，并从锚点向外辐射。

该共同锚点形成了一个低压力区，为淋巴液提供了一个清晰的引流通道。

有缺陷的淋巴结链

该技术还适用于有缺陷的淋巴结链；但在这种情况下，经常使用被切割成窄条带的单个肌贴。在四肢区域，这些较长且较窄的条带被径向用于待引流区域，从而进行广泛引流，这样做的好处是可防止组织纤维化的形成。

当使用完整淋巴结链进行肌内效贴扎贴扎时，须注意结构上分水线（图2.14a、b）。

分水线是淋巴管较低区域，将单个淋巴结群（支流区 = 淋巴结引流区）彼此分离。但分水线并非不可逾越的障碍，因为表面无瓣膜淋巴毛细血管网覆盖了整个身体。同样，也存在连接淋巴分水线的淋巴管前通路（血液和淋巴毛细血管之间的连接点）。在躯干壁较大淋巴管之间的特定点处，还存在与邻近区域集合管的连接点（胸骨与肩胛骨区域左右腋窝之间的腋下吻合，和腋窝与腹股沟之间侧面区域的腋窝腹股沟吻合）。

分水线将躯干分为四个淋巴区域，也称为象限。

两个分水线水平延伸，一个在肚脐顶部，另一个在锁骨顶点，且其中一个分水线沿着躯干的中轴垂直延伸。

臀部区域存在一个形成股背内侧和股背外侧大腿区域的“直觉”分水线。

当淋巴结链不完整时，利用淋巴毛细血管和前淋巴管以及吻合支，通过贴扎，将淤积的强制性淋巴负荷输送至淋巴结完整的健康象限。

2.4.1 淋巴淤滞原因

出现水肿的原因有很多。包括高容量不足、低容量不足和安全瓣膜闭锁不全。

高容量不足

出现高容量不足时，淋巴血管为健康状态，淋巴系统的运输能力是正常的。但淋巴强制负荷（淋巴液）超过了可能的运输能力。这就会导致细胞外水肿（概述2.1）。

还有其他许多致因，如创伤和器质性疾病。创伤会造成淋巴血管损伤，而器

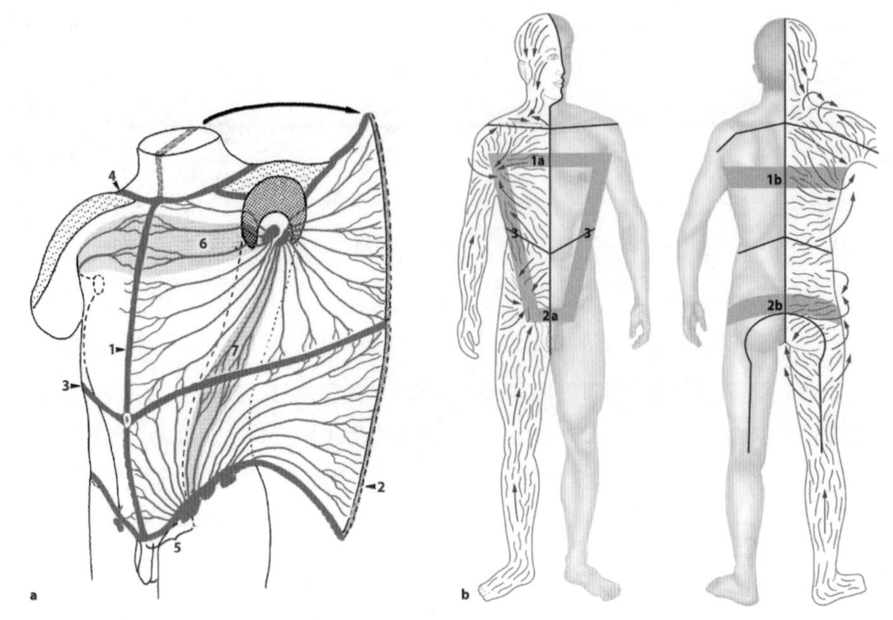

图 2.14. a 具有治疗分水线的浅淋巴血管系统，腹侧和背侧概述，1 腹侧垂直分水线，2 背侧垂直分水线，3 横向分水线，4 锁骨处分水线，5 “直觉” 分水线，6 腹侧腋下吻合区，7 腋下腹股沟吻合区；b 具有分水线和淋巴引流方向的躯干壁图； 吻合路径以绿色表示，1a 腹侧腋下吻合区，1b 背侧腋下吻合区，2a 腹侧腹股沟吻合区，2b 背侧腹股沟吻合区，3 腋下腹股沟吻合区

质性疾病中主要受损的是心脏（慢性静脉功能不全——第一阶段，CVI I）和肾脏（高蛋白尿）。因此，压差会导致积液过多。如果需要开展肌内效贴扎疗法，则须先通过药物对器质性疾病进行充分控制。

概述 2.1：高容量不足
- 健康淋巴血管
- 正常运输能力
- 但淋巴强制负荷（或 “淋巴液” 或净滤液）临时超过了身体目前的自我清除能力。
- **结果**：液体会留在组织中，形成细胞外水肿

低容量不足

低容量不足时，出现淋巴血管疾病，且淋巴系统运输能力受限； 相比之下，淋巴强制负荷属于正常范围。并会引发需要治疗的淋巴水肿（概述 2.2）

原因可能是原发性或继发性淋巴水肿：

- 原发性淋巴水肿为先天性发育障碍或淋巴血管和/或淋巴结受损。

继发性淋巴水肿是因肿瘤、手术或辐射对淋巴血管和淋巴结造成损伤所致，日常生活中对于这些情况最常用的是肌内效贴扎淋巴贴扎。

概述 2.2：低容量不足
- 不健全的病态淋巴系统
- 运输能力受限，淋巴强制负荷积累正常
- **结果**：引发了需要治疗的淋巴水肿

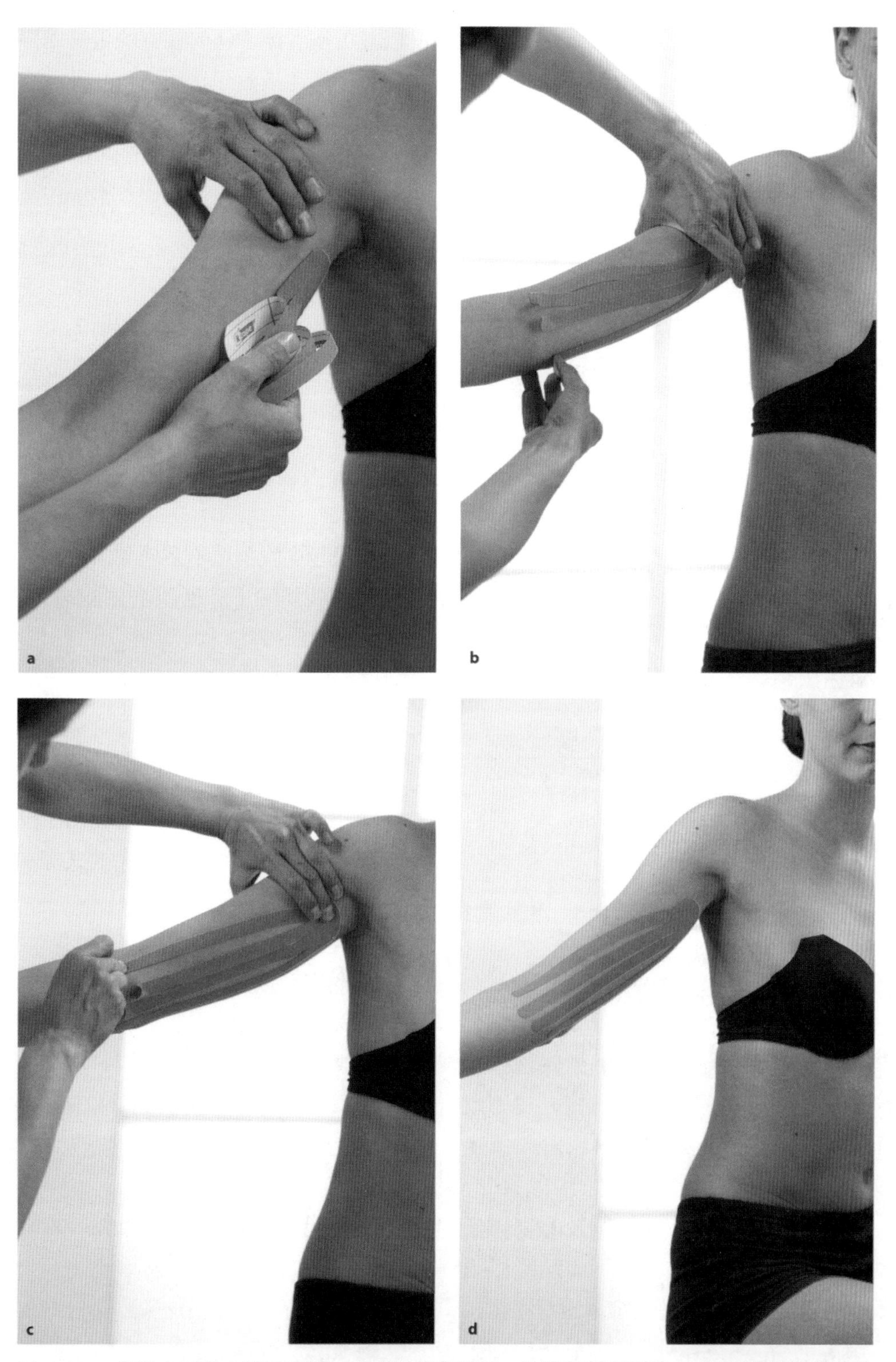

图 2.15. a 将锚点固定在腋下区域，完全撕掉背衬纸，并轻轻固定两端，b–c 对需要预拉伸的关节进行定位，固定锚点的同时拉伸皮肤，将肌贴一条一条地分开，保持 25% 的张力，并均匀地将其贴扎至上臂内侧，d 完成对上臂内侧的贴扎

2

安全瓣膜闭锁不全

安全瓣膜闭锁不全是对高容量不足未经诊断或未经治疗作出的继发反应（概述2.3）。

安全瓣膜闭锁不全是对导致运输能力低下的持续高容量不足作出的反应。淋巴管工作负担过重，淋巴血管压力太高（淋巴性高血压）。结果导致瓣膜闭锁不全以及随后的壁功能不全。最终导致淋巴血管硬化（硬化性淋巴管炎）。最坏的情况是患病区域的细胞死亡。

在这种情况下，肌内效贴扎淋巴贴扎提供被动的淋巴引流及持续的压力，增加引流效果。

概述 2.3：安全瓣膜闭锁不全

- 病态淋巴系统
- 运输能力降低，淋巴强制负荷增加
- **结果：**瓣膜闭锁不全、壁功能不全、淋巴血管硬化、患病区域细胞死亡。

2.4.2 淋巴贴扎的作用机制

材料弹性与贴扎过程中身体预拉伸导致皮肤提起。通过这种方式，皮下组织被拉向表皮，导致初始淋巴管瓣膜出现开口。

患者在进行贴扎后，每天的身体活动与贴布相互作用，使皮下的结缔组织不断与表皮分开，从而使结缔组织松弛。毛细淋巴管（初始淋巴血管）上皮细胞和结缔组织弹性纤维之间的纤丝更易移动。从而使初始毛细血管瓣膜更易打开，淋巴液更快引流。任何现有的蛋白质桥会更易被破坏，从而延缓或防止纤维硬化

肌贴的另一个功能是引导功能。液体还具有沿预定通道流动并受压差影响的性能。经固定的肌贴会使肌贴贴扎区域和邻近组织间产生压差，并因此明确流动方向。肌内效肌贴可确保淋巴液沿所需方向顺着固定通道快速流动。

这三个主要作用是整个使用期间持续淋巴引流的基础（第2.4章概述）。

概述 2.4：持续淋巴引流的主要作用

- 通过提起皮肤创造更多间隙
- 在肌贴的作用下，通过身体运动使结缔组织松弛
- 肌贴的引导功能

实施具有共同锚点的淋巴贴扎

- 测量经拉长的患病区域所需的肌贴
- 将肌贴纵向切成4条等宽的条带
- 使用剪刀将肌贴角修圆
- 将患者置于静息姿势
- 固定锚点（图2.15a）
- 完全撕掉肌贴背衬，并轻轻固定两端
- 使患者保持所需的关节拉伸姿势
- 治疗师用一只手固定锚点，然后调整皮肤移位
- 用另一只手将肌贴一条一条地分开，保持其具有25%的张力，并均匀地分布于待治疗区域(图2.15b–c)
- 无张力状态下固定肌贴两端
- 在患者保持预拉伸姿势时，小心摩擦肌贴

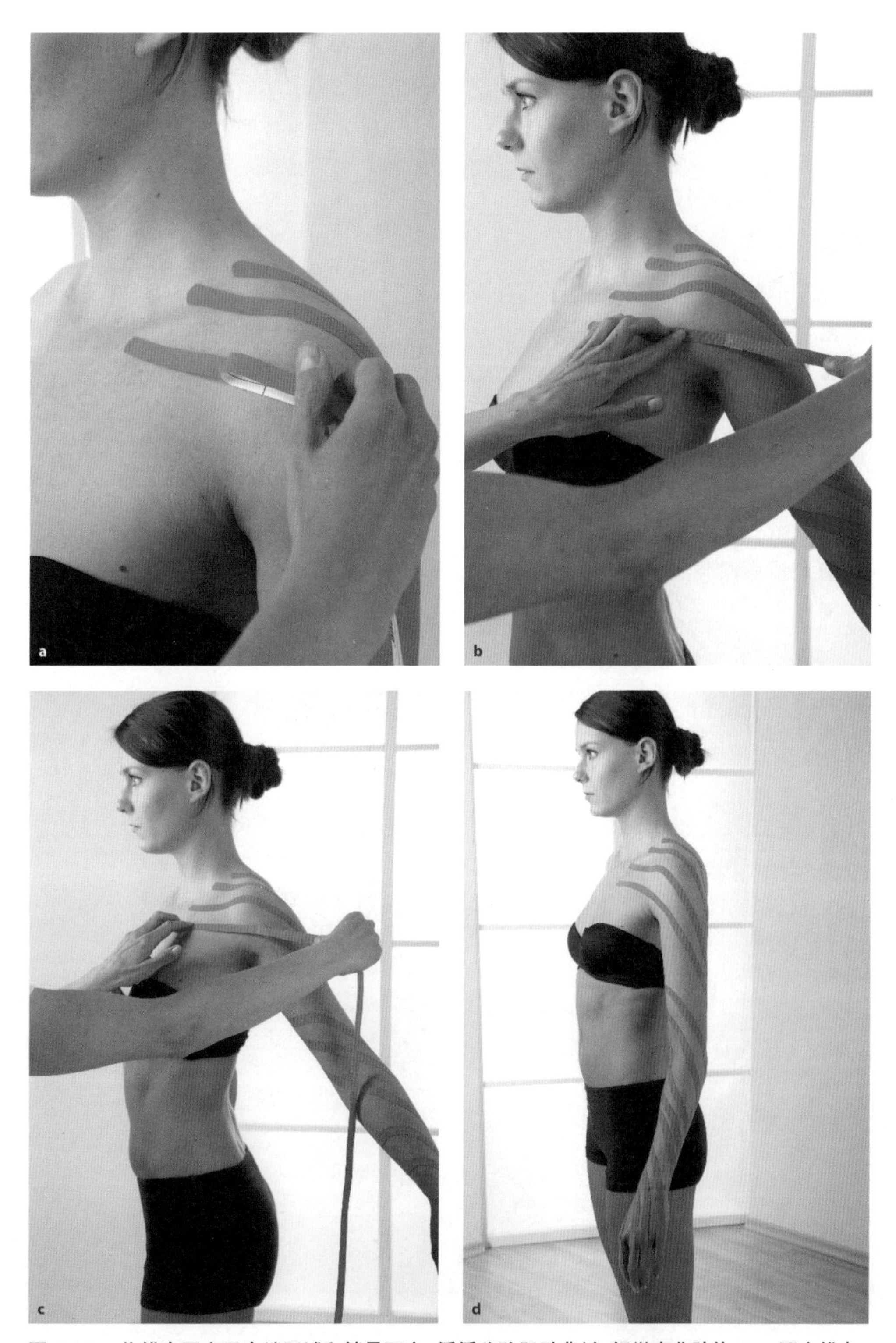

图 2.16. a 将锚点固定于末端区域和锁骨下方，缓缓移除肌贴背衬；轻微弯曲肢体，b–c 固定锚点，同时顺着要贴扎的四肢的皮肤，将肌贴环绕地贴在四肢上，小心摩擦肌贴，d 完成贴扎

备忘录

- 淋巴贴扎固定时保持肌贴 25% 的张力。
- 患者处于预拉伸姿势。
- 仅使用扇形肌贴。

执行单个四等分的 I 形肌贴贴扎：

- 通过将四肢缠绕四至五个螺旋形对肌贴进行测量。
- 将肌贴纵向切成四个等宽条带
- 使用剪刀将肌贴角修圆
- 将患者置于静息姿势
- 固定锚点
- 贴扎期间缓缓撕掉肌贴背衬（图 2.16a）
- 轻微弯曲肢体
- 治疗师用一只手固定锚点，然后移位皮肤
- 在肌贴无张力姿势时，将肌贴环绕贴扎于肢体四周（图 2.16b–c）
- 小心摩擦肌贴

备忘录

- 在肌贴无张力状态时进行淋巴贴扎固定。
- 患者保持静息姿势。
- 仅使用 I 形肌贴。

参考文献

Bringezu G,Schreiner O（2011）Lehrbuch der Entstauungstherapie 2. Aufl. Springer Berlin Heidelberg.

3 肌肉贴扎

3

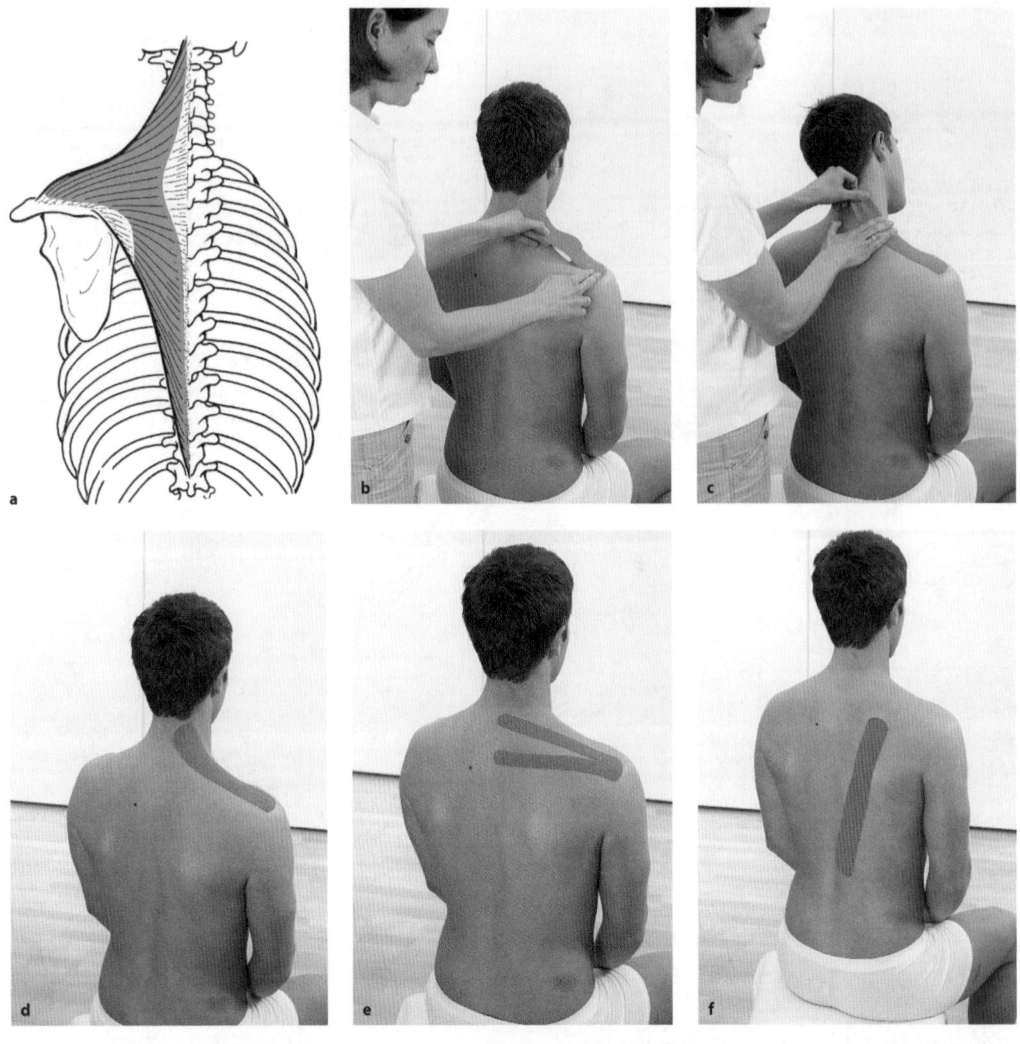

图 3.1. a 斜方肌，b 在静息姿势时固定锚点，c 在肌肉为伸长状态时，固定肌贴，d 可降低肌张力的贴扎【蓝色】，下行式斜方肌纤维，锚点肩峰，e 可降低肌张力的贴扎【蓝色】，横斜方肌纤维，锚点肩峰，f 可增加肌张力的贴扎【红色】，上行式斜方肌纤维，锚点 T12。

3.1 上肢肌肉贴扎

3.1.1 斜方肌

起点

- 下行：上项线、枕外隆凸、项韧带
- 横向：C7－T3
- 上行：T2/3–T12

止点

- 下行：锁骨外侧三分之一部位
- 横向：锁骨末端、肩峰、肩胛冈
- 上行：脊柱旁三角区

功能

定位肩胛带；它主动将肩胛骨和锁骨拉向脊柱。上部纤维将肩胛骨上提，上回旋；下部纤维使肩胛骨下降，并下回旋。

神经分布

副神经

贴扎

该实例是斜方肌下行纤维的可降低肌张力的肌肉贴扎。

肌贴测量范围为从肩峰正中到颈背发际线。斜方肌下行部分为伸长状态，即颈椎（CV）向对侧倾斜，并向同侧屈曲和旋转。

在静息姿势时将锚点固定于肩峰止点（图 3.1b）

肌肉保持伸长状态，固定锚点，在移位的皮肤上贴扎，然后将保持 10% 张力的肌贴固定于肌腹上，直至颈背发际线起点（图 3.1c）

在肌肉处于伸长姿势时摩擦肌贴。

图 3.1d 为斜方肌下行纤维的可降低肌张力的贴扎完成图。

图 3.1e 为使用 Y 技术进行斜方肌横向纤维的可降低肌张力的肌肉贴扎完成图。锚点位于肩峰上。

图 3.1f 为斜方肌上行纤维的可增加肌张力的肌肉贴扎完成图。锚点位于第 12 胸椎体上。

备忘录

贴扎：肌肉技术

剪切方法：I 形和 Y 形肌贴分别用于横向纤维贴扎，并结合下行纤维贴扎

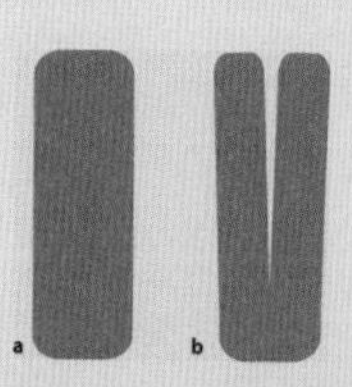

图 3.2. a 蓝色 I 形肌贴，b 蓝色 Y 形肌贴

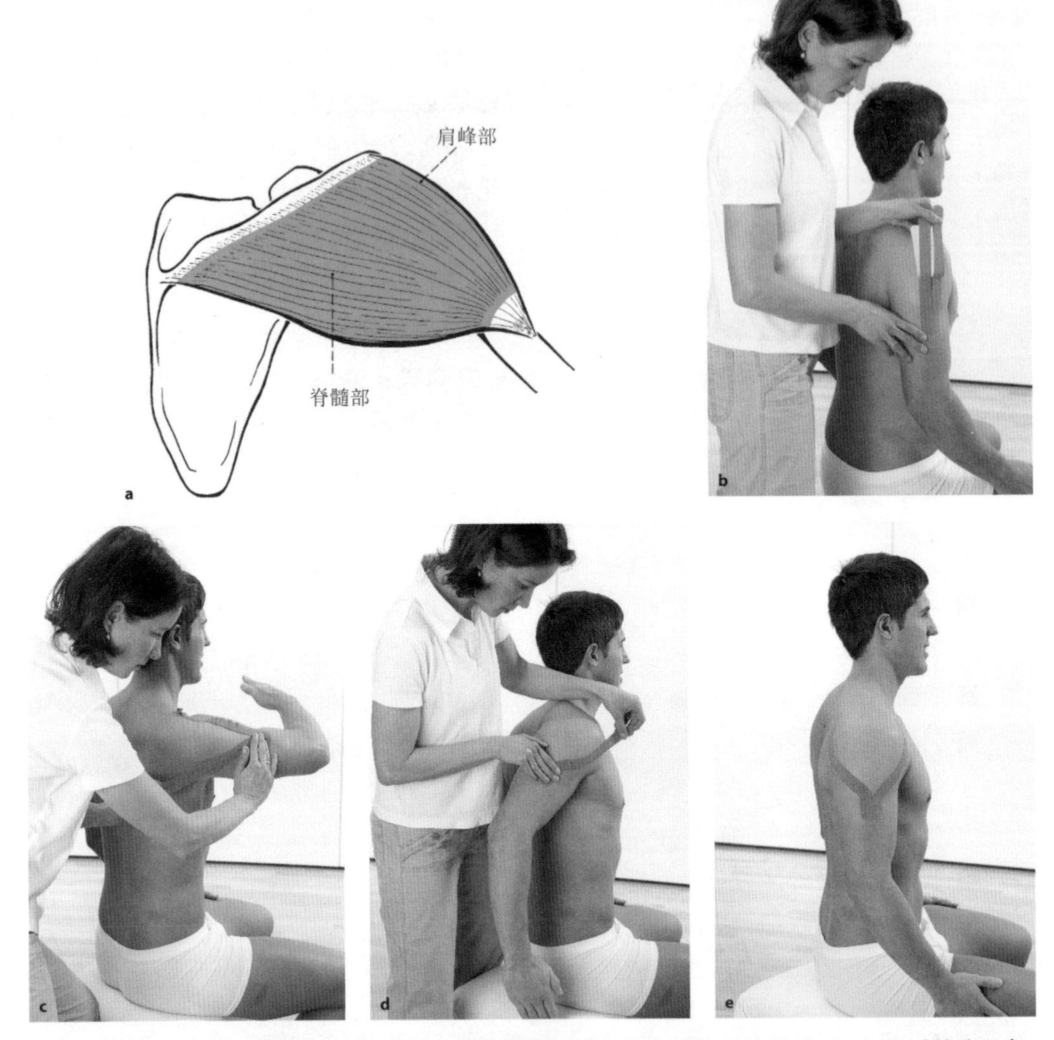

图3.3 a三角肌，b可降低肌张力的贴扎【蓝色】。锚点固定于止点下方。止点约位于Y形肌贴的分叉点。后束纤维的贴扎c前束纤维的贴扎，d在静息姿势时完成贴扎

3.1.2 三角肌

起点

- 前束纤维：锁骨外侧三分之一部位
- 中束纤维：肩峰
- 后束纤维：肩胛冈下缘

止点

肱骨三角肌粗隆

功能

肩关节外展、内收、前倾和后倾

神经分布

腋神经

贴扎

该实例为三角肌的可降低肌张力的贴扎。

肌贴测量范围为肩峰中部到三角肌粗隆下方 3–4 个手指宽。增加 3–4 个手指宽的肌贴，意味着无须在伸长姿势时测量

在静息姿势时将锚点固定于三角肌粗隆下方止点，以使 Y 形肌贴的分叉点位于三角肌粗隆处，且各条带尾端因此更易沿肌肉边缘固定（图 3.3b）。

肌肉伸长，固定锚点，在移位的皮肤上贴扎。对于三角肌后束纤维，手臂应保持弯曲姿势。将肌贴保持 10% 拉伸状态，并沿肌肉边缘固定至肩胛冈（图 3.3c）。

对于三角肌前束纤维，将手臂置于伸展姿势，使肌贴保持 10% 拉伸状态，并沿肌肉边缘固定于锁骨（图 3.3d）。

在肌肉处于伸长姿势时摩擦肌贴。

图 3.3e 为三角肌肌肉贴扎完成图。

备忘录

贴扎：肌肉技术

剪切方法：Y 形肌贴

基底位于止点下方。

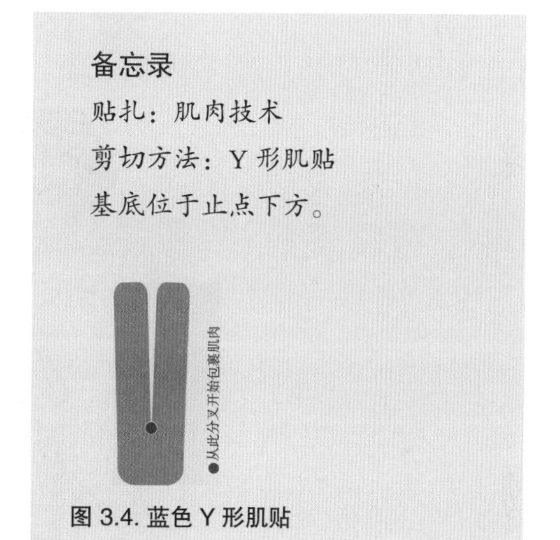

图 3.4. 蓝色 Y 形肌贴

❗ 提示

也可在肩部未预拉伸姿势时测量肌贴。在静息姿势时测量起点与止点间的肌贴时，肌贴长度可增加 3–4 个手指宽。

3

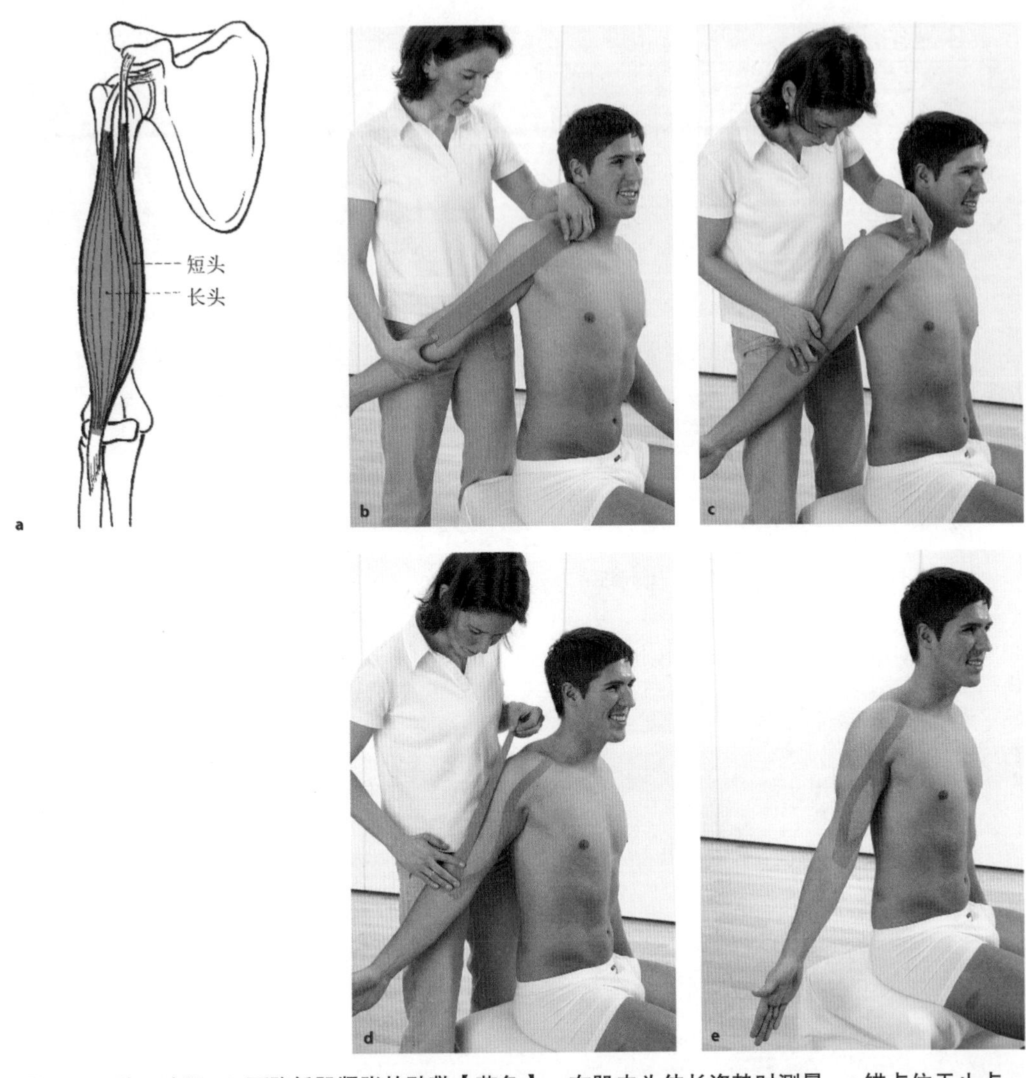

图 3.5. a 肱二头肌，b 可降低肌紧张的贴敷【蓝色】。在肌肉为伸长姿势时测量，c 锚点位于止点。在肌肉拉长姿势时贴敷第一条带尾端，d 将第二条条带尾端贴敷在肌肉边缘四周，e 完成短头贴敷

3.1.3 肱二头肌

起点

- 长头（双关节肌）：盂上结节（长肌腱）。肌腱一部分穿过肩关节
- 短头：肩胛骨喙突顶端的短肌腱

止点

桡骨粗隆和肱二头肌腱膜进入前臂尺侧深筋膜

功能

- 弯曲并旋后前臂，绷紧前臂筋膜
- 对肩关节的作用：长头外展，短头内收肩关节

神经分布

肌皮神经（臂丛神经）

贴扎

该实例为肱二头肌（短头）的可降低肌张力的贴扎。

肌贴测量范围为从肘部弯曲处到喙突。手臂伸展，并略微旋前。稍微旋前有利于肌贴的固定（图 3.5b）。

在静息姿势时将锚点黏附于肘部弯曲处肌肉止点。

肌肉伸长伸展并旋前，将锚点贴于移位的皮肤上。保持肌贴为 10% 伸展状态，并沿肌肉边缘固定于喙突肱二头肌短头起点（图 3.5c–d）。

在肌肉处于伸长姿势时摩擦肌贴。

图 3.5e 为肱二头肌（短头）肌肉贴扎完成图。

备忘录

贴扎：肌肉技术

剪切方法：使用 Y 形肌贴治疗长短头。使用 I 形肌贴治疗短头。

肌肉质量较大时，也可使用 Y 技术进行贴扎，两条条带尾端在短头上达到顶点。

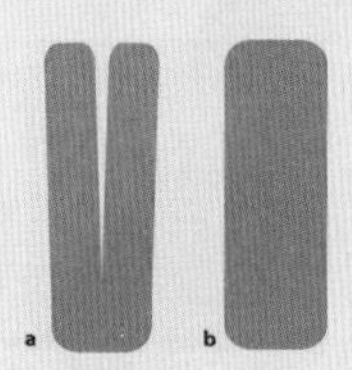

图 3.6. a 蓝色 Y 形肌贴，b 蓝色 I 形肌贴

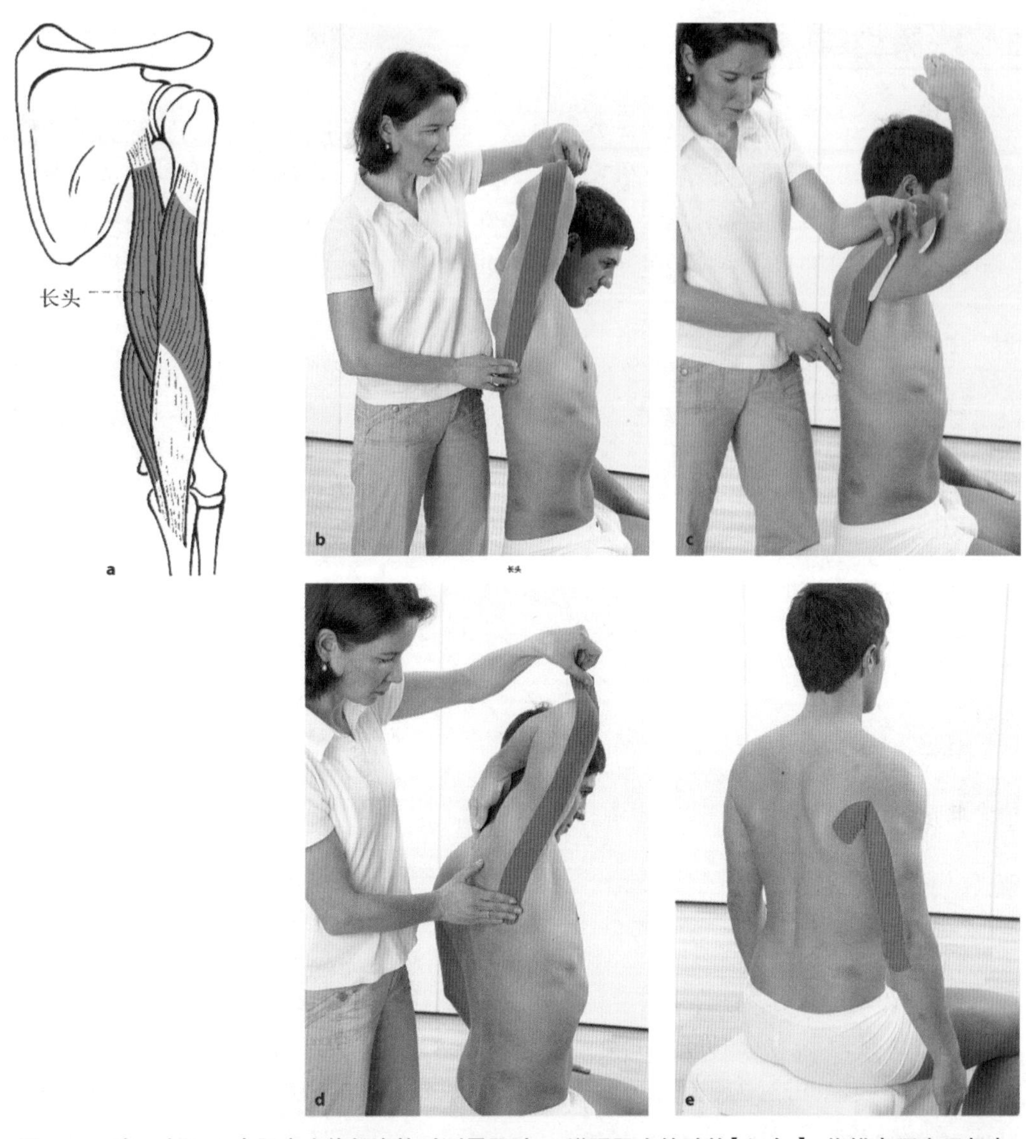

图 3.7. a 肱三头肌，b 在肌肉为伸长姿势时测量肌贴，c 增强肌力的贴扎【红色】。将锚点固定于起点，d 在肌肉为伸长姿势时贴扎，并摩擦肌贴，e 在静息姿势时完成贴扎

3.1.4 肱三头肌

起点

- 长头（双关节肌）：肩胛骨盂下结节
- 外侧头（单关节肌）：桡神经沟外侧及附近，起始于肱骨背侧面
- 内侧头（单关节肌）：桡神经沟远端，起始于桡骨背侧面和肌间隔内外侧

止点

尺骨鹰嘴突；肌肉三个头纤维汇聚成一个肌腱。

功能

肘关节伸展；肩关节内收和后倾

神经分布

桡神经（臂丛神经）

贴扎

该实例为肱三头肌的可增加肌张力的贴扎。肌贴测量范围为肩胛骨至肘部。手臂姿势为肩部和肘部弯曲（图 3.7b）。

静息姿势时将锚点固定至肩胛骨起点（图 3.7c）。

肌肉拉长，将锚点固定在移位的皮肤上。保持肌贴为 10% 拉伸状态并固定于肌腹上，直至肘部止点（图 3.7d）。

在肌肉处于伸长姿势时摩擦肌贴。

图 3.7e 为肱三头肌肌肉贴扎完成图。

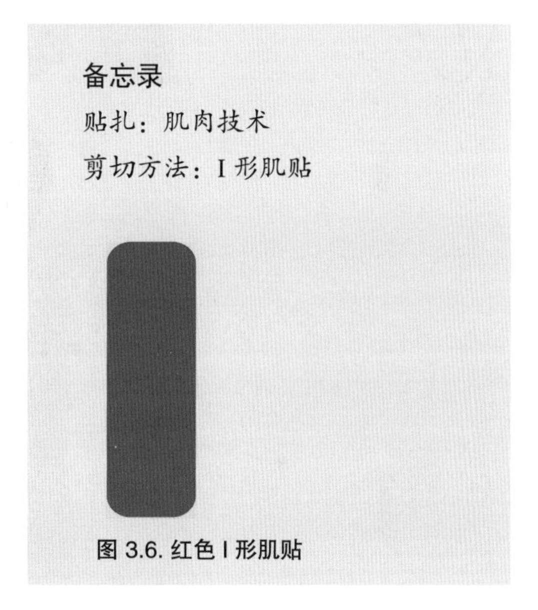

图 3.6. 红色 I 形肌贴

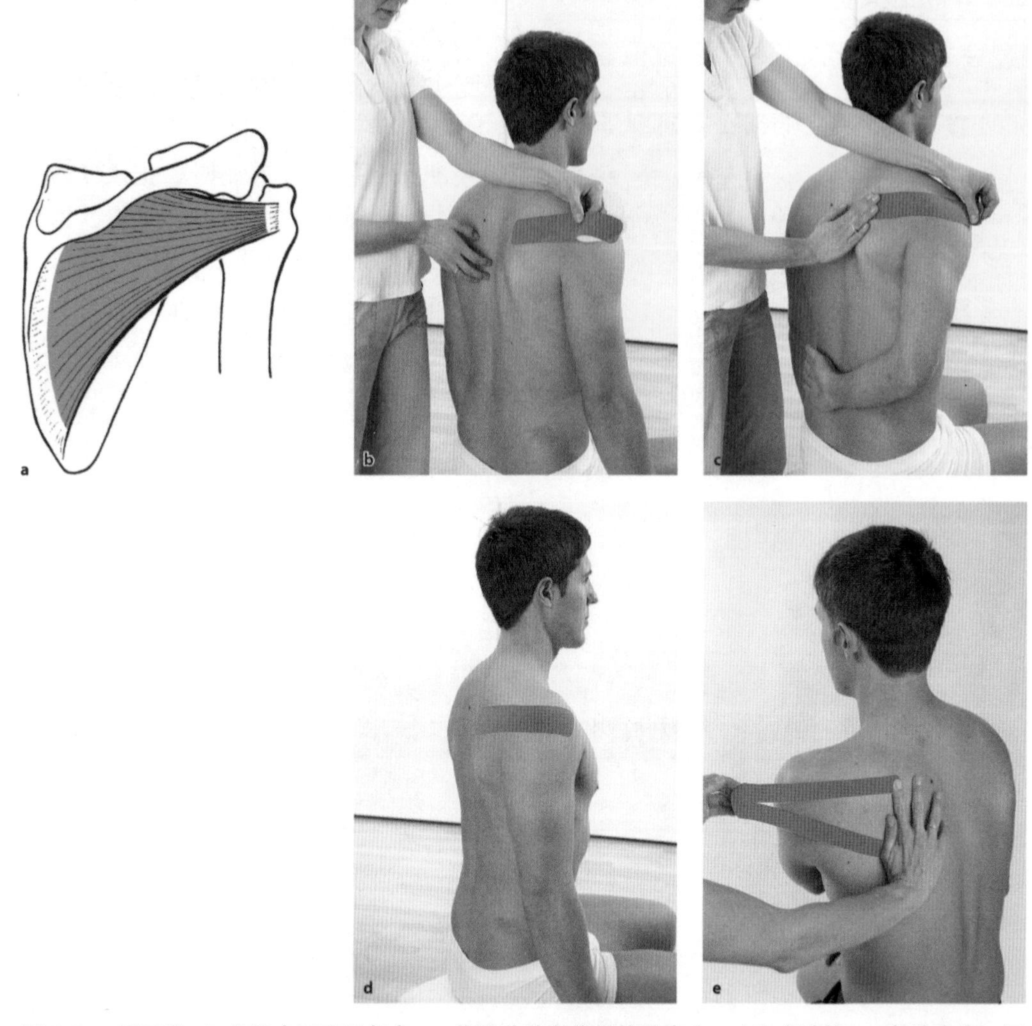

图 3.9. a 冈下肌，b 将锚点固定于起点，c 将肌贴贴在伸长的肌肉上，d 完成贴扎，e 备选方案：因为起点区域较大，所以也可使用 Y 技术，并将锚点置于肌贴尾侧

3.1.5 冈下肌

起点

肩胛冈尾缘冈下窝

止点

肱骨大结节中间面

功能

肩部外旋(肩袖)并外展(颅骨纤维)，加强肩关节囊，并因此充当关节囊张肌。

神经分布

肩胛上神经（臂丛神经锁骨上部分）

贴扎

该实例为冈下肌的增强肌肉肌力的贴扎。

肌贴测量范围为肩胛骨脊椎边缘到大结节（肱骨），手臂保持内收和内旋。

静息姿势时将锚点固定至冈下窝起点（图 3.9b）。

肌肉伸长，将锚点固定在移位的皮肤上。然后保持肌贴为 10% 拉伸状态并固定于肌腹上，至大结节止点(图 3.9c)。

在肌肉处于伸长姿势时摩擦肌贴。

图 3.9d 为冈下肌肌肉贴扎完成图。

图 3.9e 为另一种贴扎方法，即 Y 技术。在这种情况下，在皮肤移位的同时锚固两条肌贴非常重要。在该实例中，患者无法实现手臂完全内旋（IR）。

备忘录

贴扎：肌肉技术

剪切方法：I 形肌贴或 Y 形肌贴

a b

图 3.10. a 红色 I 形肌贴，b 红色 Y 形肌贴

提示

I 技术还可覆盖激痛点。

使用 Y 技术，将锚点固定于肩胛冈和下角下方。

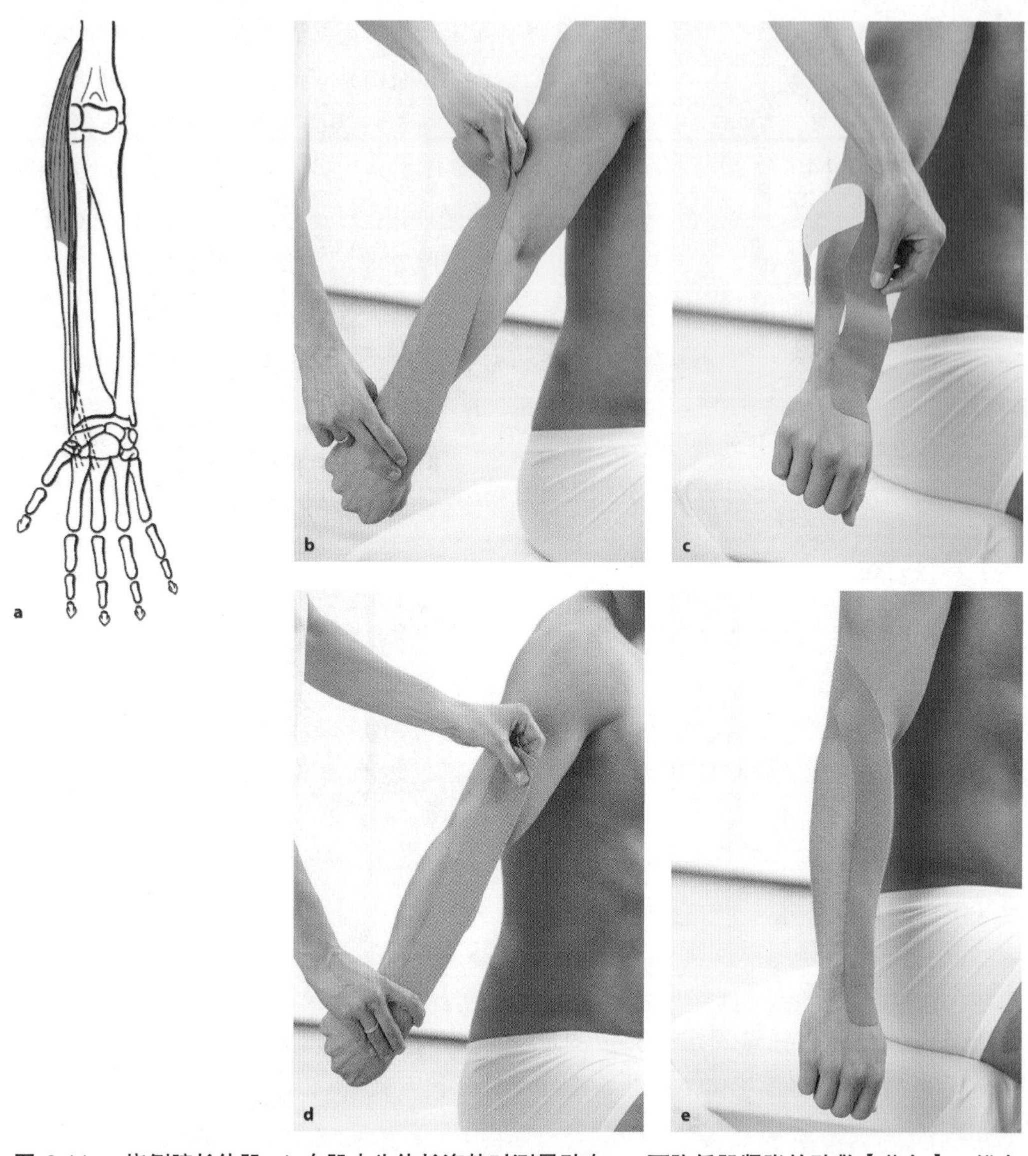

图 3.11. a 桡侧腕长伸肌，b 在肌肉为伸长姿势时测量贴布，c 可降低肌紧张的贴敷【蓝色】。锚点位于止点，d 在肌肉为伸长姿势时完成贴布贴敷，e 完成贴敷

3.1.6 桡侧腕长伸肌

起点

肱骨外侧髁上嵴和外侧肌间隔，自肱骨外侧上髁开始存在少量纤维

止点

第二掌骨底

功能

- 屈肘时，有微弱的使屈曲的前臂旋前的功能，伸臂时充当旋后肌
- 负责手部的背屈和径向外展（握紧拳头）

神经分布

桡神经（深支）

贴扎

该实例为桡侧腕长伸肌的可降低肌张力的肌肉贴扎。

肌贴测量范围从手背第二掌骨区至肱骨外侧髁上嵴，手部掌屈和旋前（图 3.11b）。

在静息姿势时，将锚点固定于手背第二掌骨止点（图 3.11c）。

肌肉伸长，将锚点固定在移位的皮肤上。然后保持肌贴为 10% 拉伸状态并固定于肌腹上，直至肱骨外侧髁上嵴起点(图 3.11d）。

在肌肉处于伸长姿势时摩擦肌贴。

图 3.11e 为桡侧腕长伸肌的肌肉贴扎完成图。

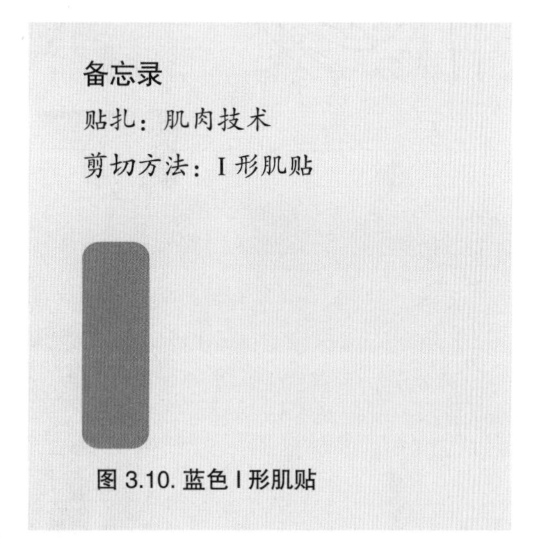

图 3.10. 蓝色 I 形肌贴

3

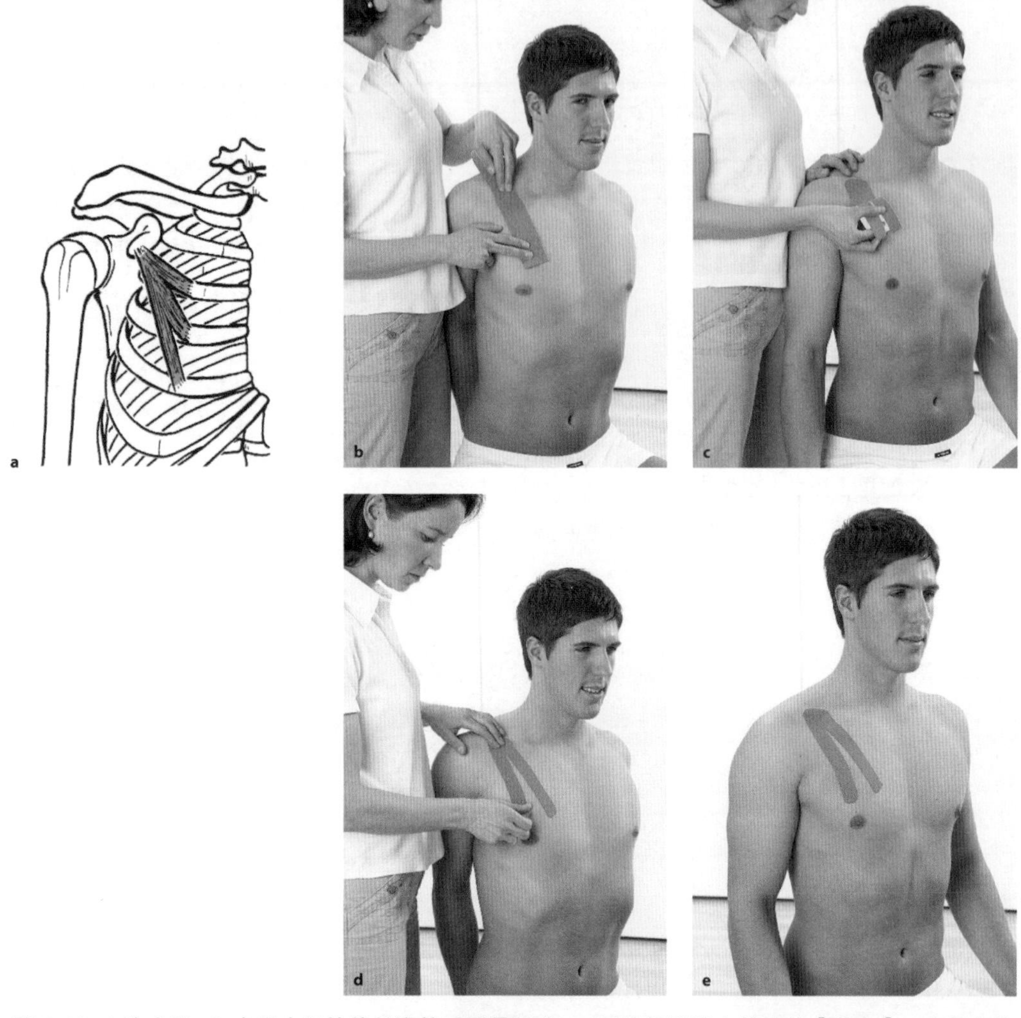

图 3.13. A 胸小肌，b 在肌肉保持伸长姿势时测量肌贴，c 可降低肌张力的贴扎【蓝色】。在静息姿势下将锚点固定于肌肉止点，d 背部皮肤有很强移位。在肌肉保持伸长姿势时贴扎条带尾端，e 完成肌肉贴扎

3.2 躯干肌肉贴扎

3.2.1 胸小肌

起点

第 2–5 肋软骨边缘

止点

喙突顶点

功能

降低肩胛带，吸气时抬高肋骨，很少单独发挥作用（主要是前锯肌和斜方肌）

神经分布

胸肌神经内外侧（锁骨下臂丛神经）

贴扎

该实例为胸小肌的可降低肌张力的肌肉贴扎。

肌贴测量范围为第 5 根肋骨到喙突，躯干保持最大直立姿势（图 3.13b）。

静息姿势下将锚点固定至肋骨止点（图 3.13c）。

胸小肌保持伸长，使背部皮肤产生较大的移位，贴扎锚点。然后保持肌贴为 10% 拉伸状态并固定于肌腹上，至喙突起点（图 3.13d）。

在肌肉处于伸长姿势时摩擦肌贴。

图 3.11e 为胸小肌肌肉贴扎完成图。

备忘录

贴扎：肌肉技术

剪切方法：Y 形肌贴

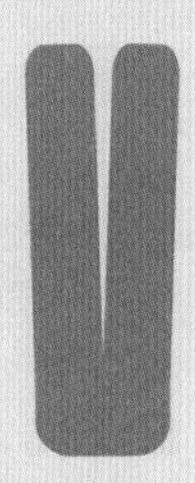

图 3.14. 蓝色 Y 形肌贴

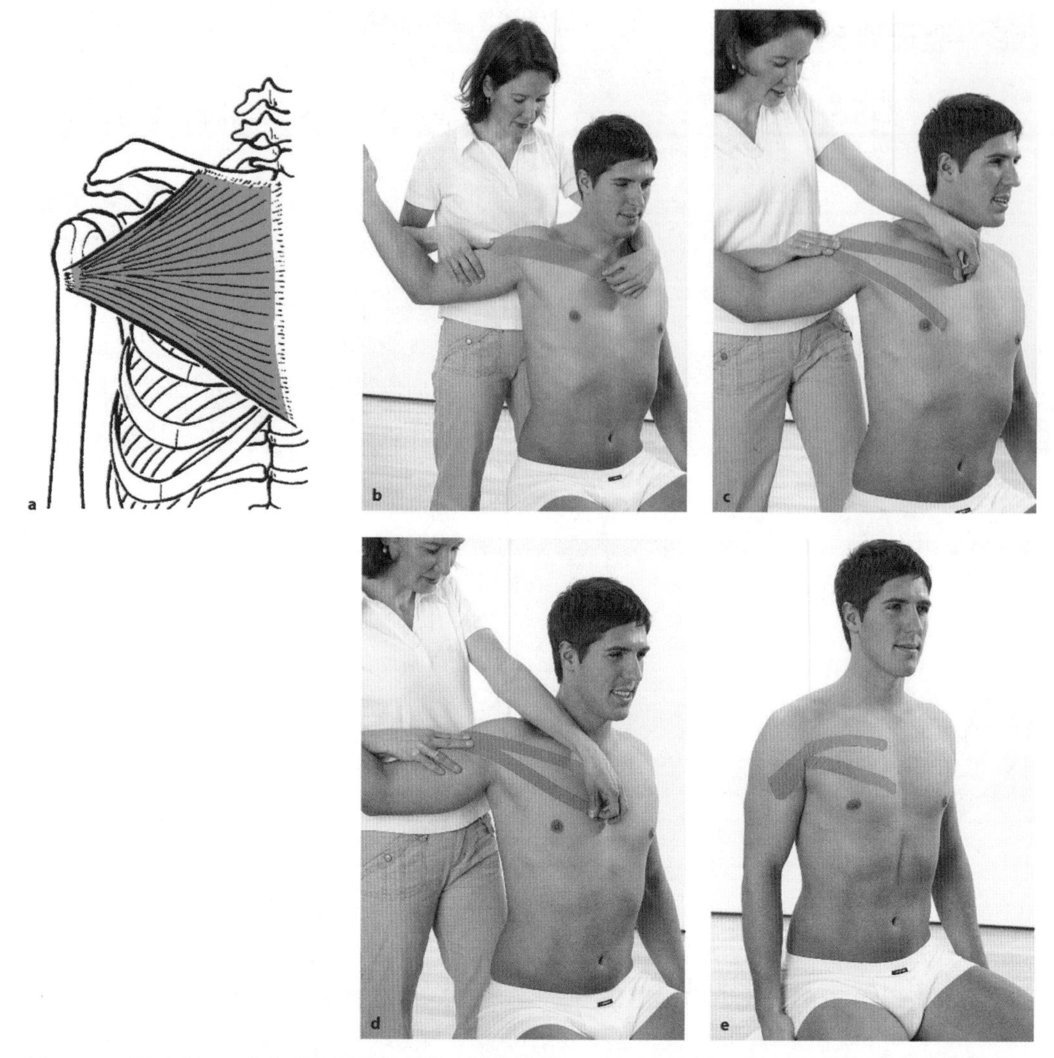

图 3.15. a 胸大肌，b 在肌肉保持伸长姿势时测量肌贴，c 可降低肌张力的贴扎【蓝色】。固定锚点，并在肌肉保持伸长姿势时黏附第一个肌贴尾端，d 贴扎第二个肌贴尾端，e 在静息姿势时完成肌肉贴扎

3.2.2 胸大肌

起点

- 锁骨头：锁骨胸骨的一半
- 胸骨头：胸骨柄和胸骨体的腹侧面，第 2–6 根肋骨的软骨
- 腹部上端：腹部腱膜（腹直肌鞘）腱

止点

肱骨结节间沟，纤维汇聚成一个宽而平的肌腱，插入肱骨大结节顶部（在远端插入锁骨头纤维，腹部上端纤维则在近端插入）。

功能

强内收；手臂向身体腹侧面内旋。

神经分布

内外侧神经（锁骨下臂丛神经）

贴扎

该实例为胸大肌的可降低肌张力的肌肉贴扎。

肌贴测量范围为肱骨大结节顶部止点至胸骨，其中手臂外展和外旋（ER）（图 3.15b）。

在静息姿势时将锚点固定于止点。

胸大肌锁骨头和胸肋头伸长，保持皮肤移位，固定锚点。然后保持肌贴为 10% 拉伸状态并固定于肌肉上，至胸骨起点（图 3.15d）。

在肌肉处于伸长姿势时摩擦肌贴。

图 3.15e 为胸大肌肌肉贴扎完成图。

备忘录

贴扎：肌肉技术

剪切方法：Y 形肌贴

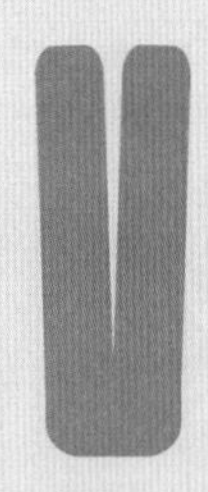

图 3.16. 蓝色 Y 形肌贴

提示

仅将肌贴贴扎于患病部位！在肌肉略微伸长状态下贴扎锚点，以更加清晰看到肌肉纤维在止点的交叉情况。

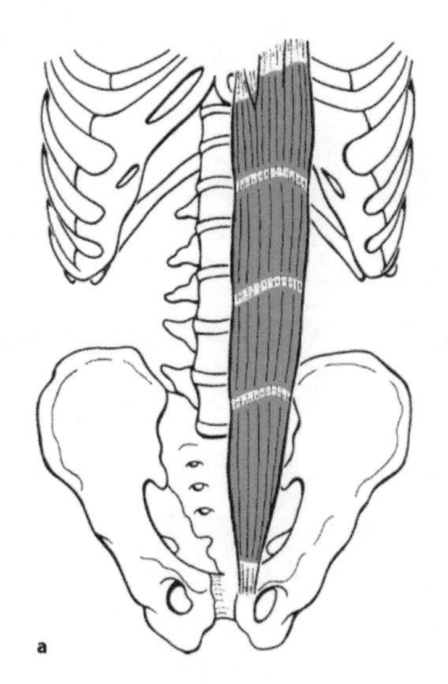

图 3.17. a 腹直肌，b 在肌肉保持伸长姿势时测量肌贴，c 可增加肌张力的贴扎【红色】。固定锚点，并在肌肉保持伸长姿势时贴扎第一个肌贴，d 贴扎第二个肌贴，e 在静息姿势时完成肌肉贴扎

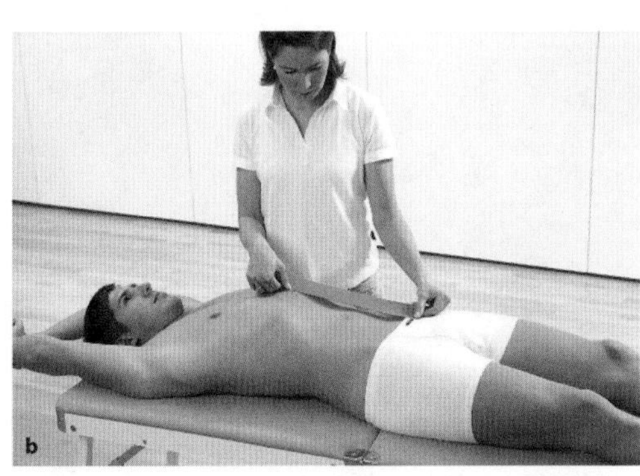

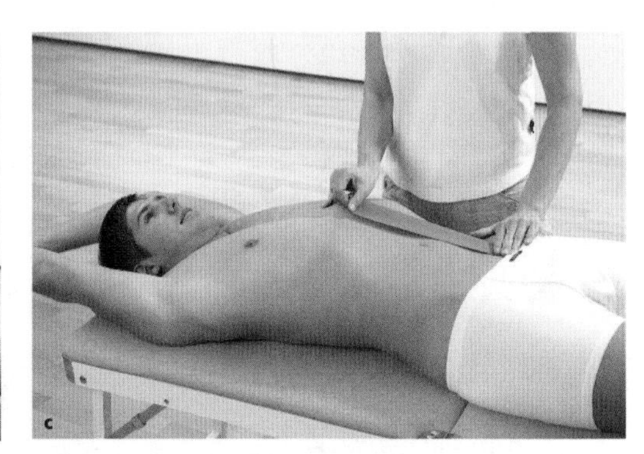

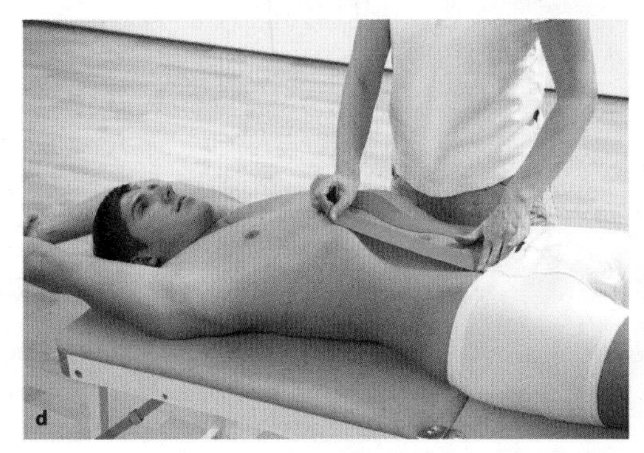

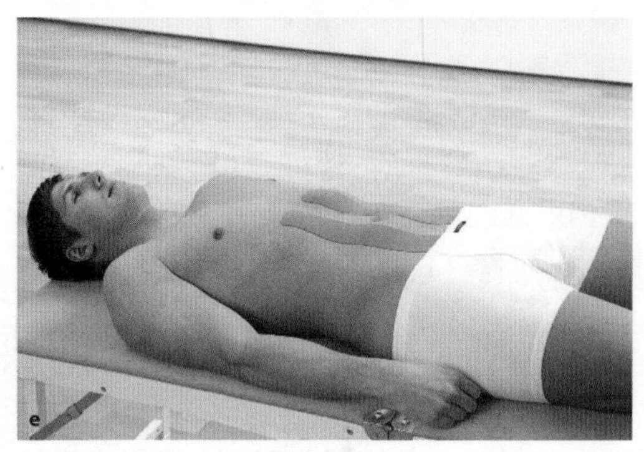

3.2.3 腹直肌

起点

第 5、6 和 7 根肋骨的软骨、剑突以及剑突和肋骨间韧带。

止点

耻骨嵴

功能

- 远端起点：将胸骨拉向耻骨，这是向前弯曲躯干最有效的屈肌
- 近端起点：将耻骨拉向胸骨，同时向后倾斜骨盆

神经分布

肋间神经（T5–T12）。

贴扎

该实例为腹直肌的可增加肌张力的肌肉贴扎。基底位于可将胸骨拉向耻骨的肌肉功能远端起点。

肌贴测量范围为从耻骨顶点起点至剑突，其中保持躯干伸展和手臂弯曲（图 3.17b）。

在静息姿势时将锚点固定于起点（图 3.17c）。

肌肉伸长，保持皮肤移位，固定锚点。然后保持肌贴为 10% 拉伸状态并固定到肌肉左（图 3.17c）和右（图 3.17d）部分，直至肋骨止点。

在肌肉处于伸长姿势时摩擦肌贴

图 3.15e 为腹直肌肌肉贴扎完成图。

重要说明

肌肉的定点（固定端）和动点（活动端）是经常变化的。经验表明，对于可增加肌张力的贴扎，应将肌贴自耻骨嵴贴扎至肋骨，这与起止点位置正好相反（第 2.1 章）。因此此处应将锚点固定至耻骨嵴上，然后朝向肋骨向上贴扎。

提示

根据经验：肌贴贴扎范围为自耻骨至肋骨，这种贴扎可增加肌张力。

备忘录

贴扎：肌肉技术

剪切方法：I 形肌贴

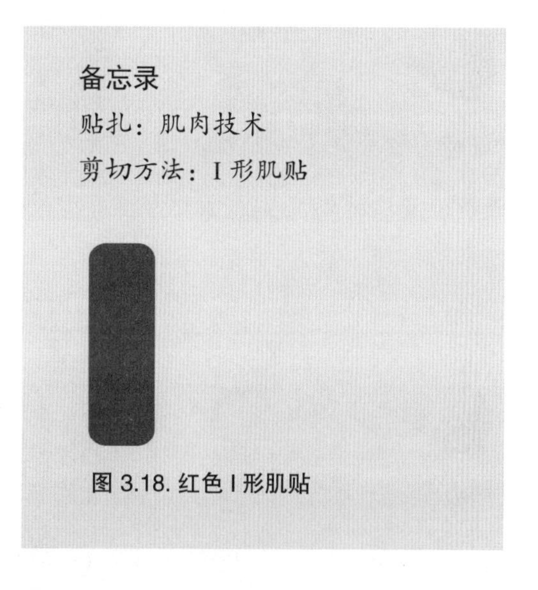

图 3.18. 红色 I 形肌贴

提示

如果患者腹部凹陷，如（图 3.17c）所示，应要求他或她将凹陷部位鼓出，以防止肌贴张力过大。

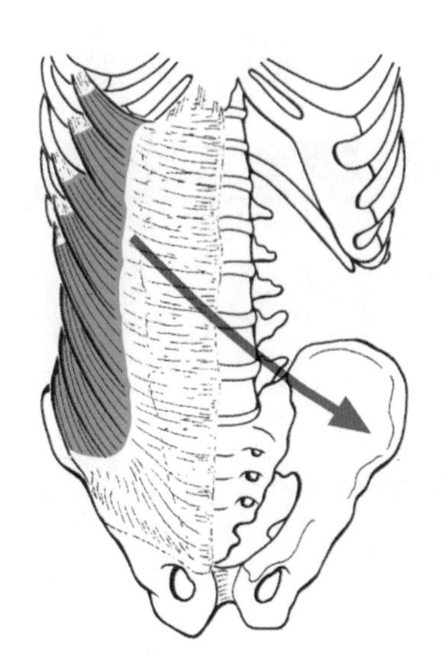

图 3.19. a 腹外斜肌，b 可增加肌张力的贴扎【红色】。 在肌肉保持伸长姿势时测量肌贴，c 在静息姿势时固定锚点，d 固定锚点并将肌贴贴扎于伸长的肌肉上，e 在静息姿势时完成肌肉贴扎

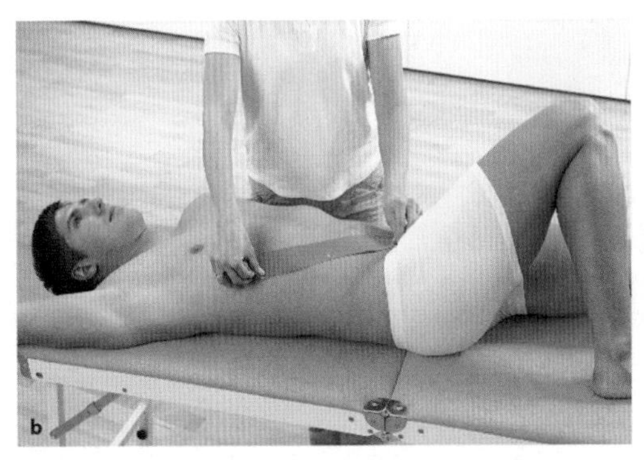

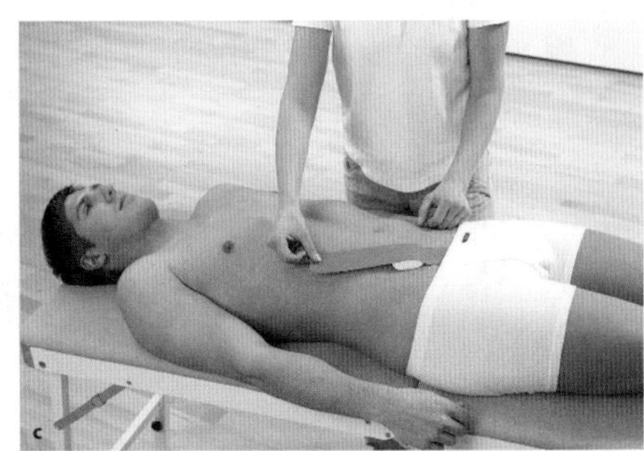

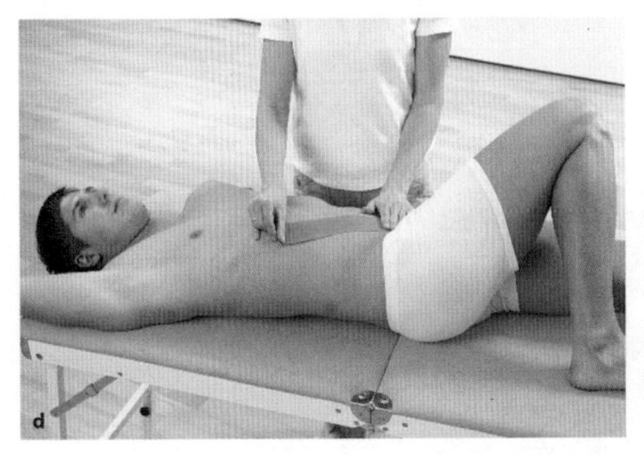

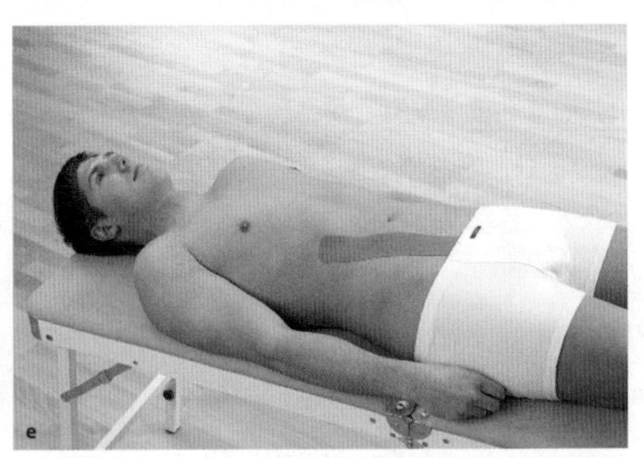

3.2.4 腹外斜肌

起点

始于八个肉质指状突，每一个均始于第 5–12 根肋骨的外表面和下边界。

止点

髂嵴，腹股沟韧带；尾侧和腹侧纤维于腱膜终止。

两侧腱膜在白线前侧融合。

功能

- 近端起点：
  腰椎（LV）骨盆伸展和弯曲
- 远端起点：
  单侧：将脊柱向同一侧弯曲，并向另一侧旋转
  双侧：躯干屈肌，呼气时降低肋骨

神经分布

肋间神经（T5–T12）

贴扎

该实例为腹外斜肌的可增加肌张力的肌肉贴扎；起点位于远端。

肌贴测量范围为自髂嵴和腹股沟韧带起点至第 5–12 根肋骨，其中保持右手臂弯曲，右腿屈髋、屈膝，髋关节内收（图 3.19a）。

在静息姿势时将锚点固定于止点（图 3.19b）。

肌肉伸长，保持皮肤移位，固定锚点。保持肌贴为 10% 拉伸状态并固定于肌肉右侧，直至肋骨止点（图 3.19c）。

在肌肉处于伸长姿势时摩擦肌贴。

图 3.19d 为腹外斜肌肌肉贴扎完成图

重要说明

同样，肌肉的定点（固定端）和动点（活动端)是经常变化的。经验表明，对于可增加肌张力的贴扎，应将肌贴自髂嵴 / 腹股沟韧带至肋骨，这与起止点位置正好相反（第 2.1 章）。因此将基底固定于髂嵴和腹股沟韧带之间，并朝向肋骨贴扎。

备忘录

贴扎：肌肉技术

剪切方法：I 形肌贴

图 3.20. 红色 I 形肌贴

3

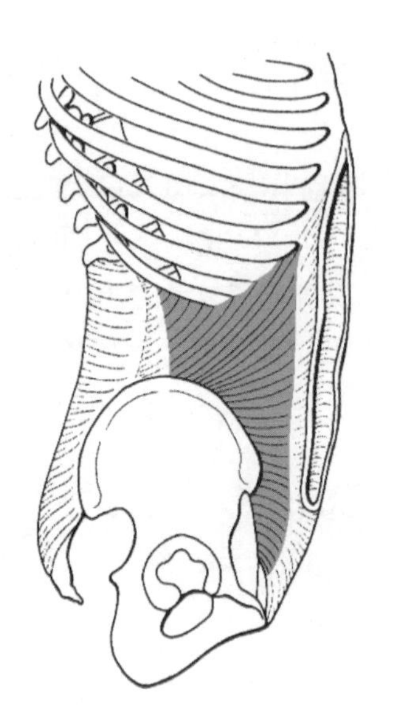

图 3.21. a 腹内斜肌，b 可增加肌张力的贴扎【红色】。 在肌肉伸长姿势时测量肌贴，c 在静息姿势时固定锚点，d 锚固锚点并将肌贴贴在伸长的肌肉上，e 在静息姿势时完成肌肉贴扎

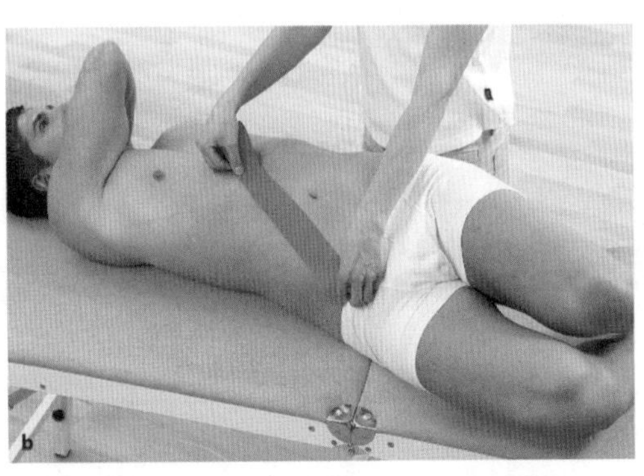

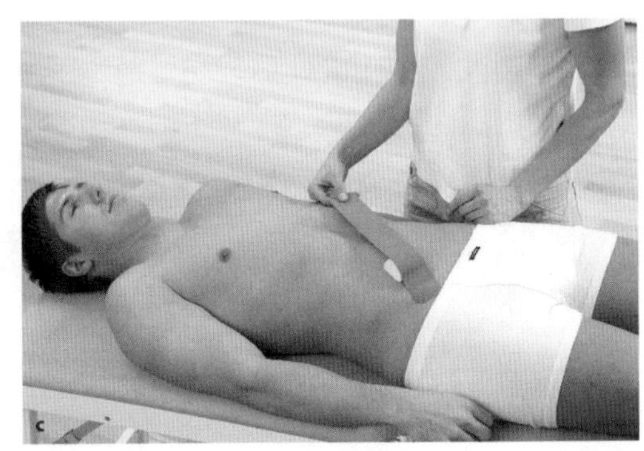

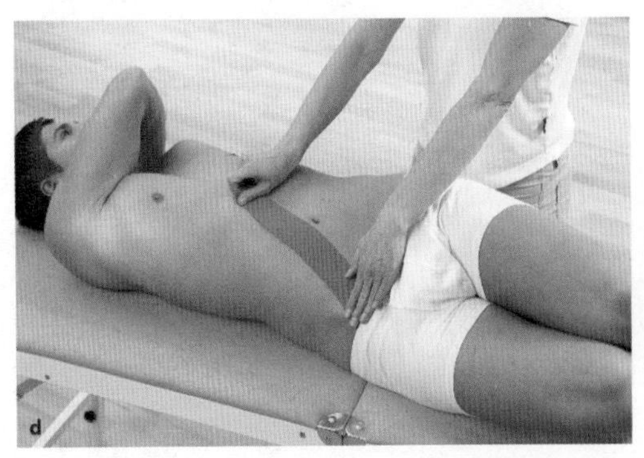

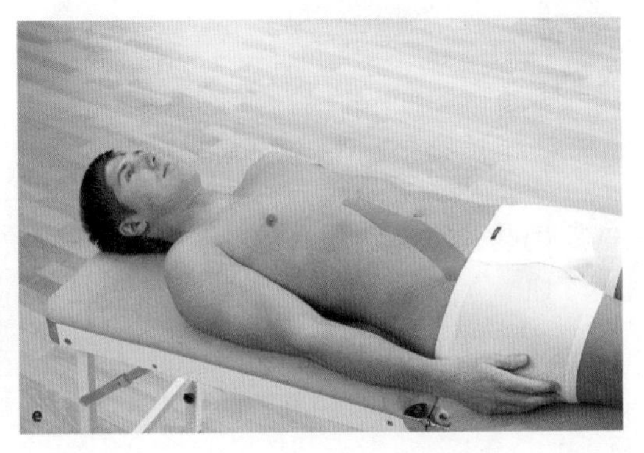

3.2.5 腹内斜肌

起点

始于腹股沟韧带、髂嵴和胸腰筋膜。

止点

第 8–12 根肋骨呈扇形，肋软骨、胸骨和耻骨下方有腱膜。将前侧韧带纤维插入对侧白线。

功能

- 近端起点：
  骨盆伸展，并作为腰椎屈肌持续伸展
- 远端起点：
  单侧：屈曲躯干并旋转至同一侧
  双侧：躯干屈肌，呼气时降低肋骨

神经分布

肋间神经（T10–T12）和 L1

贴扎

该实例为腹内斜肌的可增加肌张力的肌肉贴扎。起点位于远端。

肌贴测量范围为从髂嵴起点至第 8–12 根肋骨，双腿弯曲并向右转动（图 3.21b）。

在静息姿势时将锚点固定于起点（图 3.21c）。

肌肉伸长，保持皮肤移位，固定锚点。保持肌贴为 10% 拉伸状态并固定于肌肉上，直至肋骨止点（图 3.21d）。

在肌肉处于伸长姿势时摩擦肌贴。图 3.21e 为腹内斜肌肌肉贴扎完成图。

备忘录

贴扎：肌肉技术

剪切方法：I 形肌贴

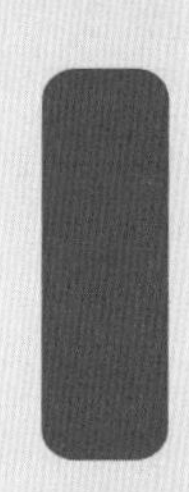

图 3.22. 红色 I 形肌贴

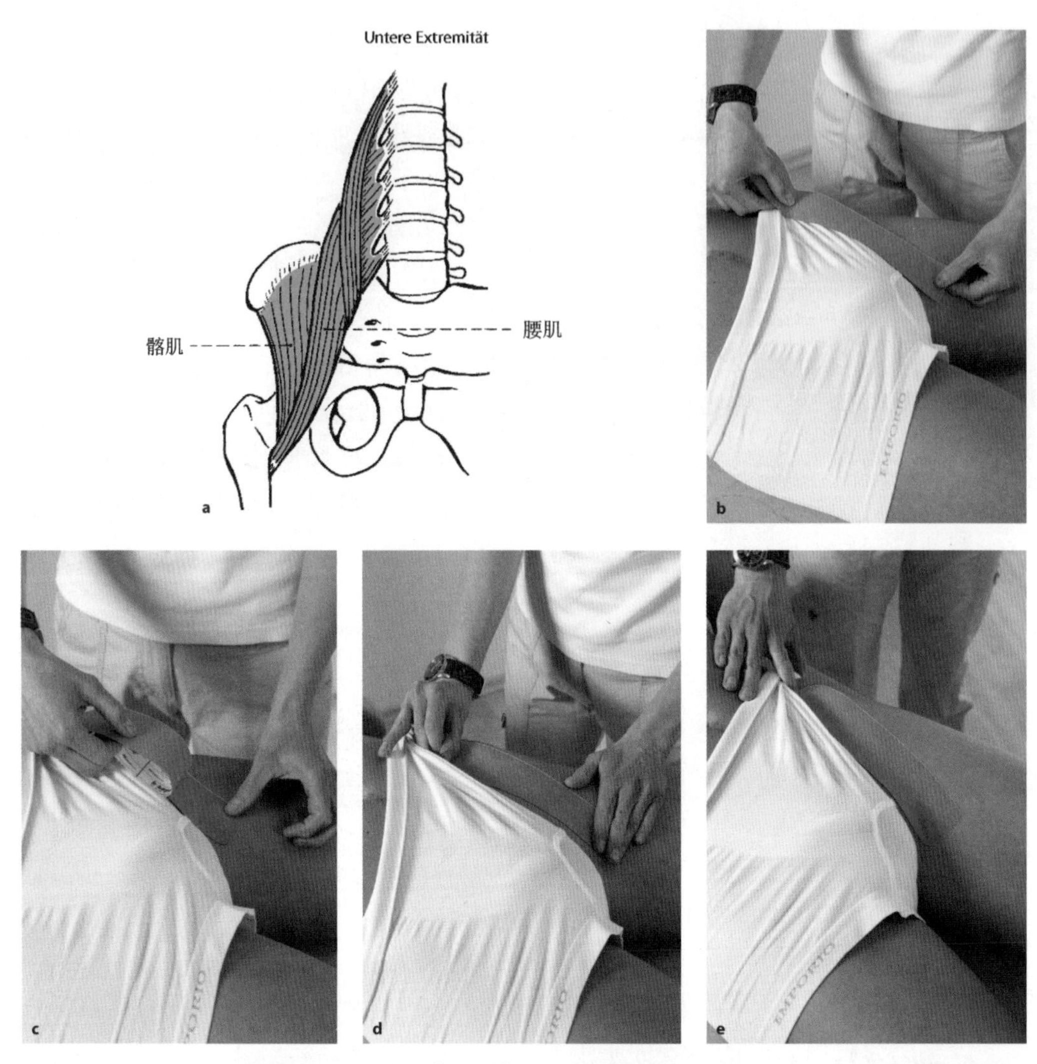

图 3.23. a 髂肌，b 可降低肌张力的贴扎【蓝色】在肌肉伸长姿势时测量肌贴，c 在静息姿势时固定锚点，d 锚固锚点并将肌贴贴在伸长的肌肉上，e 在静息姿势时完成肌肉贴扎

3.2.6 髂肌

起点

- 髂窝
- 髂前下棘
- 髂关节前囊

止点

小转子，邻近粗线中缘

功能

■ 髂骨起点：髋关节强力弯曲；参与内收和外旋

■ 股骨起点：尝试同时向前倾斜骨盆两侧

神经分布

腰神经丛肌支（rami musculares）

贴扎

该实例为髂肌的可降低肌张力的贴扎。本实例起点为髂骨。

肌贴测量范围为小转子止点至髂前下棘，并保持伸髋、内收和内旋（图3.23b）。

在静息姿势时将锚点固定于止点（图3.23c）。

肌肉伸长，保持皮肤移位，固定锚点。然后保持肌贴为10%拉伸状态并固定于肌肉上，至髂前下棘起点（图3.23d）。

在肌肉处于伸长姿势时摩擦肌贴。

图3.23e为髂肌肌肉贴扎完成图。

备忘录

贴扎：肌肉技术

剪切方法：I形肌贴

图 3.24. 蓝色 I 形肌贴

提示

若需对治疗腿进行预拉伸，可使其从治疗台一侧垂下。

未治疗腿屈膝，脚部平踩在治疗台上。

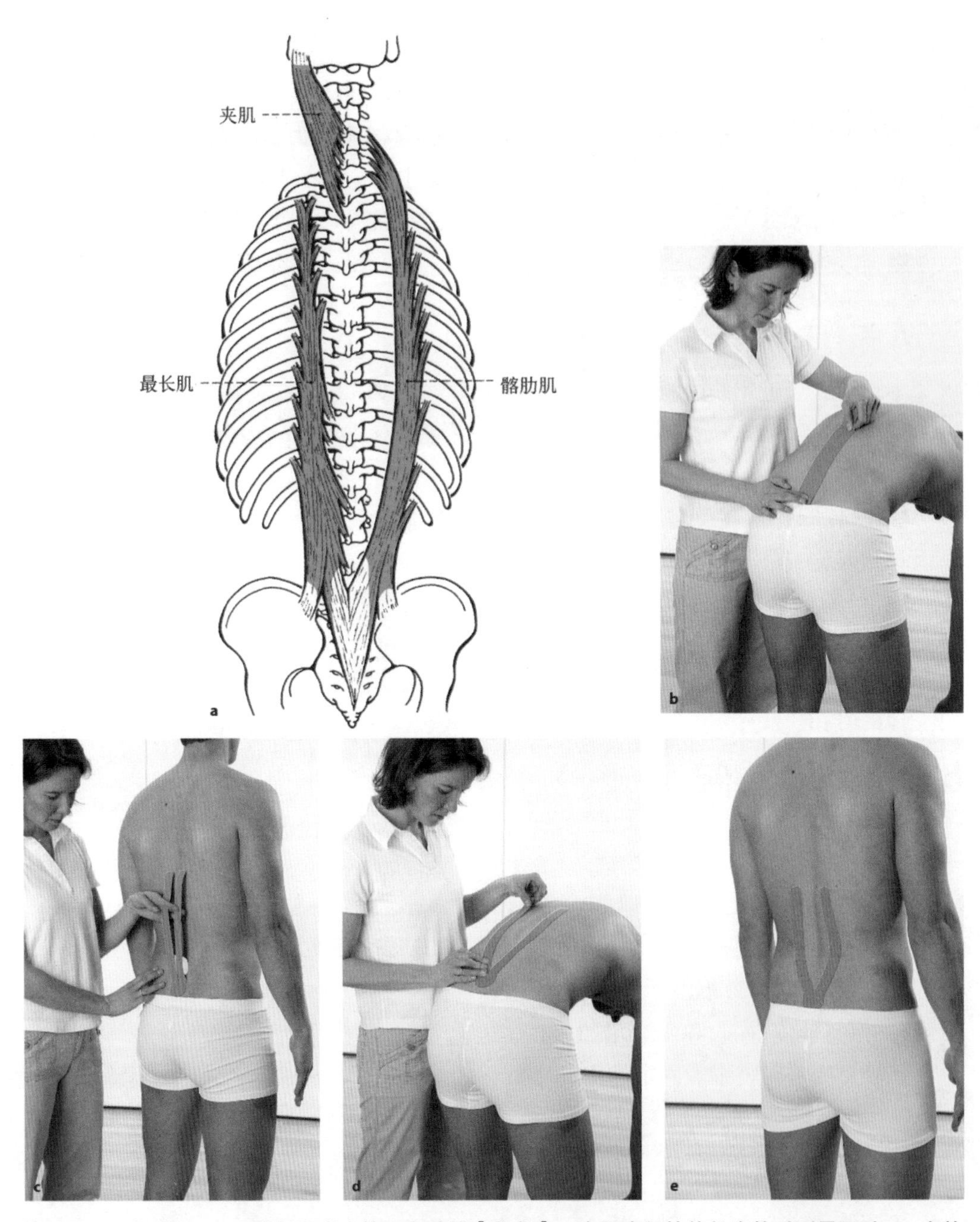

图 3.25. A 竖脊肌，b 可降低肌张力的肌肉贴扎【蓝色】。在肌肉保持伸长姿势时测量肌贴，c 在静息姿势时固定锚点，d 锚固锚点并将第二条条带尾端贴扎于伸长的肌肉上，e 完成肌肉贴扎

3.2.7 内在背部肌肉（竖脊肌）应用于腰部的贴扎

起点 / 止点

- 外侧浅表束：从骨盆延伸至头颅，长条带样肌束，分为横突棘肌和横突间肌。
- 内侧深层束：
  - 直线系统：棘间肌和横突间肌
  - 斜线系统：横突棘肌

功能

躯干伸展

神经分布：

脊神经背支

贴扎

该实例为腰椎部位的可降低肌张力的贴扎。

肌贴测量范围从骶骨至第 12 根胸椎，其中保持躯干向前弯曲（图 3.25b）。

在静息姿势时将锚点固定于止点（图 3.25c）。

肌肉伸长，保持皮肤移位，固定锚点。保持肌贴为 10% 拉伸状态并固定于椎旁肌肉束上，直至 T12（图 3.25d）。

在肌肉处于伸长姿势时摩擦肌贴。

图 3.25e 为背部内附肌的肌肉贴扎完成图。

重要说明

因肌肉束延伸方向和长度不同，导致肌肉之间相互作用增加。经验表明，对于腰椎部位可降低肌张力的贴扎，应将锚点固定于骶骨上，并在椎旁将 Y 形肌贴尾端固定至胸椎。本规则适用于背部整个内在肌肉组织。始终将锚点定位于下方，然后沿向上方向固定。

备忘录

贴扎：肌肉技术

剪切方法：椎旁 Y 形肌贴或 2 条 I 形肌贴

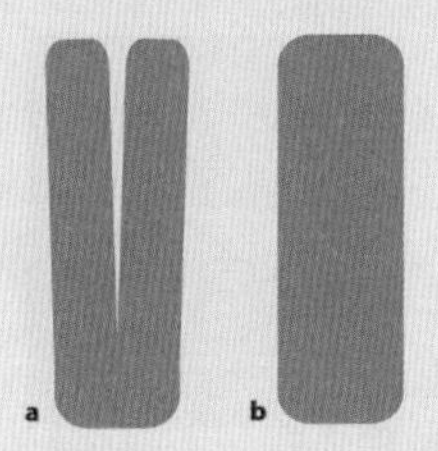

图 3.26. a 蓝色 Y 形肌贴，b 蓝色 I 形肌贴

提示

颈椎、胸椎和腰椎的每一个单独节段均可单独贴扎肌贴，或与其他脊柱节段结合贴扎，以增强或支撑肌肉。

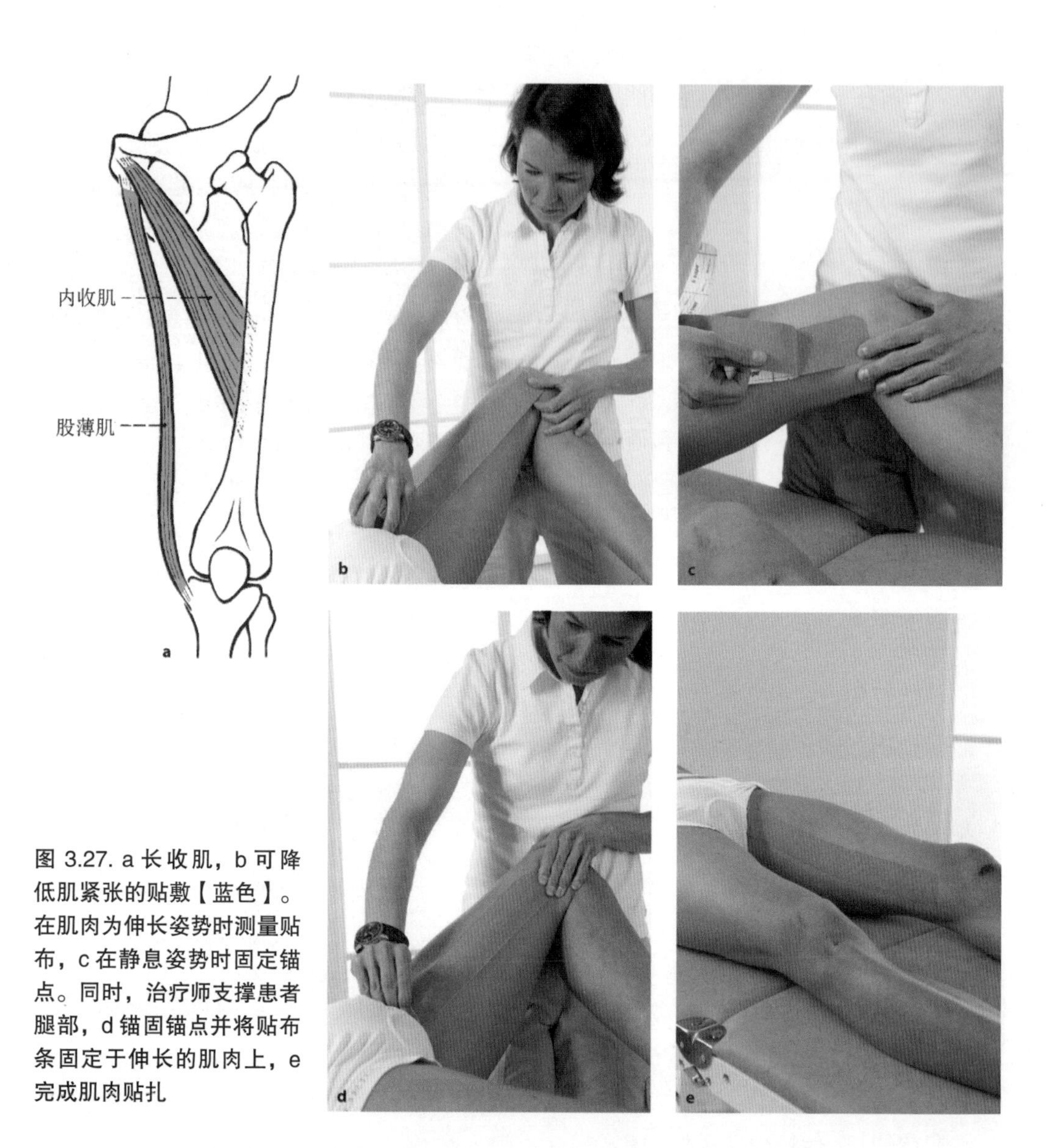

图 3.27. a 长收肌，b 可降低肌紧张的贴敷【蓝色】。在肌肉为伸长姿势时测量贴布，c 在静息姿势时固定锚点。同时，治疗师支撑患者腿部，d 锚固锚点并将贴布条固定于伸长的肌肉上，e 完成肌肉贴扎

3.3 下肢肌肉贴扎

3.3.1 长收肌

起点

耻骨上支

止点

粗线中缘三等分的中间部分，纤维向远端延伸至收肌管。

功能

髋骨内收、外旋，并在最小范围内前倾

神经分布

闭孔肌神经前支（L2–L4）

贴扎

该实例为长收肌的可降低肌张力的贴扎。

肌贴测量范围从股骨髁止点至耻骨上支，其中保持髋外展、膝盖弯曲（图 3.27b）。

在静息姿势时将锚点固定于止点（图 3.27c）。

肌肉伸长，保持皮肤移位，固定锚点。然后保持肌贴为 10% 拉伸状态并固定至肌腹上，直至耻骨上支（图 3.27d）。

在肌肉处于伸长姿势时摩擦肌贴。

图 3.27e 为长收肌肌肉贴扎完成图。

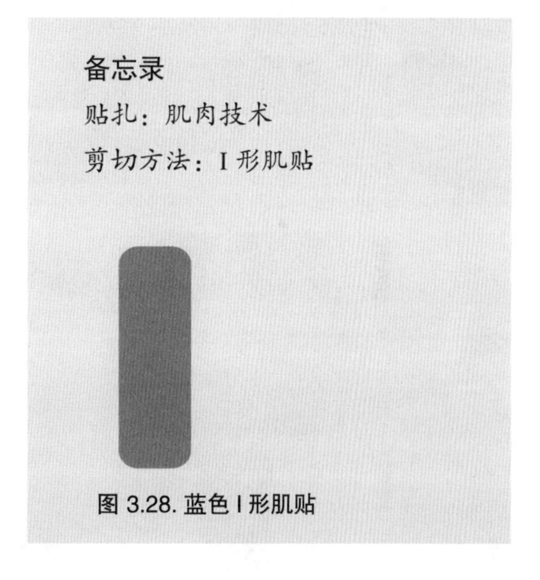

图 3.28. 蓝色 I 形肌贴

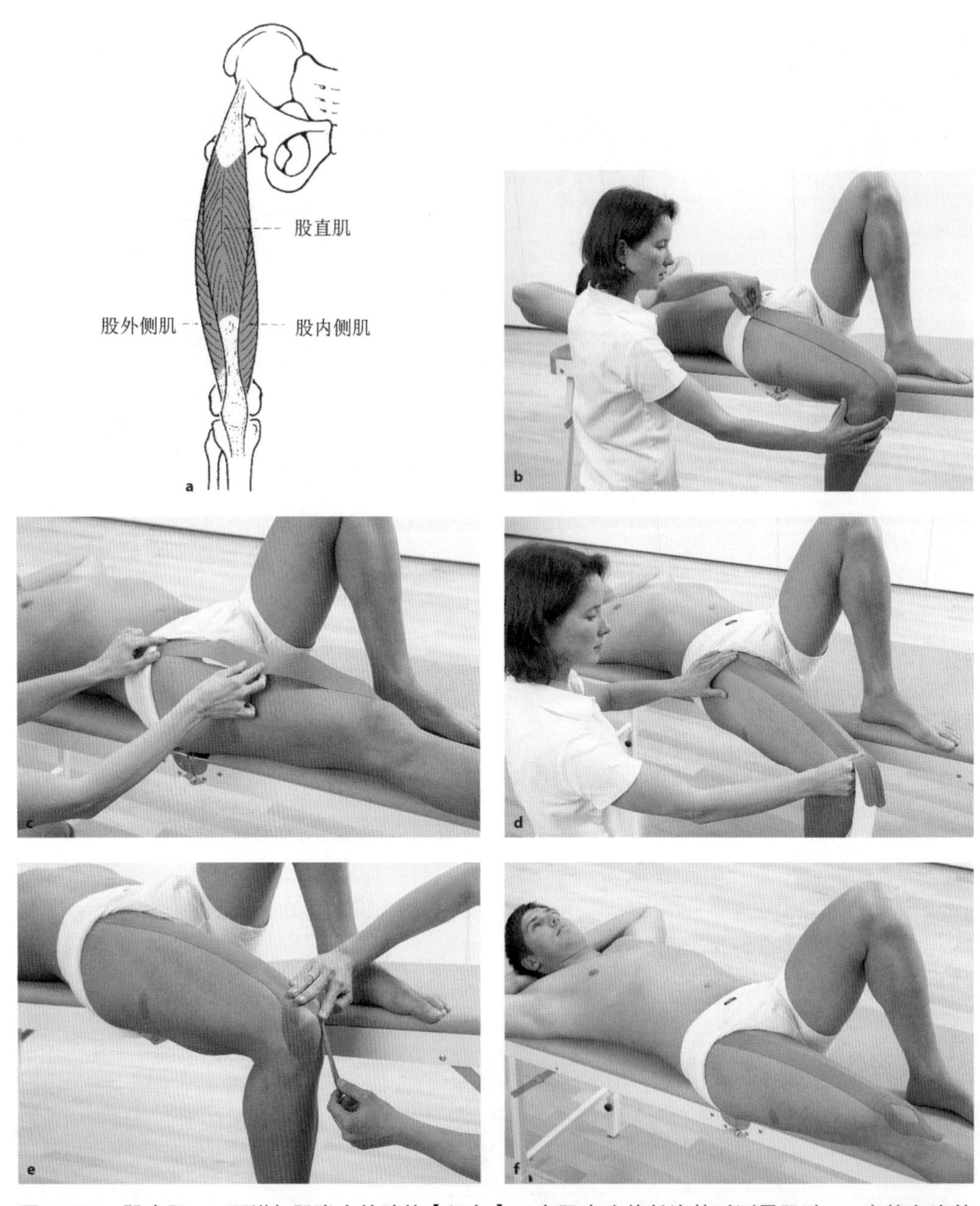

图 3.29. a 股直肌，b 可增加肌张力的贴扎【红色】。在肌肉为伸长姿势时测量肌贴，c 在静息姿势时将锚点固定于起点，d 锚固锚点并将 I 形肌贴固定至髌骨上一指宽。e 将肌贴尾端固定于髌骨周围，直至胫骨粗隆。先后固定未拉伸的肌贴两尾端，f 在静息姿势时完成肌肉贴扎

3.3.2 股直肌

起点

- 前头：髂前下棘
- 后头：髋臼颅缘

止点

它在髌骨（籽骨）上将髌骨韧带与髌支持带连接起来，以插入胫骨粗隆上

功能

伸膝，屈髋

神经分布

股神经（腰丛神经）

贴扎

该实例为股直肌的可增加肌张力的肌肉贴扎。

肌贴测量范围从髂前下棘起点至胫骨粗隆，其中保持髋关节伸展，膝关节屈曲到最大程度（图 3.29b）。

在静息姿势时将锚点固定于起点（图 3.29c）。

肌肉伸长，保持皮肤移位，固定锚点。保持肌贴为 10% 拉伸状态并固定于肌腹上，直至髌骨上一指宽；然后将切割的肌贴固定于髌骨周围，直至胫骨粗隆止点。先后固定未拉伸肌贴两尾端（图 3.29d）。

在肌肉处于伸长姿势时摩擦肌贴。

图 3.29e 为股直肌肌肉贴扎完成图。

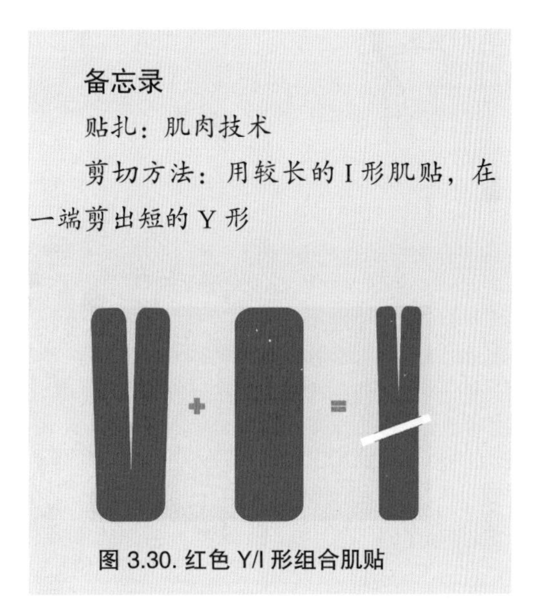

备忘录

贴扎：肌肉技术

剪切方法：用较长的 I 形肌贴，在一端剪出短的 Y 形

图 3.30. 红色 Y/I 形组合肌贴

3

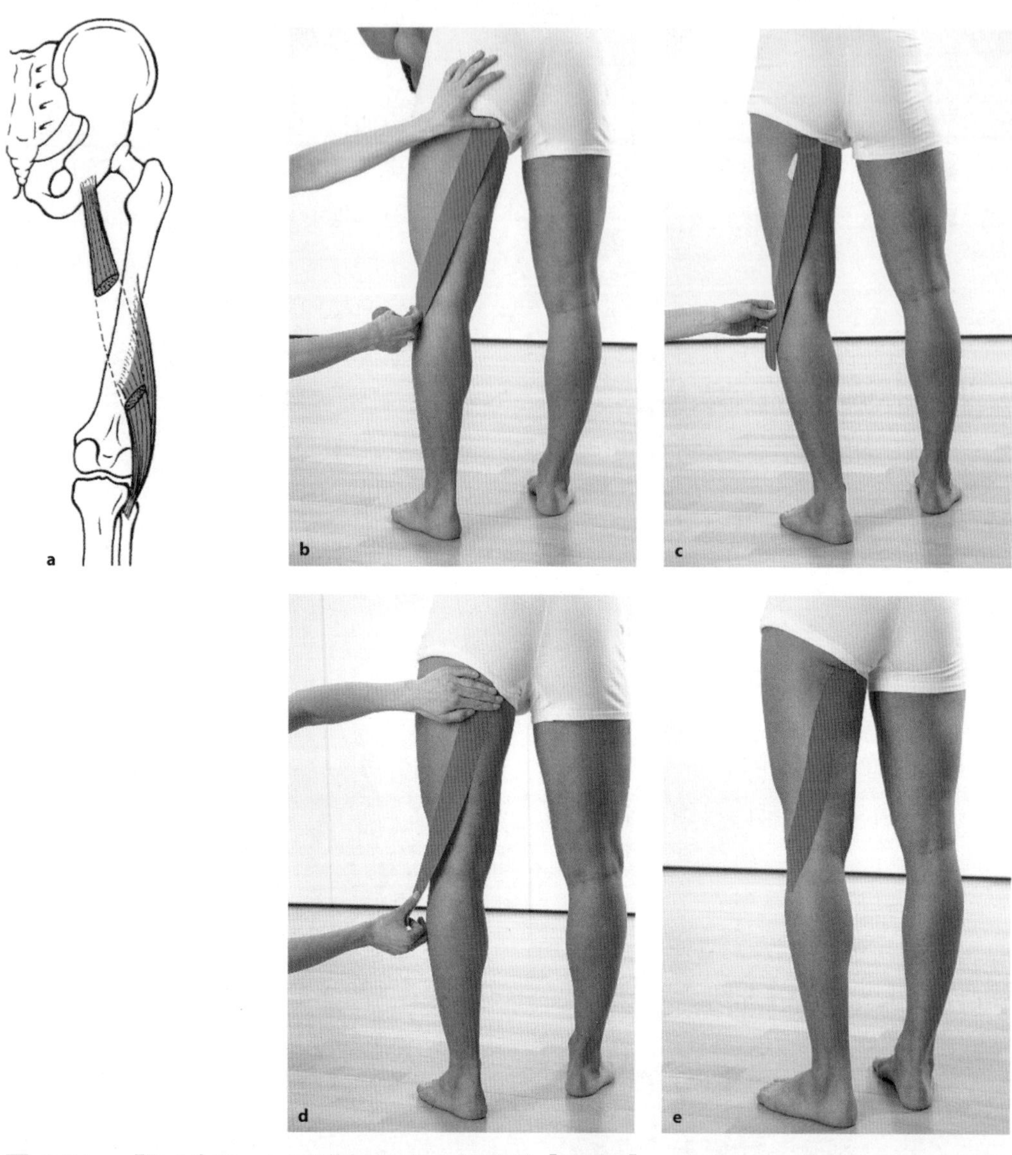

图 3.31. a 股二头肌，b 可增加肌张力的贴扎【红色】。在患者向前弯曲且肌肉保持伸长的情况下，测量肌贴，c 在患者保持直立且静息姿势时，将锚点固定于起点，d 锚固锚点并将肌贴贴扎于伸长的肌肉上，e 在静息姿势时完成肌肉贴扎

3.3.3 股二头肌

起点

- 长头：坐骨结节
- 短头：粗线三等分的中间部分

止点

腓骨头

功能

伸展髋关节，屈曲膝关节，使屈曲的膝关节外旋

神经分布

长头：胫神经。短头：腓总神经

贴扎

该实例为股二头肌的增强肌力肌肉贴扎。

肌贴测量范围从坐骨结节起点至腓骨头，其中保持髋屈曲至最大程度、膝关节伸展（图 3.31b）。

在静息姿势时将锚点固定于起点（图 3.31c）。

肌肉拉长，保持皮肤移位，固定锚点。然后保持肌贴为 10% 拉伸状态并固定至肌腹上，直至腓骨头止点（图 3.31d）。

在肌肉处于伸长姿势时摩擦肌贴。

图 3.31e 为股二头肌肌肉贴扎完成图。

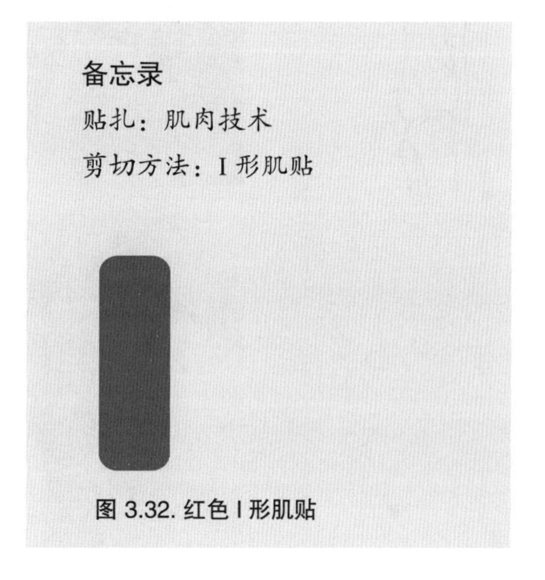

图 3.32. 红色 I 形肌贴

3

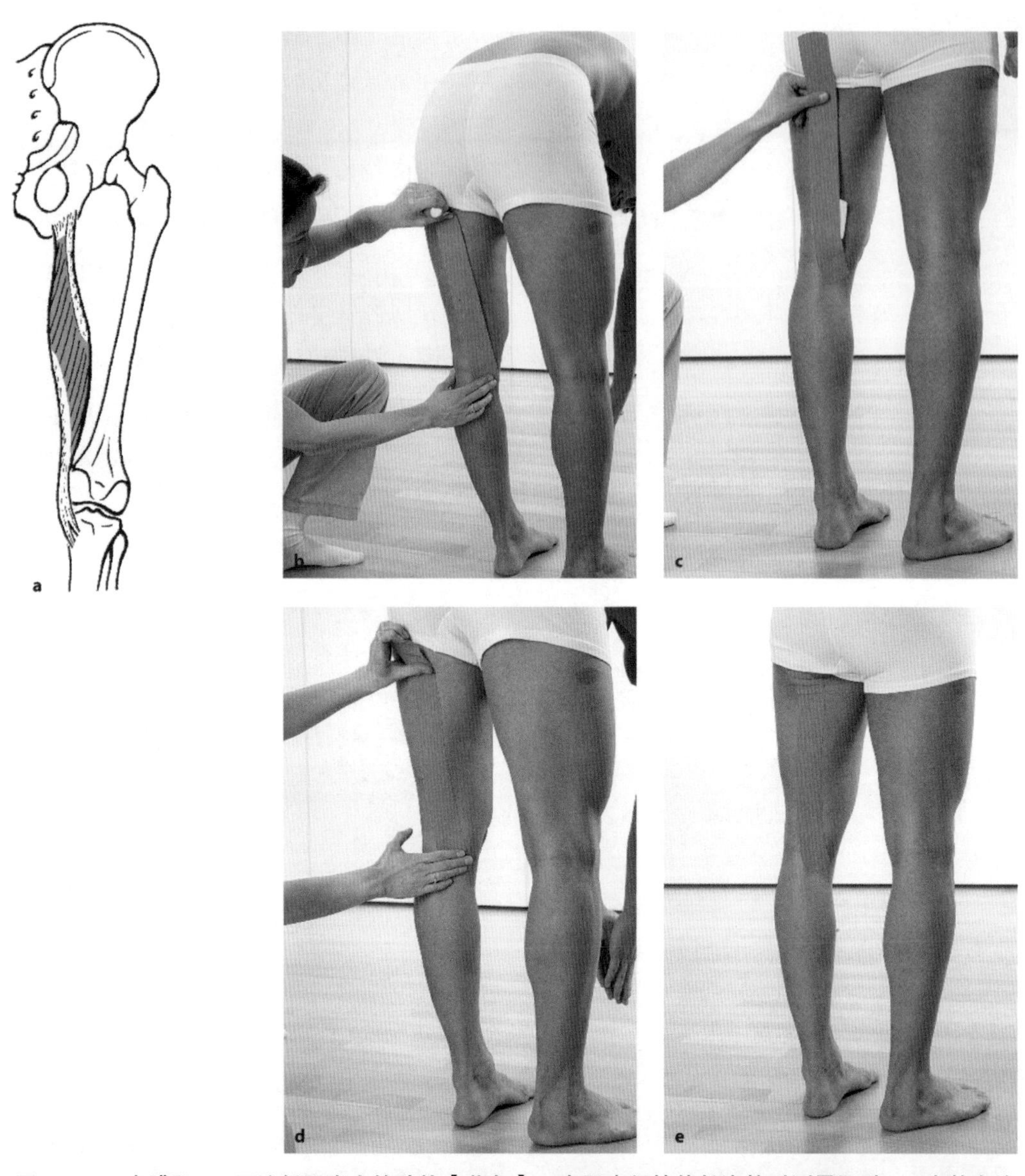

图 3.33. a 半膜肌，b 可降低肌张力的贴扎【蓝色】。在肌肉保持伸长姿势时测量肌贴，c 在静息姿势时固定锚点，d 锚固锚点并将肌贴贴扎于伸长的肌肉上，e 在静息姿势时完成肌肉贴扎

3.3.4 半膜肌

起点

坐骨结节

止点

半膜肌：胫骨内侧髁和后内侧

功能

伸展髋关节，屈曲膝关节，使屈曲的膝关节内旋

神经分布

胫神经

贴扎

该实例为半膜肌的可降低肌张力的贴扎。

肌贴测量范围从胫骨内侧髁至坐骨结节处，其中保持髋屈曲至最大程度、膝关节伸展（图 3.33b）。

在静息姿势时将锚点固定于止点（图 3.33c）。

肌肉伸长，保持皮肤移位，固定锚点。然后保持肌贴为 10% 拉伸状态并固定于肌腹上，至坐骨结节起点（图 3.33d）。

在肌肉处于伸长姿势时摩擦肌贴。

图 3.33e 为半膜肌肌肉贴扎完成图。

备忘录

贴扎：肌肉技术

剪切方法：I 形肌贴

图 3.34. 蓝色 I 形肌贴

3

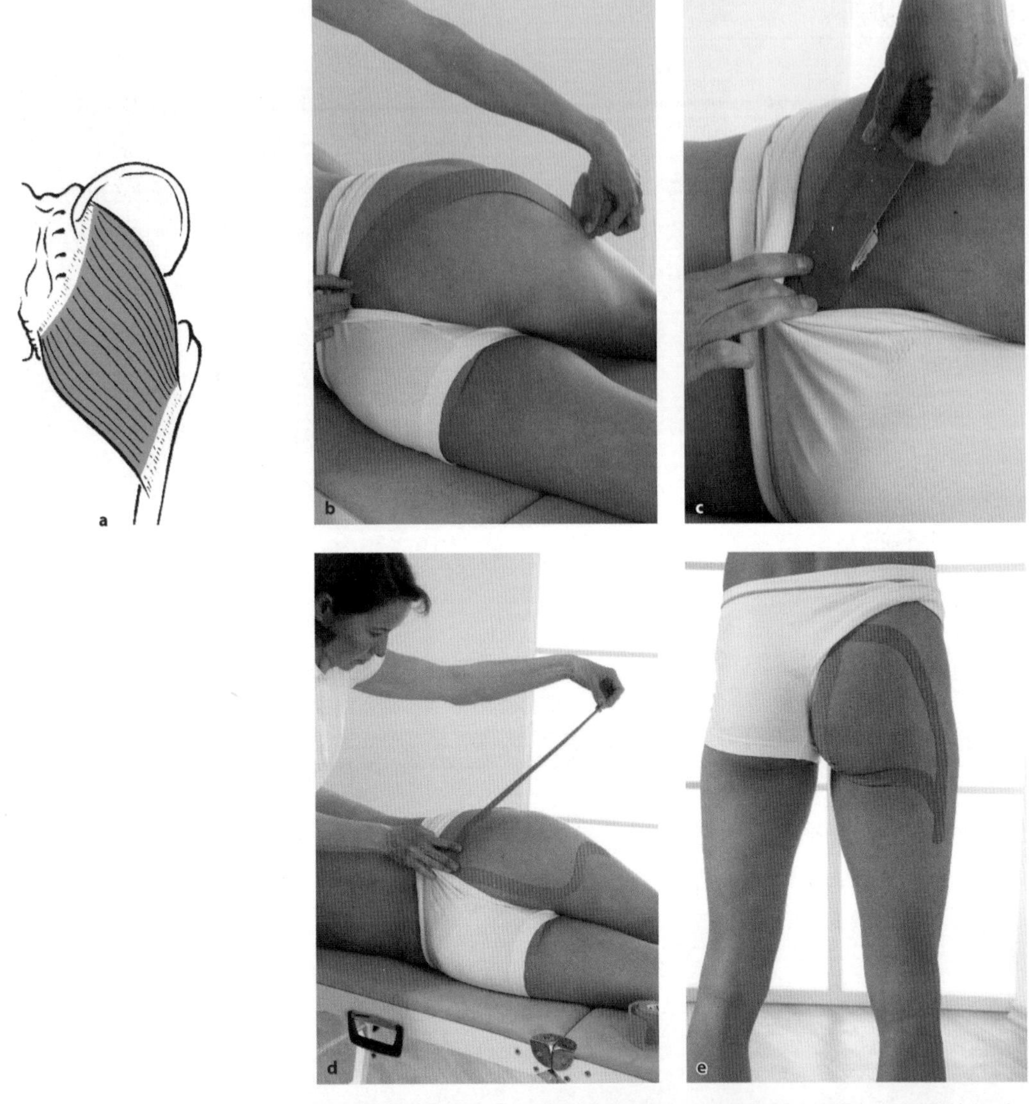

图 3.35. a臀大肌，b可增加肌张力的贴扎【红色】。在肌肉伸长姿势下测量肌贴，并增加一手宽的肌贴，c在静息姿势时固定锚点，d锚固锚点并将肌贴贴扎于伸长的肌肉上。先后固定未拉伸的肌贴两尾端，e完成肌肉贴扎

3.3.5 臀大肌

起点

- 表面纤维：髂嵴、髂后上棘、胸腰筋膜、骶骨背面
- 深层纤维：髂骨背翼（臀后线之后）、骶关节韧带和臀中肌筋膜

止点

髂胫束近端纤维、臀肌粗隆远端纤维

功能

髋关节主伸肌：保持躯干直立姿势，支持外展（颅纤维）和内收（尾部纤维），参与外旋，使髂胫束张紧。

神经分布

臂下神经（骶丛）

贴扎

该实例为臀大肌可增加肌张力的贴扎。

肌贴测量范围从骶骨起点至臀肌粗隆止点（图 3.35b）加一手宽，这样就对整块肌肉进行了贴扎。

在静息姿势时将锚点固定于起点（图 3.35c）。

肌肉伸长，保持皮肤移位，固定锚点。然后保持肌贴为 10% 拉伸状态并固定于肌腹上，至臀肌粗隆起点；先后固定未拉伸肌贴两尾端（图 3.35d）。

在肌肉处于伸长姿势时摩擦肌贴。

图 3.35e 为臀大肌肌肉贴扎完成图。

备忘录

贴扎：肌肉技术

剪切方法：肌贴尾端较长的 Y 形肌贴

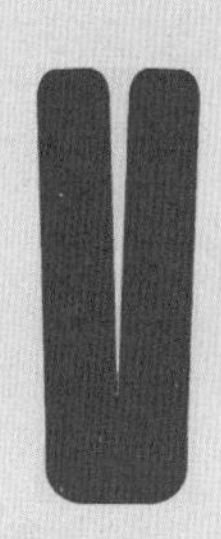

图 3.36. 红色 Y 形肌贴

3

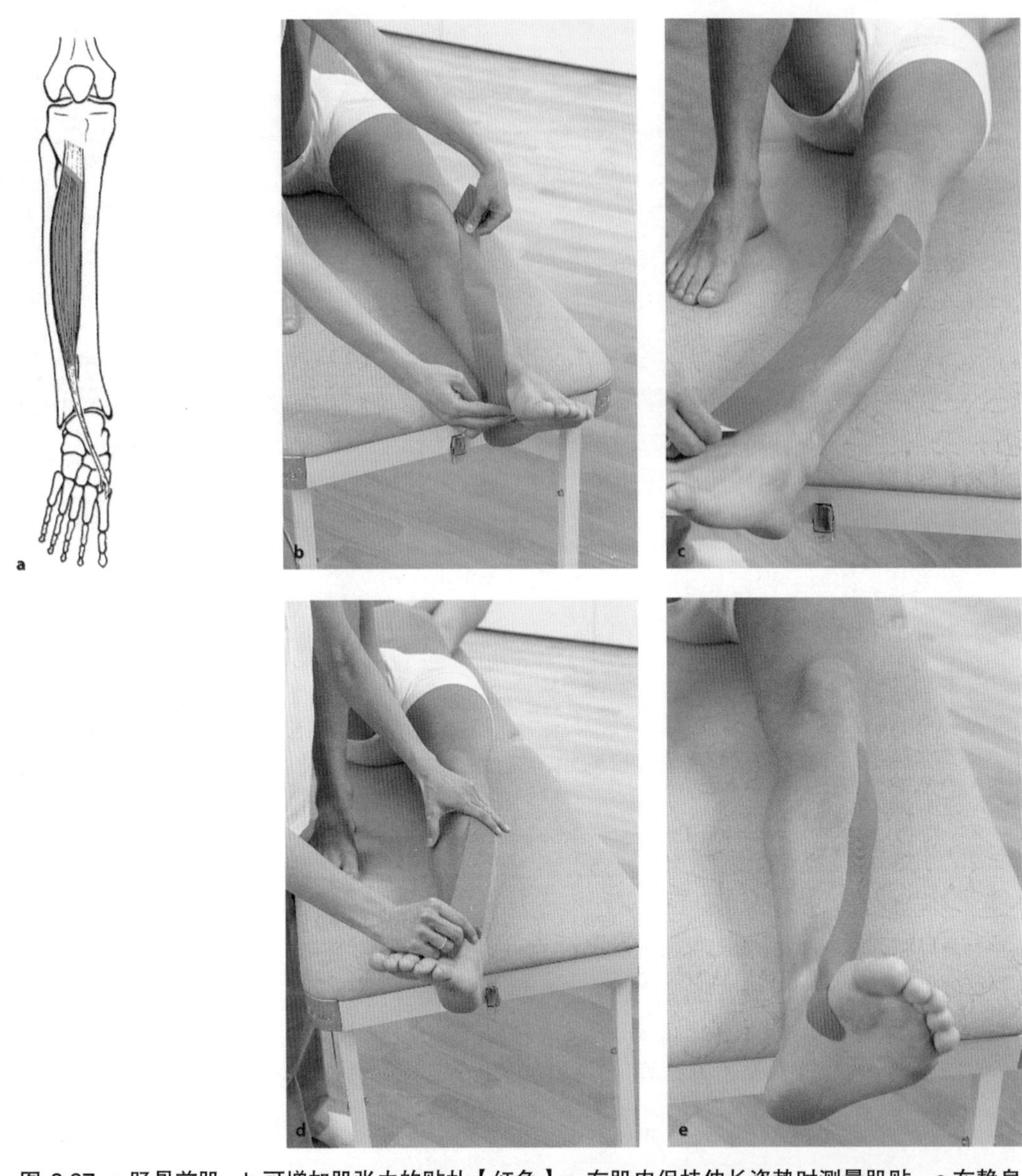

图 3.37. a 胫骨前肌，b 可增加肌张力的贴扎【红色】。在肌肉保持伸长姿势时测量肌贴，c 在静息姿势时固定锚点，d 锚固锚点并将肌贴贴扎于伸长的肌肉上，e 在静息姿势时完成肌肉贴扎

3.3.6 胫骨前肌

起点

外侧髁和外侧胫骨筋膜、骨间膜、小腿筋膜

止点

内侧楔骨和第一跖骨

功能

- 浮腿——近端起点：脚部背屈、旋后（和内收）
- 支撑腿——远端起点：将上面的脚移向胫骨

神经分布

腓深神经（L4–L5）

贴扎

该实例为胫骨前肌可增加肌张力的肌肉贴扎。起点在近端。

肌贴测量范围从楔骨和第一跖骨止点至胫骨外侧上髁起点，其中保持脚部跖屈、内旋（图 3.37b）。

在静息姿势时将锚点固定于起点（图 3.37c）。

肌肉伸长，保持皮肤移位，固定锚点。然后保持肌贴为 10% 拉伸状态并固定于肌腹上，至楔骨和第一跖骨止点（图 3.37d）。

在肌肉处于伸长姿势时摩擦肌贴。

图 3.37e 为胫骨前肌肌肉贴扎完成图。

备忘录

贴扎：肌肉技术

剪切方法：I 形肌贴

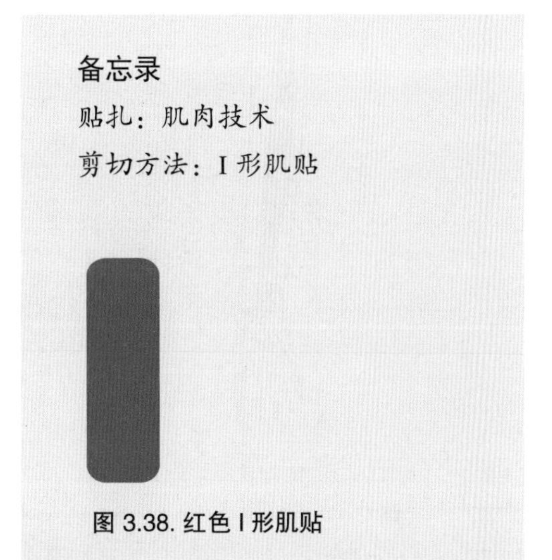

图 3.38. 红色 I 形肌贴

提示

因肌肉狭窄，所以可将肌贴切割成和肌肉一样宽，以增加使用舒适性。

3

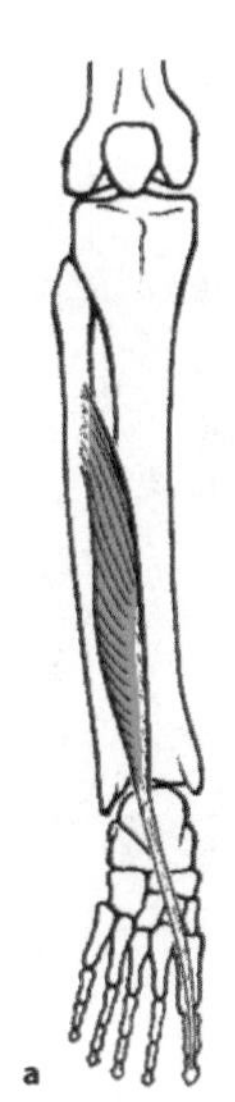

图 3.39. a 趾长伸肌，b 可增加肌张力的贴扎【红色】。 在肌肉为伸长姿势时测量肌贴。将肌贴宽度减少至约 2/3，c 在静息姿势时固定锚点至起点，d 锚固锚点并将肌贴贴扎于伸长的肌肉上，e 在静息姿势时完成肌肉贴扎

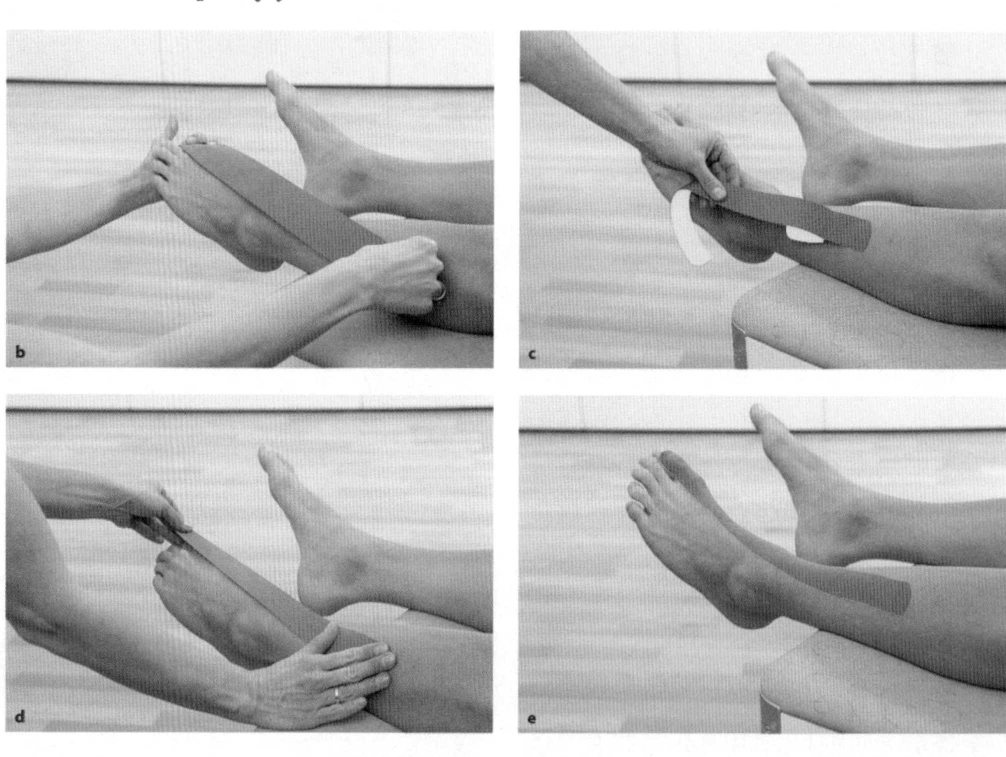

3.3.7 趾长伸肌

起点

腓骨内侧筋膜和骨间膜

止点

大脚趾趾骨

功能（以行走为例）

- 非支撑腿——近端起点：大脚趾背伸，有助于非支撑腿脚部背屈；较弱的脚部旋前肌和旋后肌
- 支撑腿——远端起点：将脚面向支撑腿胫骨移动

神经分布

腓深神经 L4–S1

贴扎

该实例为长伸肌可增加肌张力的肌肉贴扎。起点位于近端。

肌贴测量范围从大脚趾远节趾骨止点至腓骨内侧筋膜起点，其中保持脚部跖屈、大脚趾弯曲（图 3.39b）。

在静息姿势时将锚点固定于起点（图 3.39c）。

肌肉拉长，保持皮肤移位，固定锚点。然后保持肌贴为 10% 拉伸状态并固定于肌腹上，至大脚趾远节指骨（图 3.39d）。

在肌肉处于伸长姿势时摩擦肌贴。

图 3.39e 为长伸肌肌肉贴扎完成图。

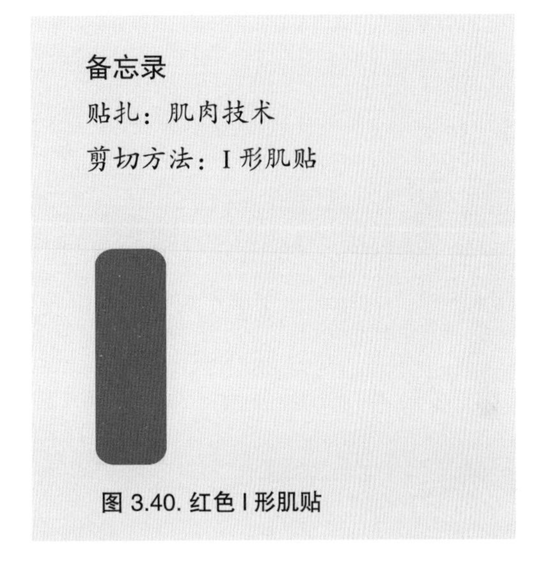

备忘录

贴扎：肌肉技术

剪切方法：I 形肌贴

图 3.40. 红色 I 形肌贴

提示

由于肌肉很薄且肌贴仅能贴扎至大脚趾，所以应将肌贴切割成 2/3 宽。

参考文献

Appell H-J,Voss-Stang C(2008)Funktionelle Anatomies, Grundlagen Sportlicher Leistung under Bewegung,4.Aufl. Springer, Berlin Heidelberg.

4 韧带贴扎

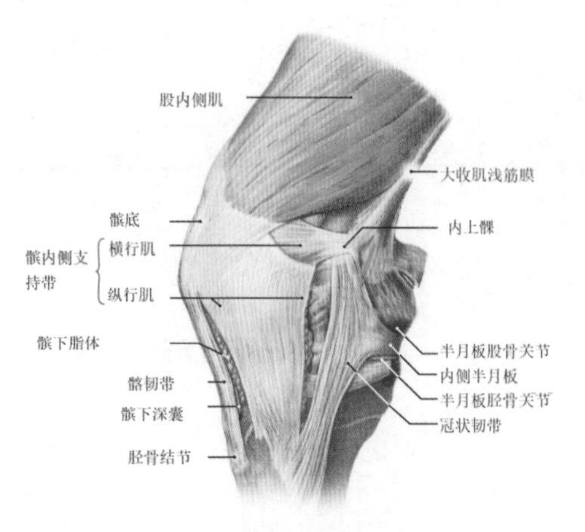

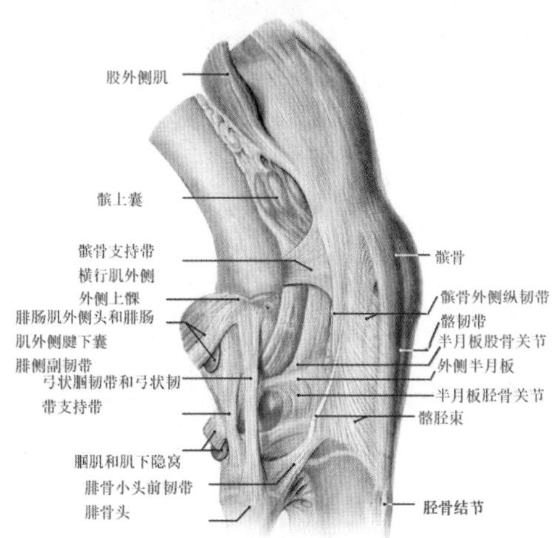

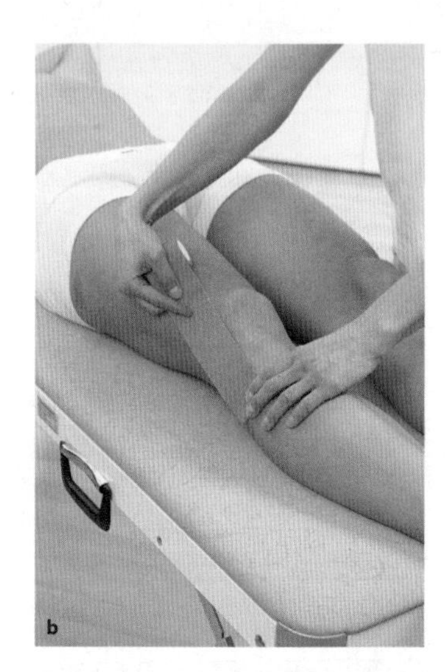

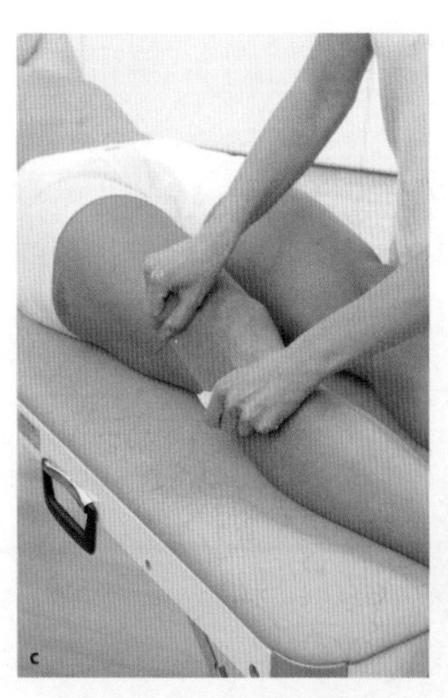

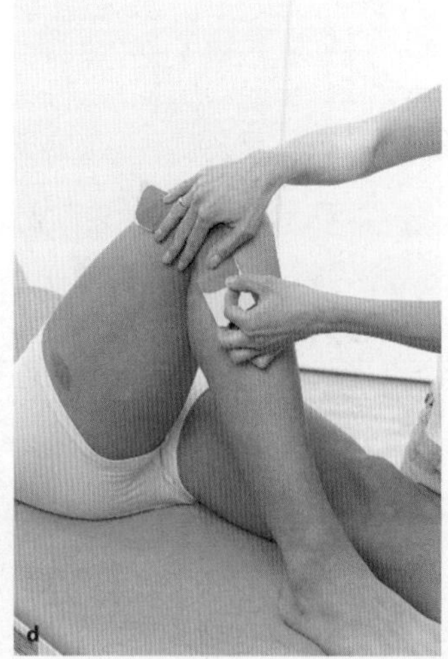

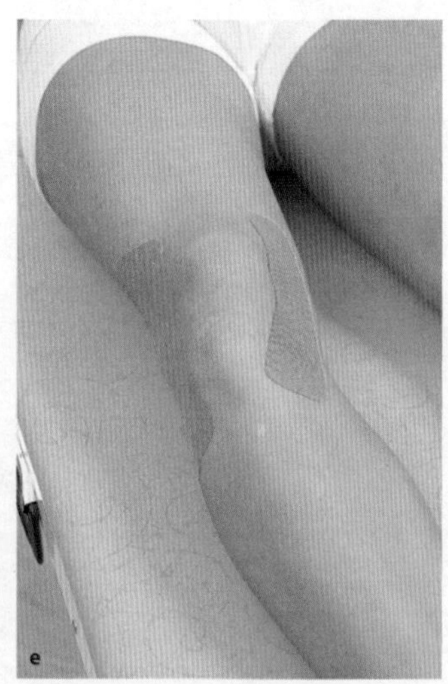

图 4.1. a–e。膝关节侧副韧带：a 膝关节侧副韧带，b 测量肌贴，膝关节保持中立位，c 将肌贴固定在中立位。将肌贴拉伸至最大程度并整体固定，d 保持膝关节弯曲至最大程度，用一只手锚固已固定的肌贴区域，并固定无张力两端，e 完成侧副韧带的韧带贴扎

（a from Tillmann 2009）

4.1 韧带和肌腱

4.1.1 膝关节侧副韧带

路径

胫骨（内）侧副韧带：从股骨内上髁至胫骨内侧髁。

内侧韧带为三角形扁平带，与关节囊和内侧半月板融合。它比外侧韧带厚。

腓骨（外）侧副韧带：从外侧上髁到腓骨头。

圆形外侧韧带与关节囊或外侧半月板无连接。

功能

侧副韧带（图 4.1a）支撑并控制膝关节。它们可防止膝关节侧向弯曲撕裂以及胫骨外旋。侧副韧带在膝关节伸和胫骨外旋时伸展，在弯曲和内旋时放松。

适应证

侧副韧带负荷过重和拉伸

贴扎

肌贴测量范围为胫侧副韧带止点和腓侧副韧带止点之间。膝关节保持中立位（图 4.1b）。

将肌贴固定在中立位。将肌贴拉伸至最大程度，对拉伸区域整体贴扎，并充分摩擦肌贴（图 4.1c）。

使膝关节保持最大弯曲状态，并用一只手锚固已固定的肌贴，防止肌贴松动。撕掉两部分背衬纸，并在无张力状态下固定两端（图 4.1d）。

完成对两个韧带进行贴扎。测量外侧韧带的肌贴，然后固定已经拉伸的肌贴，并在弯曲至最大程度时锚固两端。重复此过程进行内侧贴扎。

图 4.1e 为侧副韧带两侧贴扎贴扎完成图。

备忘录

贴扎：韧带技术

剪切方法：I 形肌贴

图 4.2. 蓝色 I 形肌贴

提示

为防止肌贴松动，治疗师须在整个弯曲过程（从中立位至最大弯曲程度）中锚固肌贴。

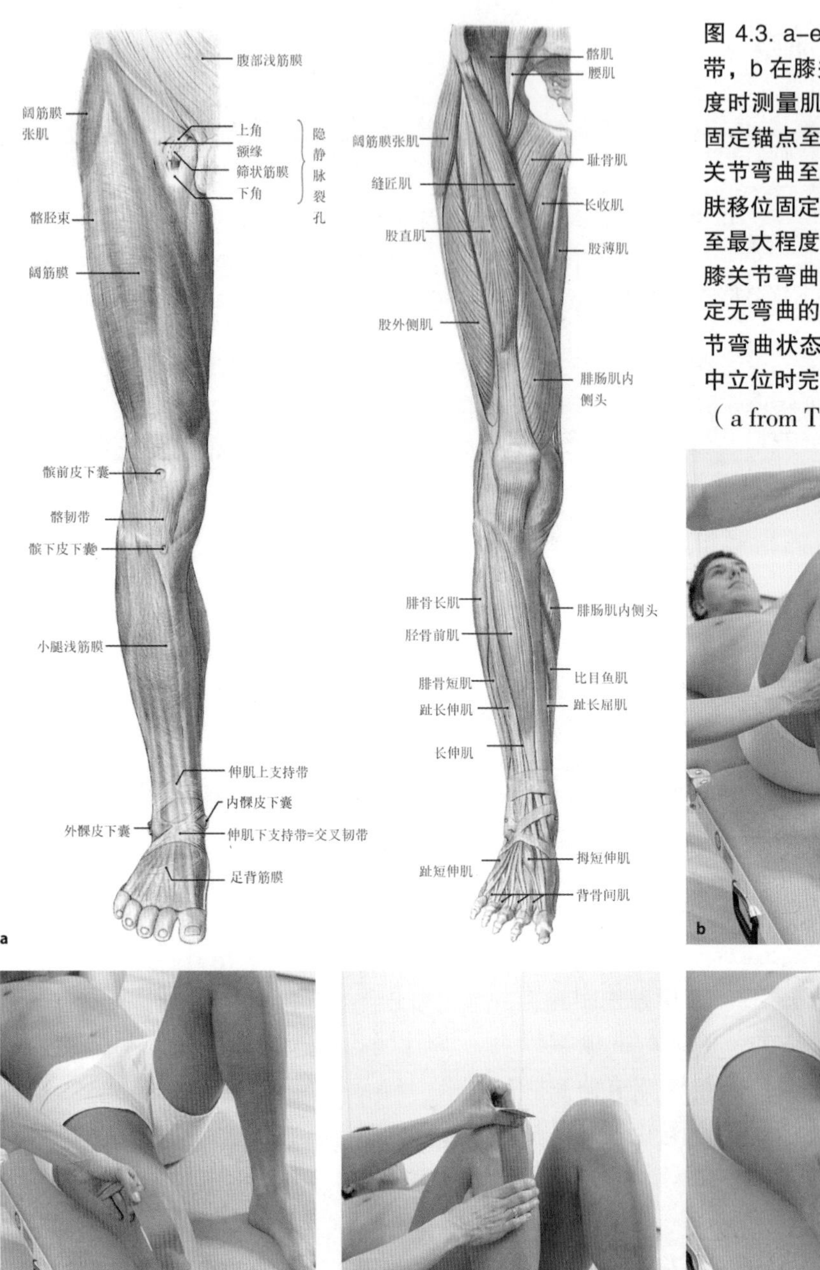

图 4.3. a–e。髌韧带：a 髌韧带，b 在膝关节弯曲至最大程度时测量肌贴，c 在无张力时固定锚点至韧带止点，d 将膝关节弯曲至最大程度，保持皮肤移位固定锚点，将肌贴拉伸至最大程度并固定至髌尖。将膝关节弯曲至最大程度，并固定无弯曲的肌贴两端。在膝关节弯曲状态下摩擦肌贴，e 在中立位时完成贴扎（a from Tillmann 2009）

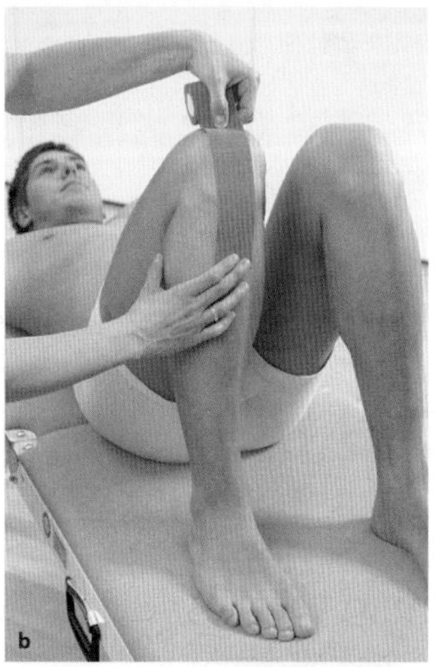

c

d

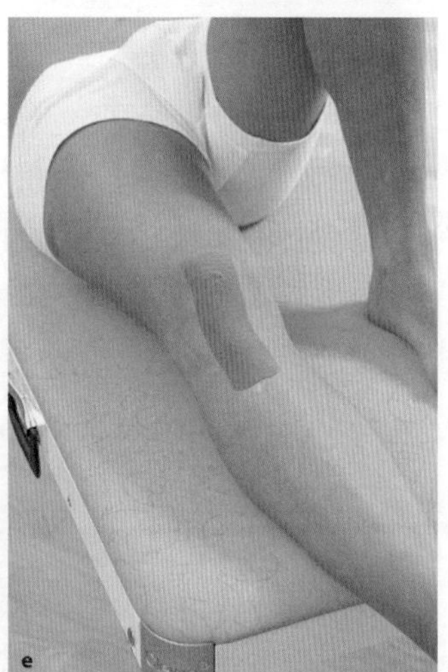

4.1.2 髂韧带

路径

髂韧带：四头肌腱延续部分，自髌骨延伸至胫骨粗隆（图 4.3a）

功能

膝关节伸展和弯曲时，大腿前肌组织向小腿传递力

适应证

髌骨韧带负荷过重并拉伸；髌尖综合征

贴扎

肌贴测量范围从胫骨粗隆至髌骨上缘，其中保持膝关节弯曲至最大程度（图 4.3b）。在无张力状态下将锚点固定至韧带止点，然后将膝关节弯曲至最大程度，保持皮肤移位，固定锚点。将拉伸至最大程度的肌贴固定至髌尖（图 4.3c）。

将膝关节弯曲至最大程度，并固定无张力的肌贴两端。在膝关节保持弯曲的情况下摩擦已完成贴扎的肌贴（图 4.3d）。

图 4.3e 为中立位时的贴扎完成图。

备忘录

贴扎：韧带技术

剪切方法：I 形肌贴

图 4.4. 红色 I 形肌贴

提示

仅将肌贴拉伸至髌尖，不得超过该点，否则肌贴会使髌骨向背侧倾斜。如果患者无法忍受髌骨上的无张力肌贴末端，可将其切割成 V 形，并固定在髌骨周围。

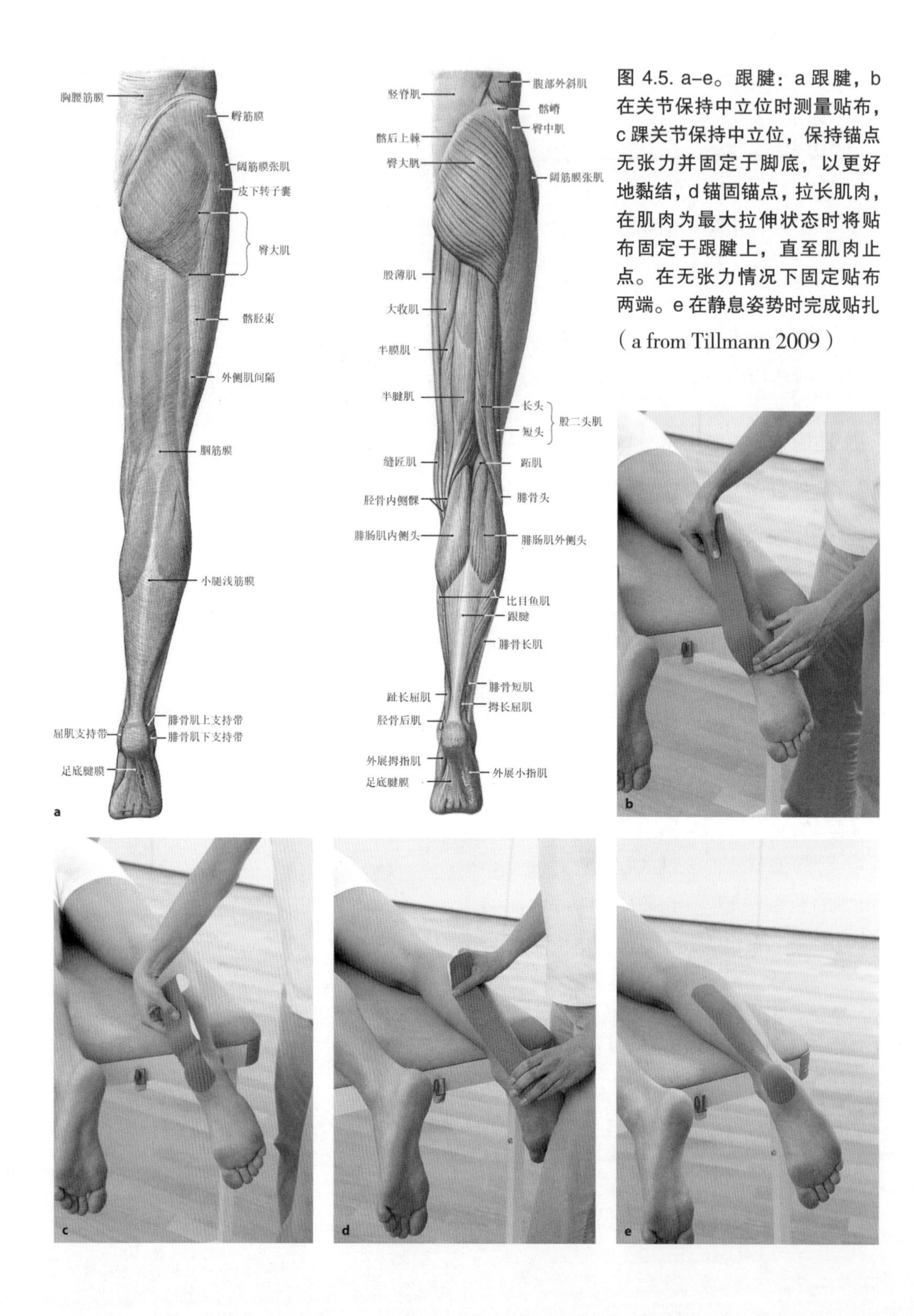

图 4.5. a–e。跟腱：a 跟腱，b 在关节保持中立位时测量贴布，c 踝关节保持中立位，保持锚点无张力并固定于脚底，以更好地黏结，d 锚固锚点，拉长肌肉，在肌肉为最大拉伸状态时将贴布固定于跟腱上，直至肌肉止点。在无张力情况下固定贴布两端。e 在静息姿势时完成贴扎（a from Tillmann 2009）

4.1.3 跟腱

路径

跟腱（图 4.5a）：比目鱼肌和腓肠肌的腱伸展，插入囊下跟骨后表面。

功能

- 跖屈状态下，腓肠肌将力传递至踝关节
- 跖屈，膝关节弯曲

适应证

跟腱负荷过重和拉伸，跟腱痛

贴扎

肌贴测量范围从脚底跟骨至肌腱与腓肠肌的连接处；患者保持俯卧姿势，脚部背伸至最大状态（图 4.5b）。

脚踝保持中立位，在无张力状态下将锚点固定至脚底，便于更好黏结(图 4.5c)。

拉长肌肉并锚固锚点，然后将肌贴拉伸至最大状态并固定至跟腱上，直至肌肉止点。

在无张力状态下固定肌贴两端（图 4.5d）。

图 4.5e 为静息姿势时的贴扎完成图。

备忘录

贴扎：韧带技术

剪切方法：I 形肌贴

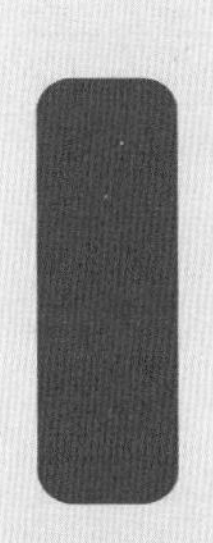

图 4.6. 红色 I 形肌贴

提示

在跟腱的痛点贴一个交叉肌贴。将空间贴扎贴在胸腰椎结合处是有意义的，因为这个区域是支配下肢的自主神经的参考区。

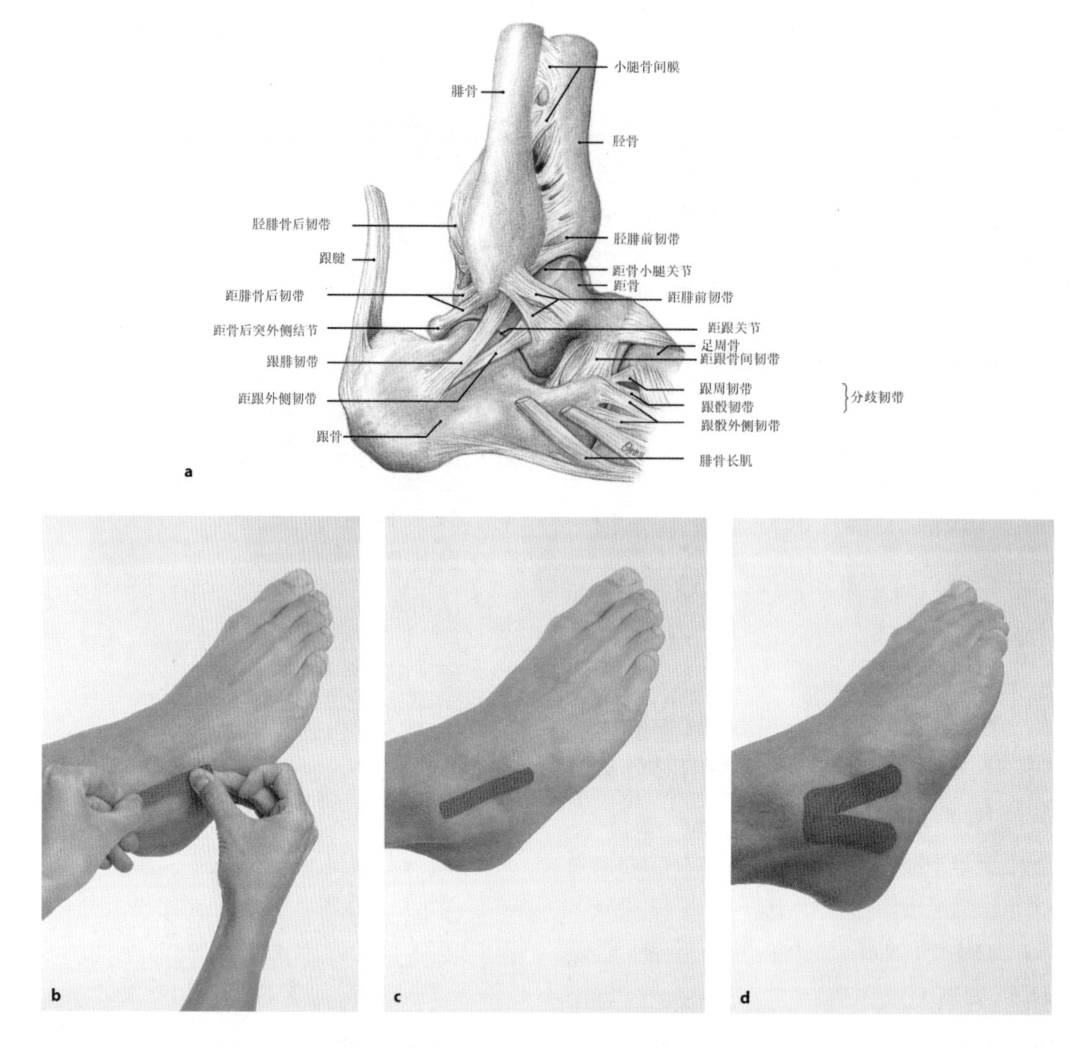

图 4.7. a–d。踝关节外侧副韧带：a 将肌贴拉伸至最大程度并沿其整个长度进行固定，b 前距腓韧带单个条带贴扎完成，c 备选方案：前距腓和跟腓韧带适用的 Y 技术。

（a from Tillmann 2009）

4.1.4 踝关节侧副韧带

路径

前距腓韧带从腓骨延伸至距骨（图 4.7a）

后距腓韧带从腓骨延伸至距骨

跟腓韧带自腓骨延伸至跟骨

功能

支撑踝关节跖屈和背屈

适应证

外侧副韧带负荷过重和拉伸

贴扎

将肌贴拉伸至最大程度并固定于其整个长度上（图 4.7b）。

图 4.7c 为前距腓肌单个条带的贴扎完成图。本次贴扎适用于所述三个韧带。

备选方案：适用于前距腓和跟腓韧带的 Y 技术（图 4.7d）。

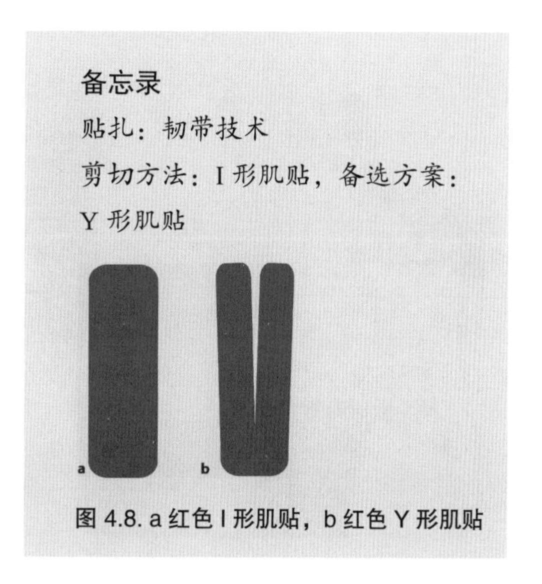

图 4.8. a 红色 I 形肌贴，b 红色 Y 形肌贴

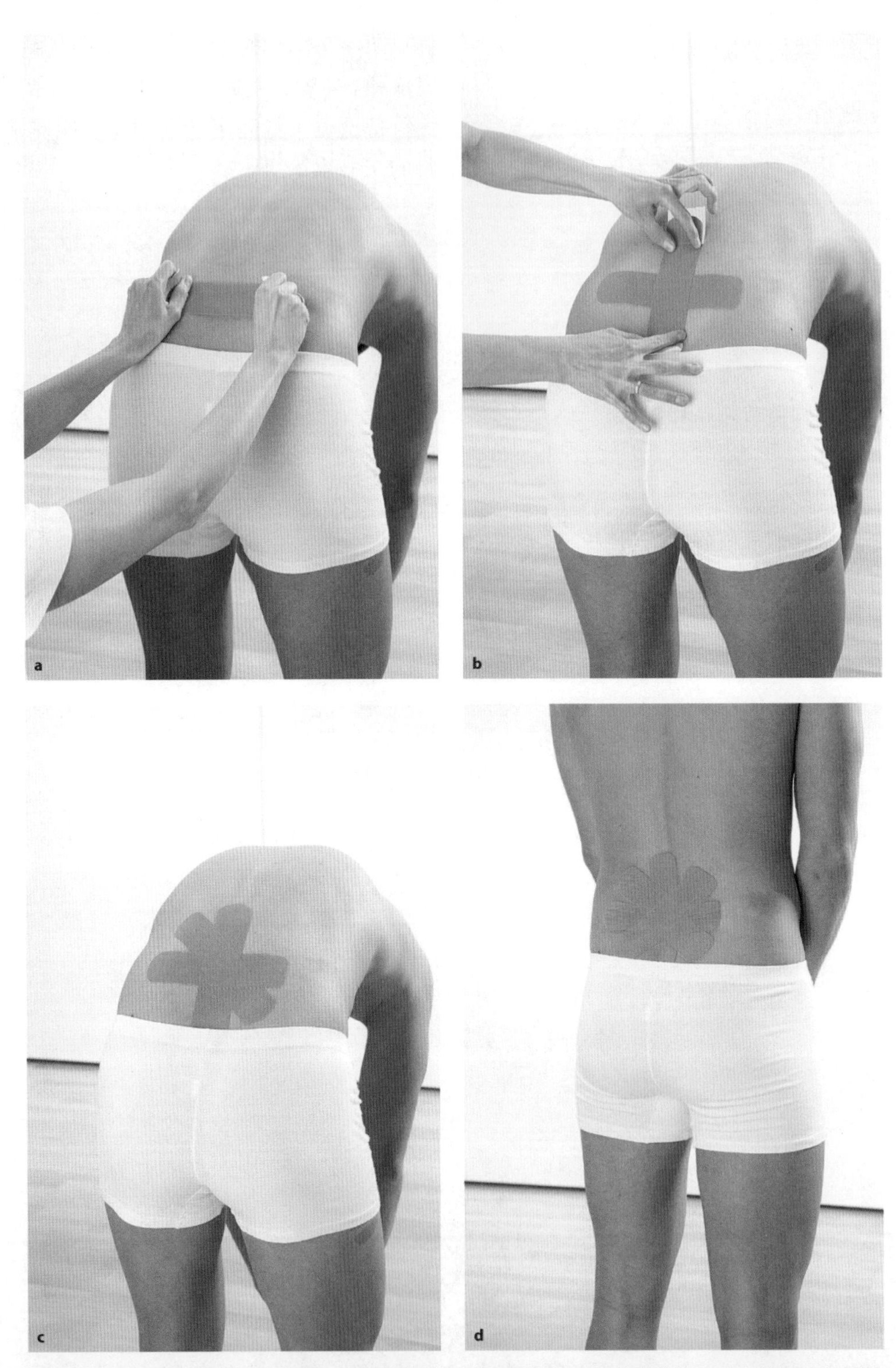

图 4.9. a–d。空间贴扎治疗痛点：a 腰椎弯曲，将肌贴拉伸至最大程度并固定。将第一条肌贴水平贴在腰椎上，痛点置于肌贴中心。在无张力情况下固定肌贴两端，b 沿与第一条肌贴成 90 度方向（即垂直）固定第二条肌贴，c 对角肌贴的贴扎技术方式依然如此，d 完成贴扎

4.2 特殊形式的韧带贴扎：空间贴扎

4.2.1 空间贴扎治疗痛点

空间贴扎是一种特殊形式的韧带贴扎，使用时需固定于痛点和激痛点以缓解疼痛。

使用四条肌贴，每一条大约 15 厘米长。该贴扎方式为星形固定。若存在椎间盘问题，第一条肌贴应与脊柱成直角贴扎，若存在肌肉问题，应与肌肉延伸方向成直角贴扎。

功能

缓解疼痛，提紧组织

贴扎

在以下实例中，空间贴扎的贴扎用于治疗椎间盘问题。

前屈腰椎，将肌贴拉伸至最大程度并固定。

将第一条肌贴纵向水平于腰椎上，保持肌贴中心为痛点。在无张力情况下固定肌贴两端（图 4.9.a）。

沿与第一条条带成 90° 方向固定第二条肌贴（图 4.9b）。

以此贴扎技术贴扎对角线肌贴（图 4.9c）。

图 4.9d 为空间贴扎的贴扎完成图。

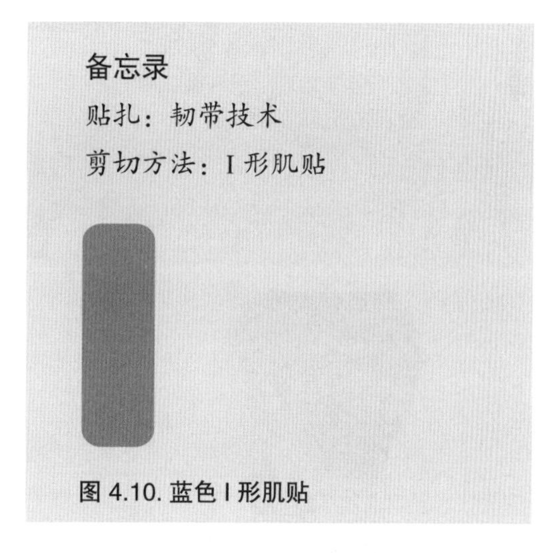

图 4.10. 蓝色 I 形肌贴

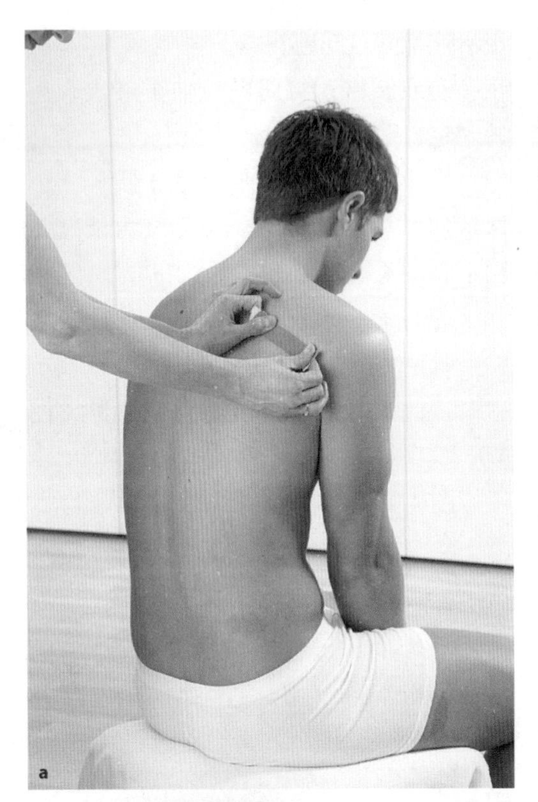

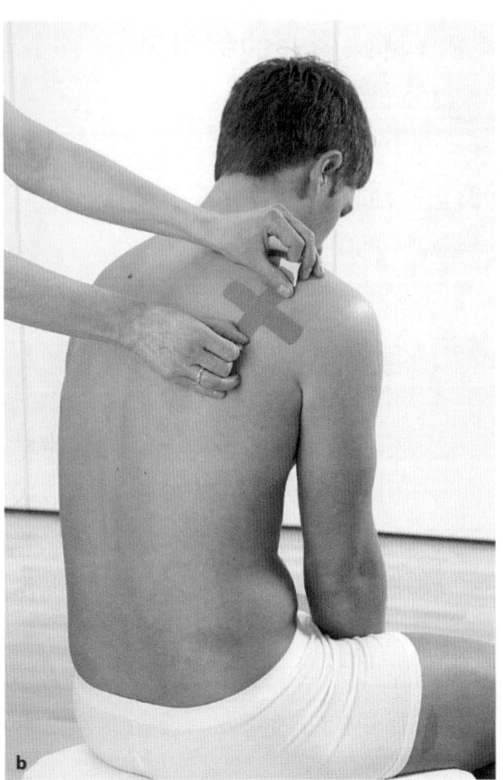

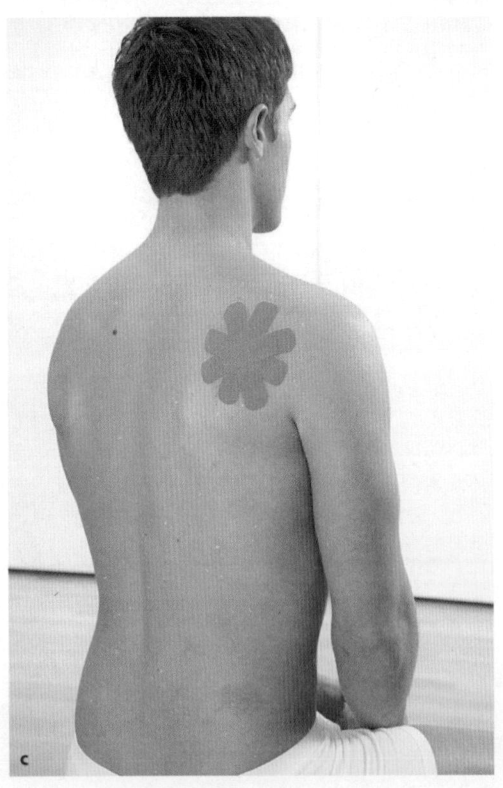

图 4.11. a–c 空间贴扎治疗激痛点：a 肩部向前拉伸，处于伸展状态，将肌贴拉伸至最大程度并固定全长。在无张力情况下固定肌贴两端，b 以此贴扎技术贴扎各肌贴。顺序：水平、垂直、对角，c 完成贴扎

4.2.2 空间贴扎治疗激痛点

与治疗痛点一样，使用 4 条肌贴来治疗激痛点。肌贴宽度与长度与激痛点位置吻合。一般情况下，肌贴宽度减半。

功能

缓解疼痛，提紧组织

贴扎

在以下实例中，空间贴扎的贴扎用于治疗冈下肌问题。

保持肩部处于伸展姿势。将肌贴拉伸至最大程度并沿其整个长度固定。在无张力情况下固定肌贴两端（图 4.11a）。以此贴扎技术贴扎各肌贴。贴扎顺序：水平、垂直、对角（图 4.11b）。

图 4.11c 为贴扎完成图。

备忘录

贴扎：韧带技术

剪切方法：宽度减半的 I 形肌贴

图 4.12. 蓝色 I 形肌贴

5 矫正贴扎

5

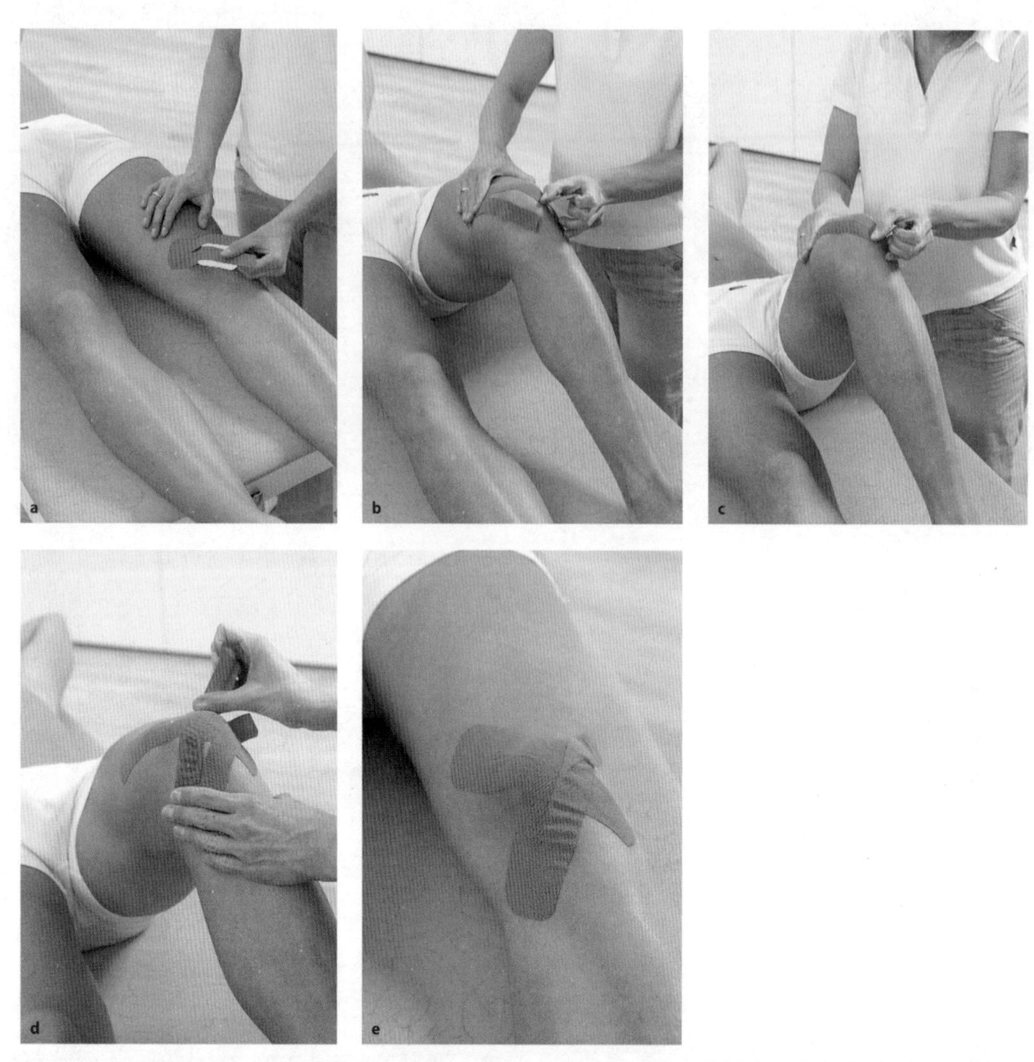

图 5.1a–e。髌骨矫正：a–c 贴扎第 1 部分。a 膝关节处于中立位。将锚点固定于内侧近端。沿矫正方向将肌贴两尾端置于皮肤上，b 在皮肤移位至最大程度时贴扎肌贴。患者将膝关节缓缓地从中立位移动至弯曲姿势。移动过程中，保持上部肌贴尾端拉伸至最大程度并固定于髌骨上，直至其侧边缘。在膝关节弯曲至最大程度时，在无张力情况下固定肌贴端部，c 再次使膝关节保持中立位。以与肌贴尾端 1 相同的方式固定肌贴尾端 2。d–e 贴扎第 2 部分。d 膝关节处于中立位。将锚点固定于内侧远端。移动过程中，将上部肌贴尾端拉伸至最大状态并固定于髌骨上，直至其侧边缘，如前面肌贴一样。在膝关节弯曲至最大程度时，在无张力情况下固定下部肌贴尾端，e 完成矫正贴扎

5.1 功能矫正

5.1.1 髌骨矫正

矫正

在以下实例中，髌骨偏移。通过功能矫正可调节髌骨接近正中正常位，从而为整体较弱的股内侧肌提供支持。

锚点

- 锚点 1：股内侧肌内侧近端
- 锚点 2：鹅足区内侧近端

贴扎

- 肌贴第 1 部分：两条肌贴的测量范围从髌骨斜上方股骨内髁至膝关节伸展时的髌骨外侧边缘。保持膝关节为中立位，将锚点固定于股内侧肌内侧近端，然后沿待矫正方向将两条肌贴尾端置于皮肤上（图 5.1a）。

  将皮肤移位至最大程度，用手贴牢肌贴，患者缓缓地将膝关节从中立位移动至屈曲姿势。移动过程中，保持上部肌贴尾端拉伸至最大程度并固定于髌骨上，直至其侧边缘。在膝关节弯曲至最大程度时，在无张力情况下固定肌贴末端（图 5.1b）。

  再次保持膝关节为中立位，并以与第一条肌贴尾端相同的方式将第二条肌贴尾端固定于稍微偏移的髌骨上（图 5.1c）。
- 贴扎第 2 部分：保持膝关节为中立位，并将锚点固定于鹅足部位内侧远端。保持上部肌贴尾端在最大张力情况下固定于髌骨上，直至其侧边缘，同时保持膝关节为弯曲姿势，如前面肌贴一样。在膝关节弯曲至最大程度时，在无张力情况下固定下部肌贴尾端（图 5.1d）。

  图 5.1e 为贴扎完成图。

备忘录

贴扎：功能矫正技术

剪切方法：Y 形肌贴

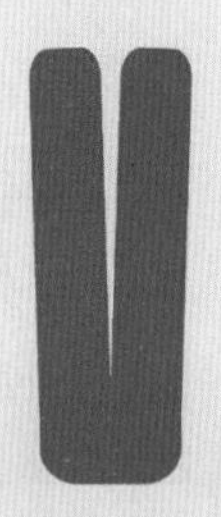

图 5.2. 红色 Y 形肌贴

提示

为确保膝关节在最大范围内自由运动，应对肌贴尾端拉动方向上的皮肤进行大量移位。

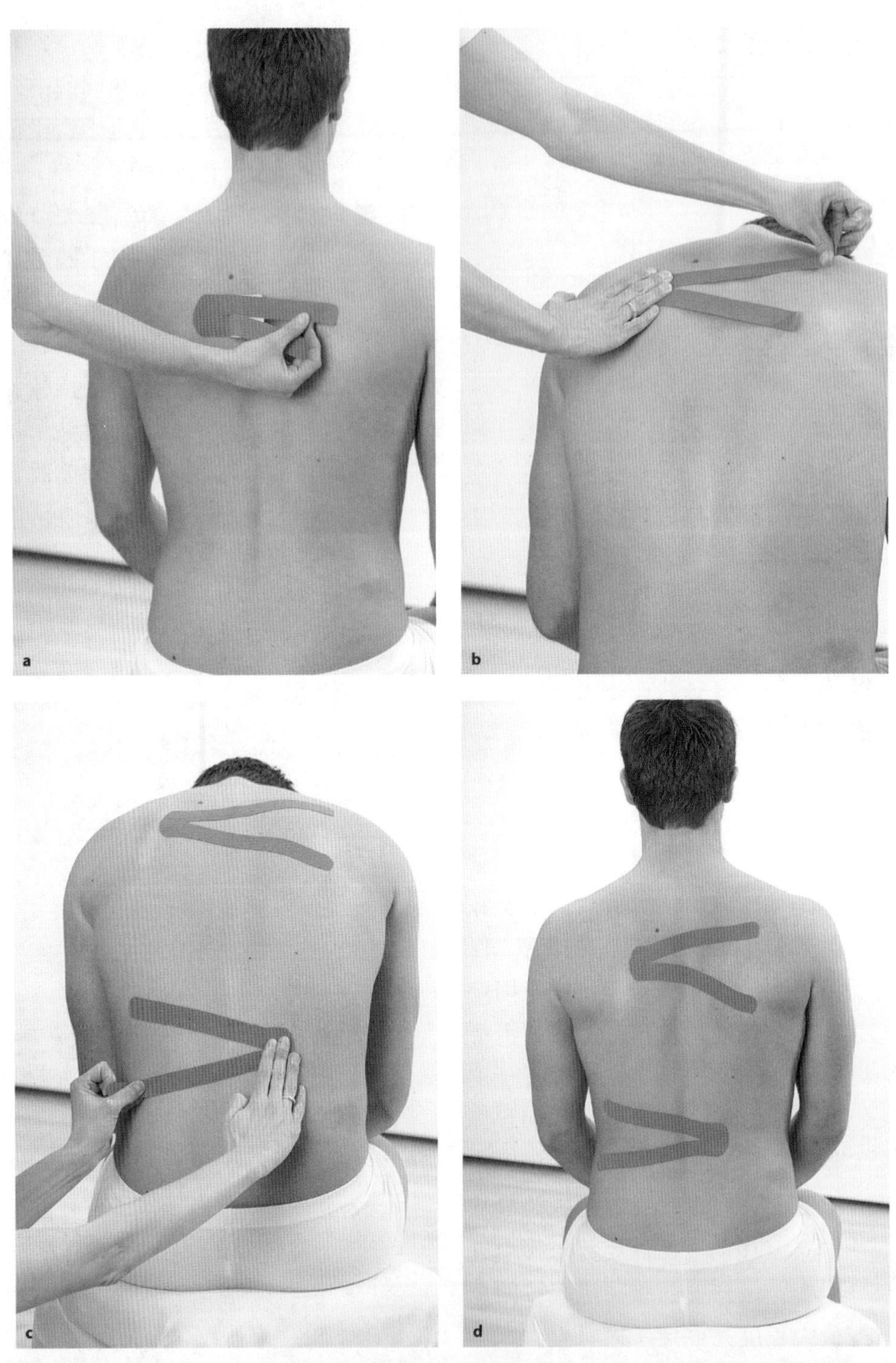

图 5.3 a–d。脊柱侧凸：a 将锚点侧向固定于胸椎左侧。沿矫正方向将肌贴尾端置于皮肤上，b 上身向前弯曲。对肌贴尾端拉动方向的皮肤进行高度移位，并锚固胸椎部的肌贴。保持胸椎弯曲姿势，先后将肌贴两尾端固定于胸椎上。在无张力情况下固定两端，c 将锚点侧向固定于腰椎右侧，并对肌贴尾端拉动方向的皮肤进行高度移位，同时锚固锚点。保持腰椎弯曲姿势，先后将肌贴两尾端固定于腰椎上。在无张力情况下固定两端，d 完成脊柱侧凸贴扎

5.1.2 脊柱侧凸

脊柱侧凸情况下的脊柱无法完全直立。

脊柱侧向弯曲，同时椎骨旋转。为了保持平衡，脊柱会形成几条相互补偿的相反曲线。

对于 80% 的脊柱侧凸，这是一种原因未知的生长性畸形（特发性脊柱侧凸）。而其余 20% 则是由椎骨弯曲、腿长不一致、神经和肌肉疾病、骨代谢、结缔组织疾病和严重疤痕形成引起，例如胸部手术、事故或肿瘤术后。

本实例中，功能矫正适用于 Cobb 角小于 15°（根据 John Robert Cobb 确定弯曲角度）的无旋转脊柱侧凸错位症状。

Cobb 角超过 20° 的进行型脊柱侧凸必须单独用肌内效贴扎贴扎治疗，必要时，也可结合使用脊椎支架。

矫正

本实例中，向右弯曲的胸椎可通过向左功能矫正贴扎方式进行矫正，并以相同的贴扎方式向右矫正弯曲的腰椎。

锚点

- 锚点 1：左侧胸椎
- 锚点 2：右侧腰椎

贴扎

- 贴扎第 1 部分：通常肌贴长 15–20 厘米就足够了。将锚点侧向固定于胸椎左侧。沿待矫正方向将肌贴两尾端置于皮肤上（图 5.3a）。要求患者向前弯曲。对肌贴尾端拉动方向的皮肤进行高度移位，并锚固胸椎部的肌贴。患者向前弯曲，先后将肌贴两尾端固定于胸椎上。在无张力情况下固定肌贴两端（图 5.3b）。
- 贴扎第 2 部分：对肌贴两尾端拉伸方向的皮肤进行高度移位，同时将锚点侧向锚固至腰椎右侧。患者向前弯曲，先后将肌贴两尾端固定于腰椎上。在无张力情况下固定肌贴两端（图 5.3c）。

图 5.3d 为脊柱侧凸贴扎完成图。

备忘录

贴扎：功能矫正技术

剪切方法：Y 形肌贴

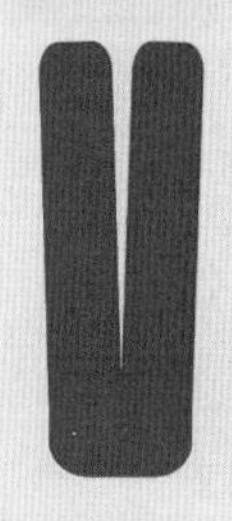

图 5.4. 红色 Y 形肌贴

提示

由于错位，通常会使肌肉受到非生理性紧张。因此，这一贴扎方式通常会结合肌肉贴扎进行（见特定适应证脊柱侧凸贴扎第 6.2.3 章）。

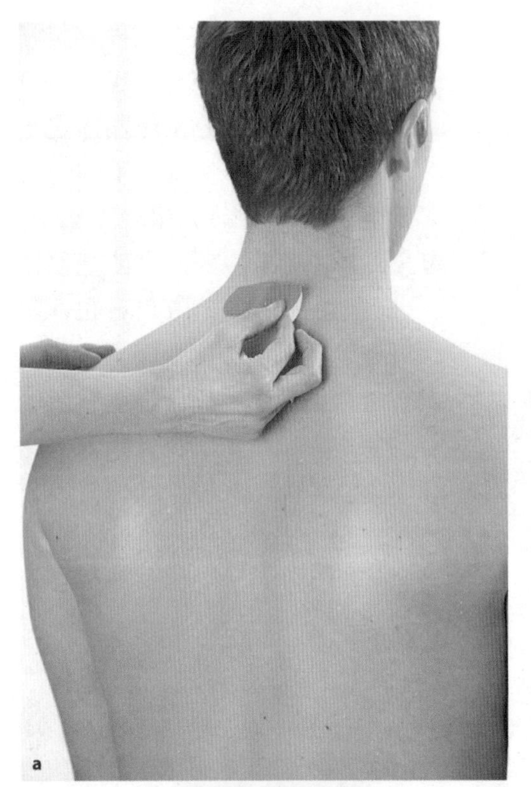

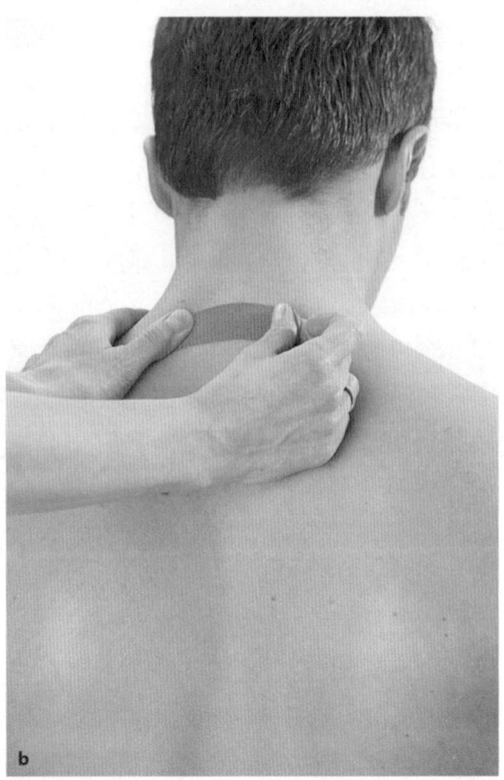

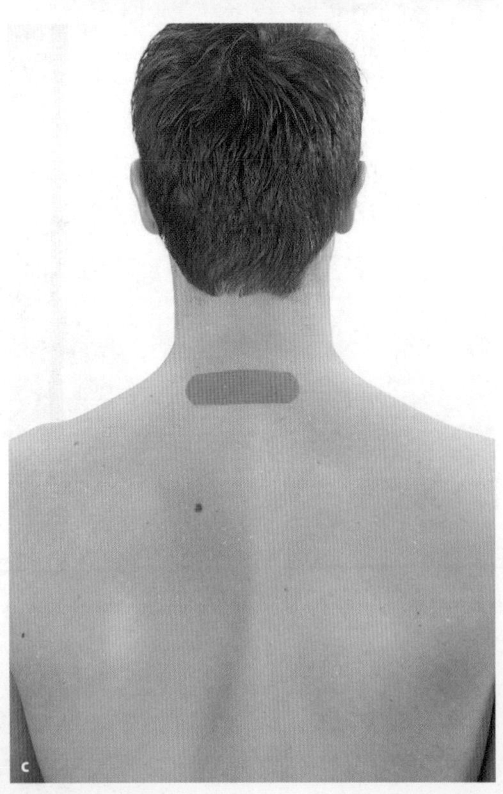

图 5.5 a–c。棘突矫正：a 将锚点固定于靠近 C7 棘突的左侧，b 向前弯曲头部。沿拉动方向高度移位皮肤并固定肌贴。将肌贴拉伸至最大状态并固定至 C7 棘突上，仅在 C7 上施加张力。将肌贴紧紧固定于棘突后，c 完成棘突矫正

5.1.3 棘突矫正

矫正

通常在医师或理疗师先对颈椎进行活动或处理后，再开始棘突矫正。肌内效肌贴有助于支持治疗结果和延长疗效。

本实例中，对C7棘突右旋进行了矫正。

锚点

侧向靠近C7左侧

贴扎

将基底固定于靠近C7椎骨棘突的左侧（图5.5a）。

头部向前弯曲。对拉力指向方向的皮肤进行高度移位，同时保持肌贴在最大张力情况下固定于C7棘突上。张力仅略微超过C7椎骨即可。将肌贴紧紧固定于棘突后面（图5.5b）。

图5.5c为棘突矫正的贴扎完成图。

备忘录

贴扎：功能矫正技术

剪切方法：I形肌贴

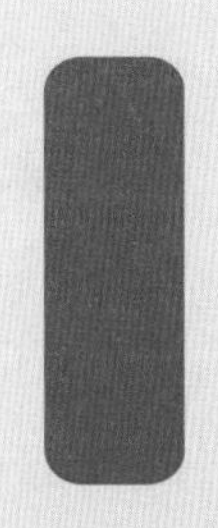

图5.6. 红色I形肌贴

提示

C7棘突通常会因肩颈部肌肉的紧张而移位。因此，可结合使用矫正技术和肌肉贴扎对横斜肌和小菱形肌进行治疗。

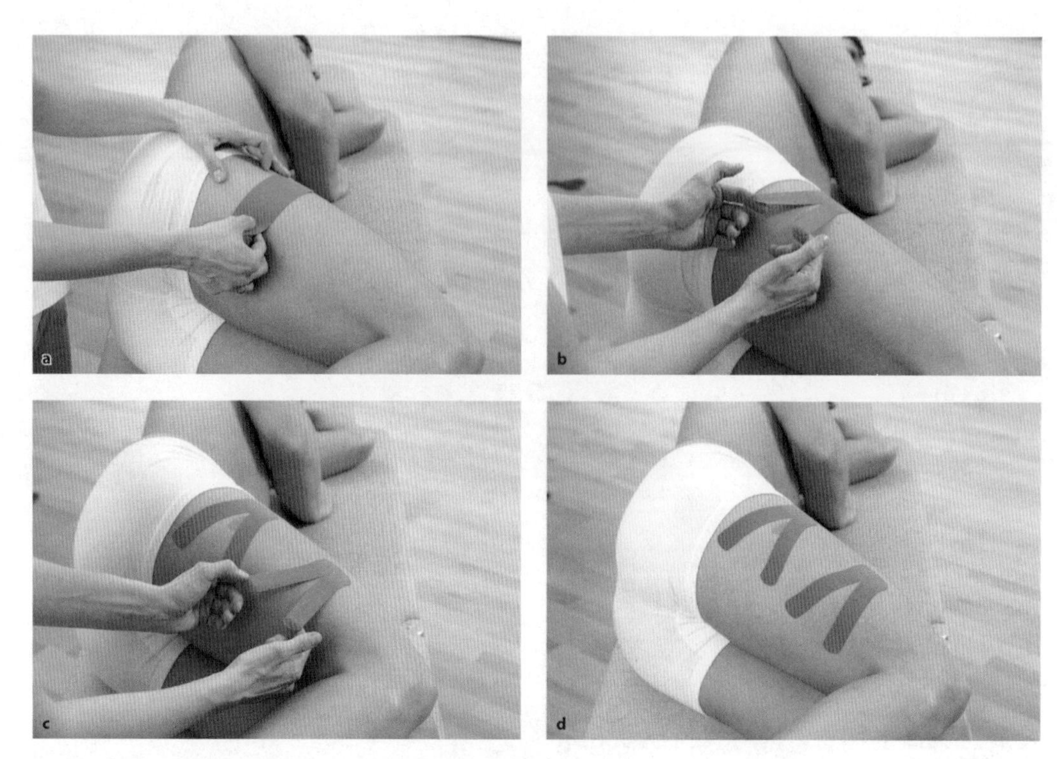

图 5.7 a–d。髂胫束筋膜矫正：a 保持大腿为静息姿势。根据肌肉宽度测量肌贴，b 固定锚点。以肌肉纤维横截面为矫正方向，将肌贴尾端置于皮肤上。痛点位于肌贴两尾端之间，c 沿矫正方向有节奏地拉伸肌贴两尾端，并在皮肤达到所需移位程度后对其进行固定。在无张力情况下固定两尾端，d 完成筋膜矫正

5.2 筋膜矫正

5.2.1 髂胫束筋膜矫正

矫正

以下实例说明通过筋膜矫正可使髂胫束肌筋膜黏结松弛。

锚点

为使患病组织向健康区域移动，需与健康方向相反将肌贴贴扎至痛点前方。本实例中，将锚点置于髂胫束腹侧，沿横切肌纤维路径，使组织向未患病区域移动。

贴扎

大腿处于静息姿势。肌贴长度与肌肉宽度一致（图 5.7a）。将锚点固定于痛点前方。沿横切肌肉纤维路径的矫正方向，将肌贴两尾端置于皮肤上。痛点位于肌贴两尾端之间（图 5.7b）。沿矫正方向有节奏地拉伸肌贴，并在皮肤达到可能最大限度的移位时固定在皮肤上。在无张力情况下固定两端（图 5.7c）。

图 5.7d 为髂胫束筋膜矫正贴扎完成图。

备忘录

贴扎：筋膜矫正

剪切方法：Y 形肌贴

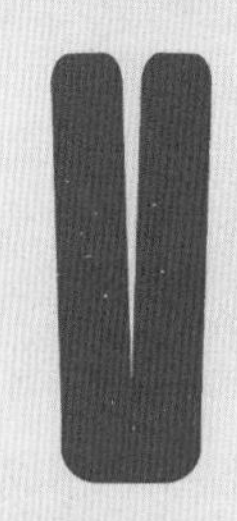

图 5.8. 红色 Y 形肌贴

提示

手动测试筋膜在各个方向的可移位性，以确定锚点最佳位置。为使筋膜更易放松，应朝向健康组织进行矫正。根据诊断结果，还可沿相反方向固定肌贴。

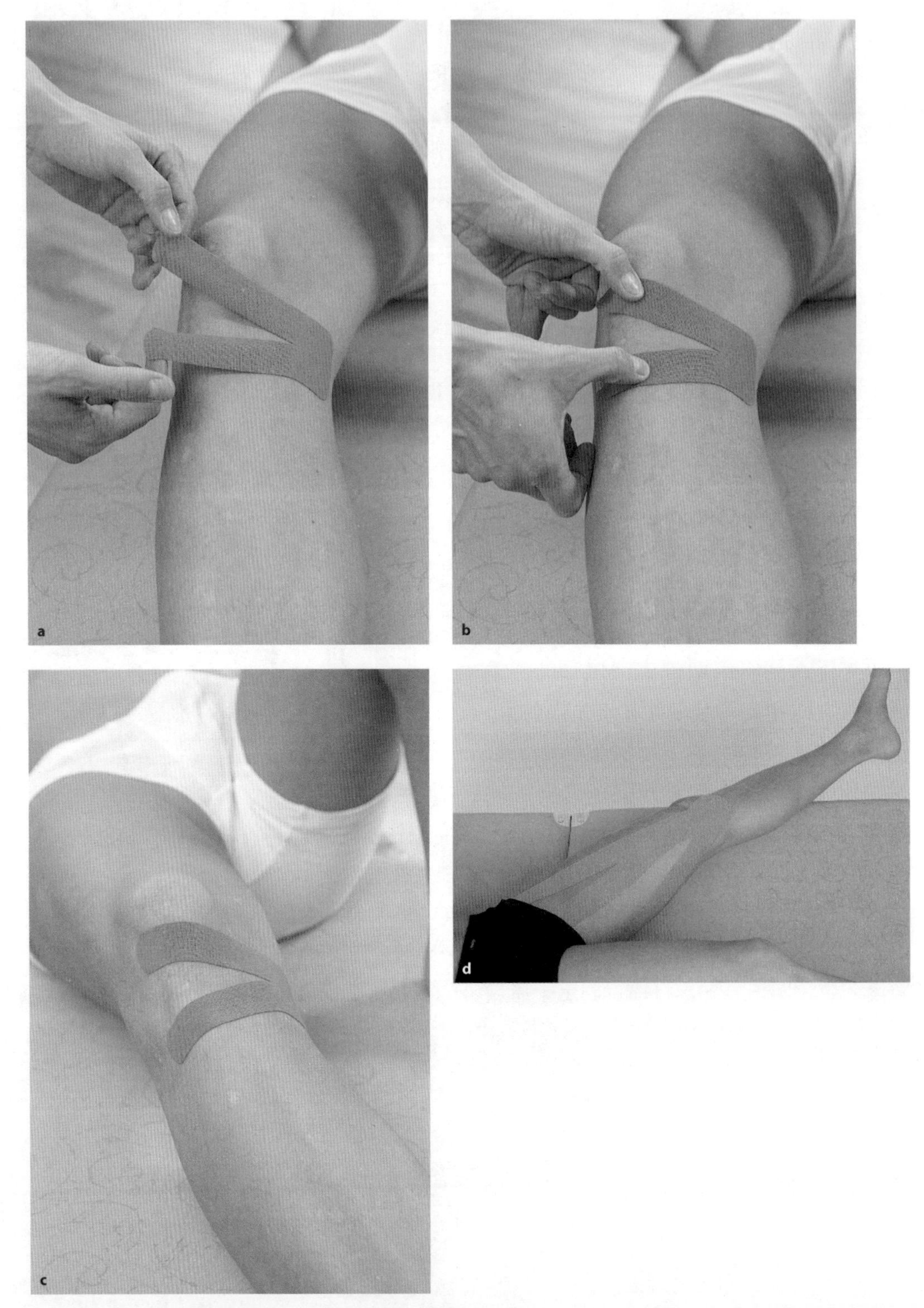

图 5.9 a–d。浅表鹅足区炎症：a 膝关节处于略微弯曲姿势。锚点位于痛点前，b 筋膜技术：横切肌肉纤维路径，c 完成筋膜矫正，d 肌肉贴扎：可降低缝匠肌、股薄肌和半腱肌肌张力的三种肌肉贴扎

5.2.2 浅表鹅足区炎症

矫正

浅表鹅足区炎症可能是由结合部位肌肉的负荷过重引起。

通过对鹅足区筋膜矫正缓解病情。

锚点

贴扎固定于痛点前方。本实例中，可将锚点侧向固定于鹅足，沿健康区域方向向内侧移动组织。

贴扎

微曲膝关节。肌贴长度与鹅足宽度一致。将锚点固定于痛点前方（图 5.9a）。有节奏地拉伸肌贴，并沿横切肌纤维路径的矫正方向将肌贴固定于皮肤上。无张力情况下固定两端（图 5.9b）。图 5.9c 为鹅足筋膜矫正贴扎完成图。

结合肌肉贴扎

为了达到最佳缓解效果，筋膜矫正可与针对以下肌肉进行的可降低肌张力的肌肉贴扎结合实施：缝匠肌、股薄肌和半腱肌（图 5.9d）。

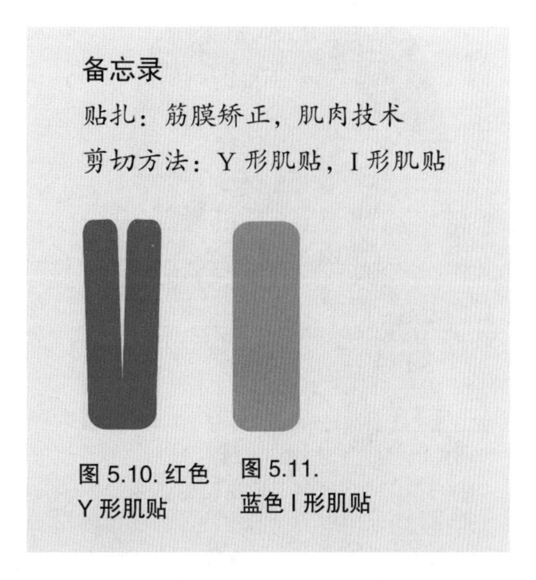

备忘录

贴扎：筋膜矫正，肌肉技术

剪切方法：Y 形肌贴，I 形肌贴

图 5.10. 红色 Y 形肌贴

图 5.11. 蓝色 I 形肌贴

提示

贴扎空间肌贴还可缓解浅鹅足疼痛（第 4.2.1 章）。

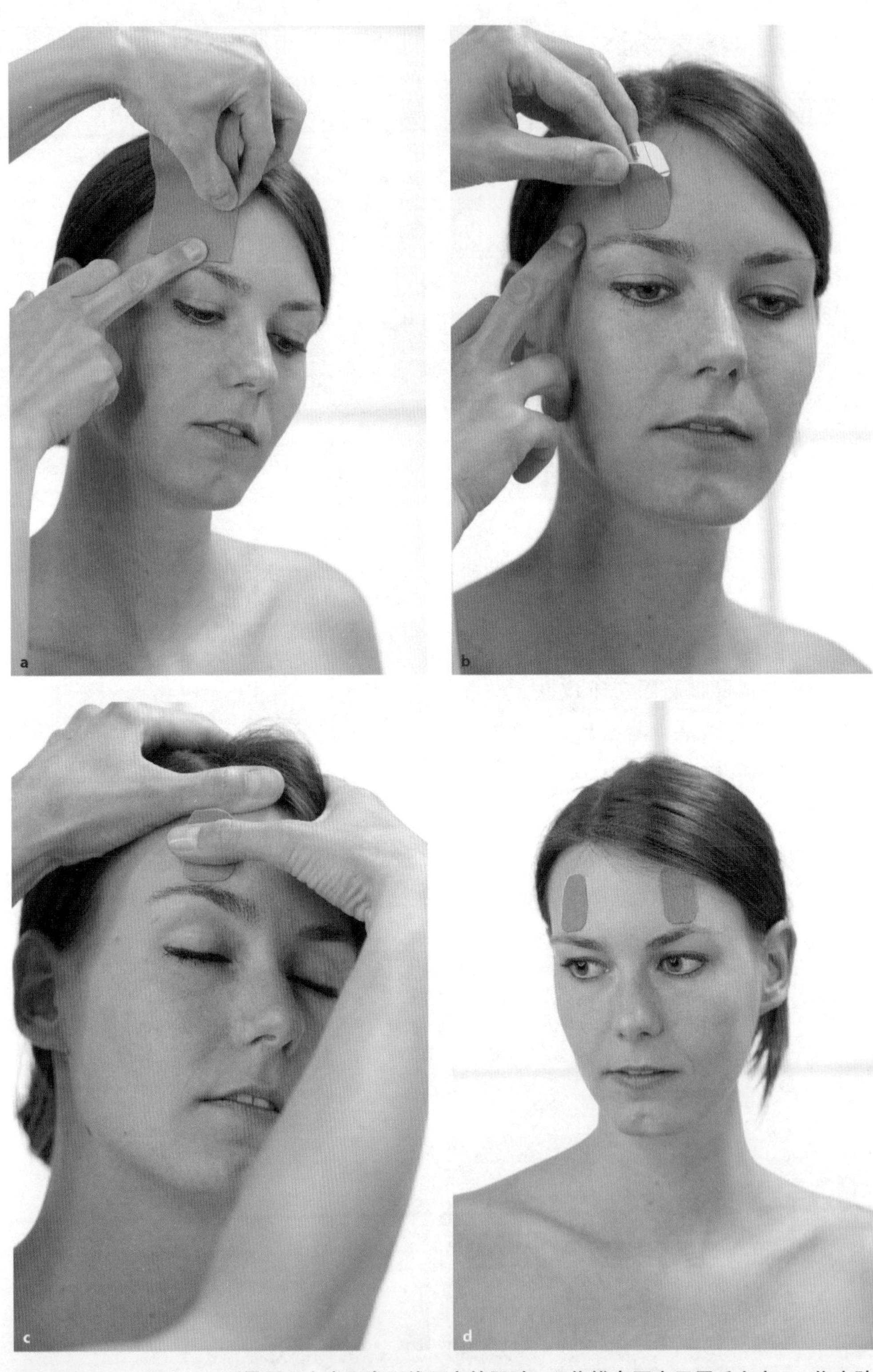

图 5.12 a–d。额痛：a 测量眉毛上方至发际线下方的肌贴，b 将锚点固定于眉毛上方，c 将皮肤手动移向发际线；前额筋膜矫正；向颅侧拉动筋膜，d 完成筋膜矫正

5.2.3 额痛

矫正

引起额痛的一个原因可能是额窦炎。筋膜矫正有助于前额筋膜减压。

锚点

本实例中，锚点位于眉毛上方，以使前额筋膜向颅侧健康区域移动。

贴扎

肌贴测量范围从眉毛上方至发际线下方，然后减半（图 5.12a）。将锚点锚固于眉毛上方，并将剩余背衬纸从肌贴上撕掉（图 5.12b）。以手动方式将皮肤移至发际线下方，同时在无张力且无节奏性拉动的情况下固定肌贴。前额筋膜向颅侧拉动（图 5.12c）。为了达到前额筋膜最大减压状态，前额两侧均贴扎肌贴。

图 5.12d 为前额筋膜矫正贴扎完成图。

备忘录

贴扎：筋膜矫正

剪切方法：I 形肌贴

图 5.13. 蓝色 I 形肌贴

提示

手动测试筋膜向颅侧的可移位性，以确定锚点最佳位置。

为了保证肌贴张力均匀和避免对面部造成任何强烈刺激，必须要确保在无张力情况下固定肌贴。

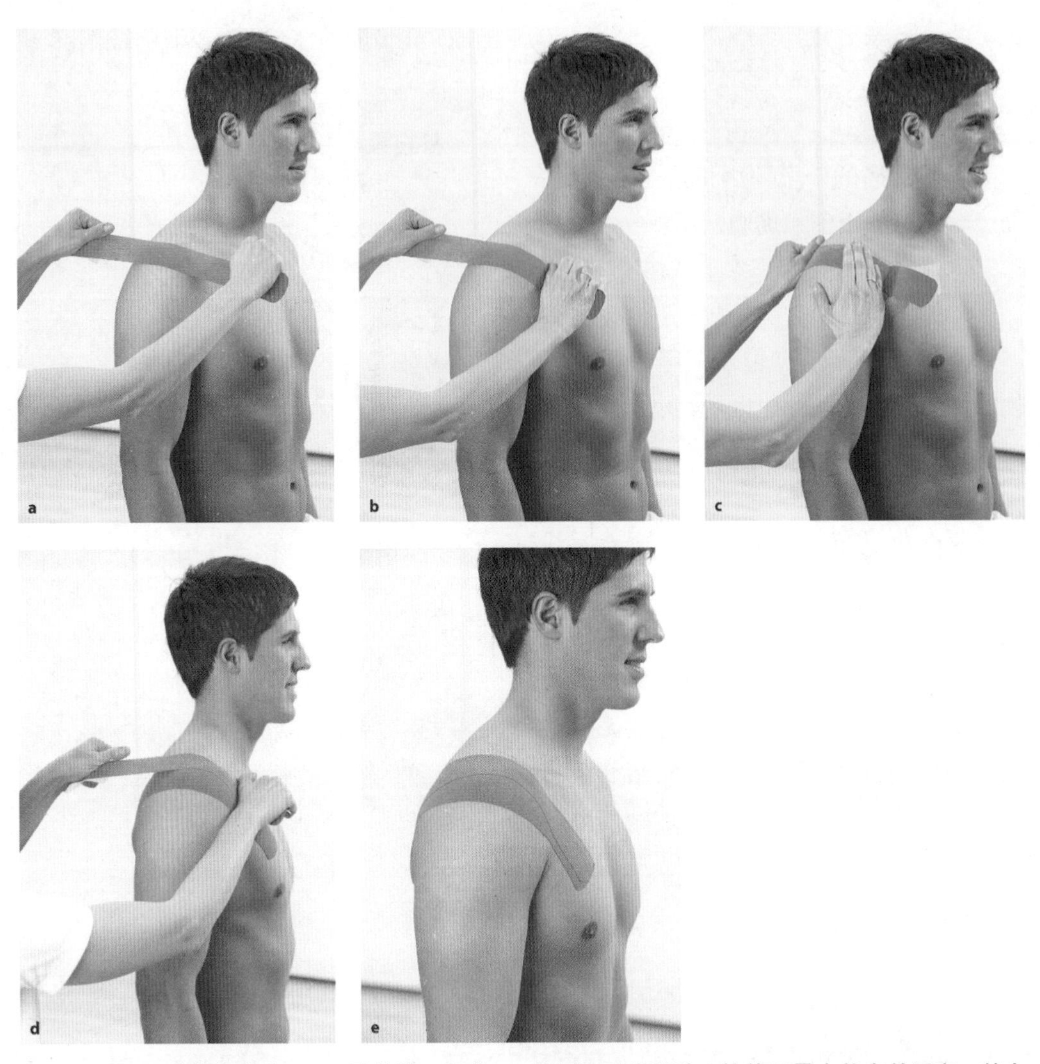

图 5.14 a–e。肩前部失稳：a–c 贴扎第 1 部分。a 使用双手将肌贴 1 拉伸至最大状态并固定，其中保持 1/3 在肩峰上方和 2/3 在肩峰下方，b–c 先固定腹侧锚点，然后通过手动矫正肱骨头和使用肌贴矫正的筋膜矫正来固定第二条肌贴末端。d–e 贴扎第 2 部分。d 保持肌贴 2 为最大拉伸状态并固定于 AC 关节上。先固定腹侧锚点，然后通过手动矫直躯干和使用肌贴进行的筋膜矫正固定第二条肌贴末端，e 完成筋膜矫正

5.2.4 肩前部失稳

本肌贴贴扎中，结合了两种矫正技术：对肱骨头进行的功能矫正、筋膜矫正。

特点：使用贴扎方式与功能矫正一样的两条单独条带进行的I形肌贴贴扎。但由于治疗师对肱骨头进行了手动矫正，所以基底向背侧移位。

矫正

通过筋膜矫正沿背侧方向对肱骨头进行矫正。

锚点

与其他从锚点开始贴扎的方式不同，该肌贴中间部分侧向固定于肩峰上，然后再将锚点锚固于腹侧

贴扎

- 贴扎第1部分：患者尽可能直立。两条肌贴的测量范围从肩峰上的腹侧腋褶至背侧腋褶。用两只手将肌贴1拉伸至最大程度并定位，其中保持1/3位于肩峰上方，2/3位于肩峰下方，但仅对肌贴中间部分进行锚固（图5.14a）。先锚固腹侧锚点。然后通过手动矫正肱骨头以及使用肌贴进行额外的筋膜矫正，来锚固背侧锚点。在手臂伸展情况下固定无张力的腹侧肌贴末端，并在手臂弯曲的情况下固定背侧肌贴末端（图5.14b–c）。
- 贴扎第2部分：将肌贴2拉伸至最大状态并置于肩锁关节（AC关节）上，但仅锚固肌贴中间部分。和肌贴1贴扎方式一样，先锚固腹侧锚点，然后通过手动矫直躯干以及使用肌贴进行的额外筋膜矫正，来锚固背侧锚点。在手臂伸展情况下固定无张力的腹侧肌贴末端，并在手臂弯曲的情况下固定背侧肌贴末端（图5.14d）。图5.14e为肱骨头功能矫正和筋膜矫正的贴扎完成图。

备忘录

贴扎：筋膜矫正

剪切方法：I形肌贴

图5.15. 红色I形肌贴

提示

为防止关节受压和肌贴过早脱落，仅固定于肱骨周围的肌贴拉伸至最大状态。

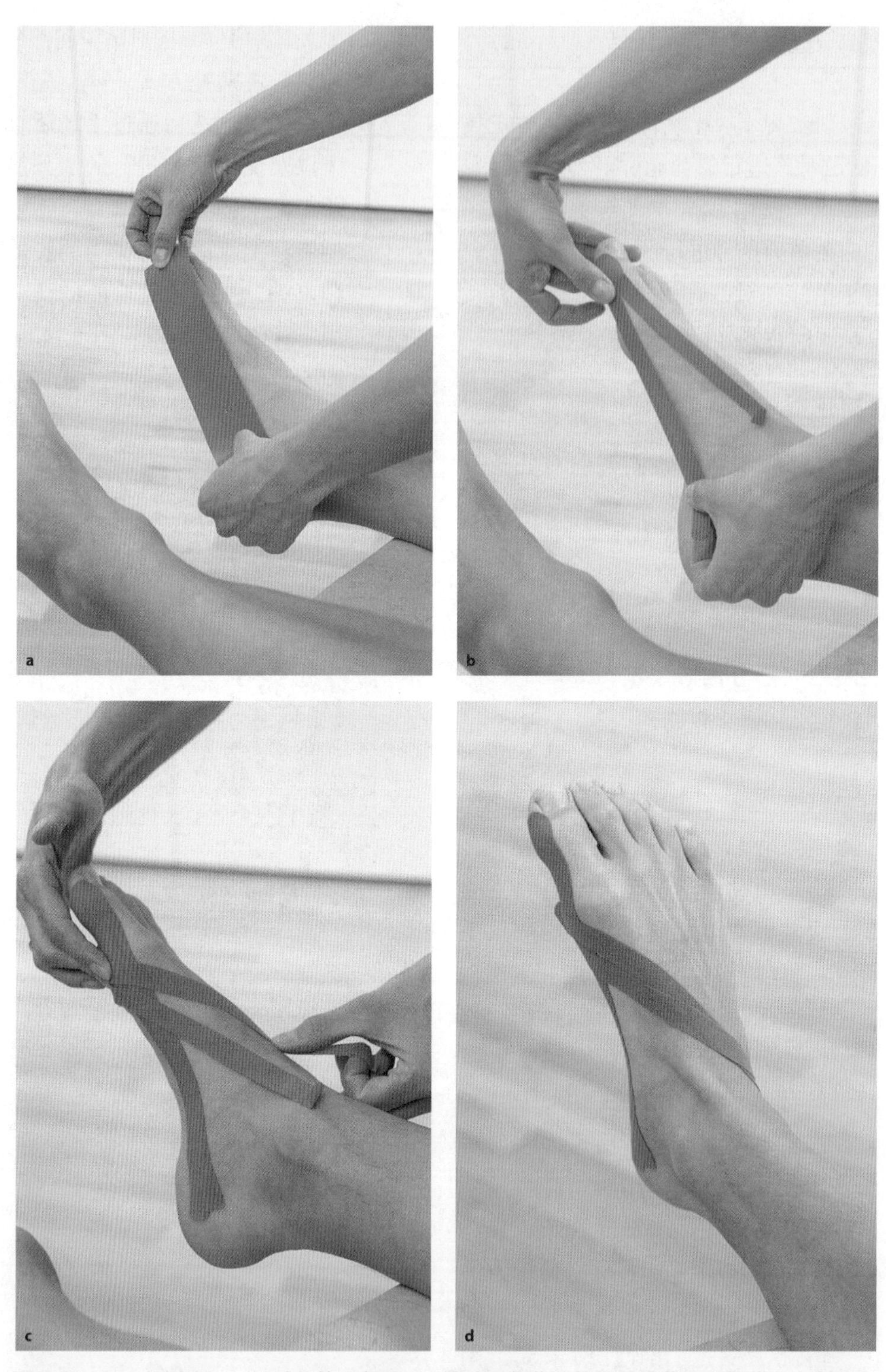

图 5.16 a–d。拇外翻：a–b 贴扎第 1 部分。a 肌贴测量范围从跖趾关节至跟骨前，b 将肌贴 1 锚点锚固于远节指骨。调整大脚趾位置，以矫正其位置。筋膜向脚后跟矫正。使用相同技术固定 Y 形肌贴尾端。c–d 贴扎第 2 部分。C 将肌贴 2 锚点锚固于跖趾关节下方。调整跖趾关节，以矫正其位置。在脚背上进行筋膜矫正，d 完成筋膜矫正

5.2.5 拇外翻

矫正

在以下实例中，大脚趾在内收和伸展时发生错位。

通过筋膜矫正会使关节在大脚趾（跖趾关节）外展和弯曲时得到减压和矫正。

本次贴扎还结合了功能矫正与筋膜矫正。

锚点

- 锚点 1：在远节指骨上
- 锚点 2：在跖趾关节下方

贴扎

- 贴扎第 1 部分：脚部处于静息姿势。肌贴测量范围从大脚趾远节指骨至跟骨前。沿肌贴长度将肌贴切半，每一半均切割成 Y 形（图 5.16a）。将肌贴 1 锚点侧向固定于远节指骨上。Y 形肌贴的第一条肌贴尾端沿脚部内缘固定，同时在外展时对大脚趾进行手动矫正，并使用肌贴进行筋膜矫正。在无张力情况下固定肌贴末端。使用相同技术将 Y 形肌贴第二条肌贴尾端固定于第一条肌贴尾端，稍微偏移。在无张力状况下固定肌贴末端 5.16b）。
- 贴扎第 2 部分：将肌贴 2 锚点锚固于跖趾关节下方。然后手动弯曲跖趾关节。将第一条肌贴尾端固定于足背上，同时进行筋膜矫正。在无张力状况下固定肌贴末端。使用相同技术将 Y 形肌贴第二条肌贴尾端固定于第一条肌贴尾端，稍微偏移。在无张力状况下固定肌贴末端。图 5.16d 为拇指外翻筋膜矫正的贴扎完成图。

备忘录

贴扎：筋膜矫正

剪切方法：Y 形肌贴

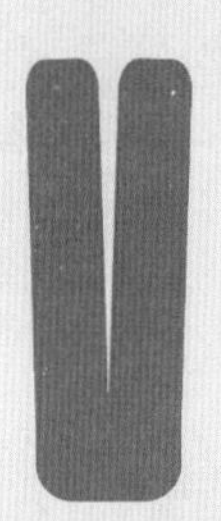

图 5.17. 红色 Y 形肌贴

提示

大脚趾过度矫正可能会导致近端关节疼痛。因此最好循序渐进地进行矫正。

6 针对特定适应证贴扎

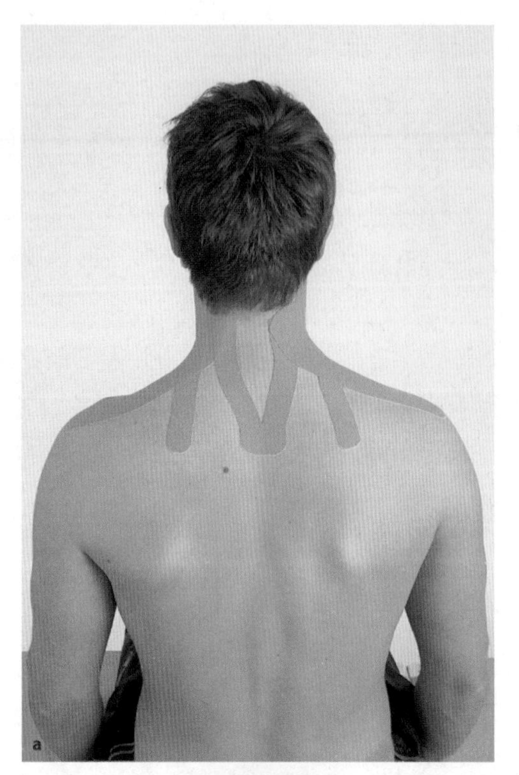

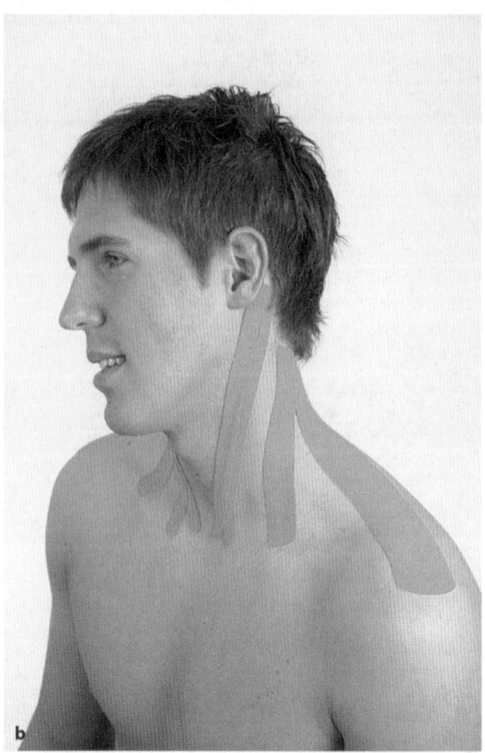

6

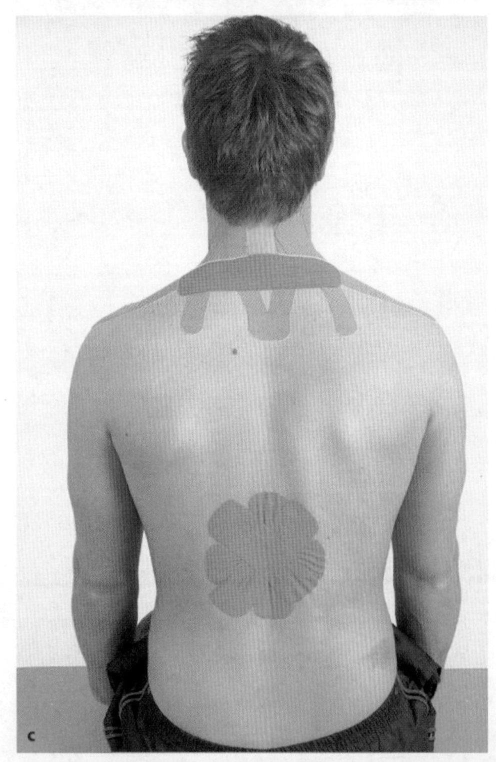

图 6.1 a–c。耳鸣：a 可降低头半棘肌、肩胛提肌和上斜方肌肌张力的贴扎，b 可降低侧胸锁乳突肌和前斜角肌肌张力的贴扎，c C7 棘突韧带贴扎和 T12 空间贴扎

6.1 头部

6.1.1 耳鸣

定义

耳鸣表现为耳中一直有或间歇性有音调或噪音。

导致耳鸣的原因多种多样，通常由其他疾病导致。

可能的原因包括噪音大、耳部感染、大脑信号处理错误以及心理压力。

它被认为是导致内耳血液循环发生变化的各种因素相互作用的结果。

颈部肌肉组织经常发生的伴随性肌张力，可通过肌内效贴扎疗法治疗。

目的

可通过对颈部肌肉组织进行各种贴扎来减轻这些结构的张力。

贴扎

以下肌肉可采用减轻肌张力的肌肉贴扎进行治疗（图 6.1 a–b）：

- 头半棘肌
- 肩胛提肌
- 斜方肌上部
- 侧胸锁乳突肌
- 前斜角肌

为防止患者出现不对称感觉，即使为单侧耳鸣，也应对颈部肌肉组织双侧进行贴扎。

此外，治疗结缔组织按摩头部区域采用经皮内脏反射弧双韧带贴扎方式进行治疗。皮肤刺激通过交感神经传出路径在脊柱中传递，以提高整个身体的效率，并加快化学分解过程（图 6.1c）：

- 棘突
- T12 使用空间贴扎

备忘录

贴扎：肌肉技术、韧带技术

剪切方法：I 形和 Y 形肌贴

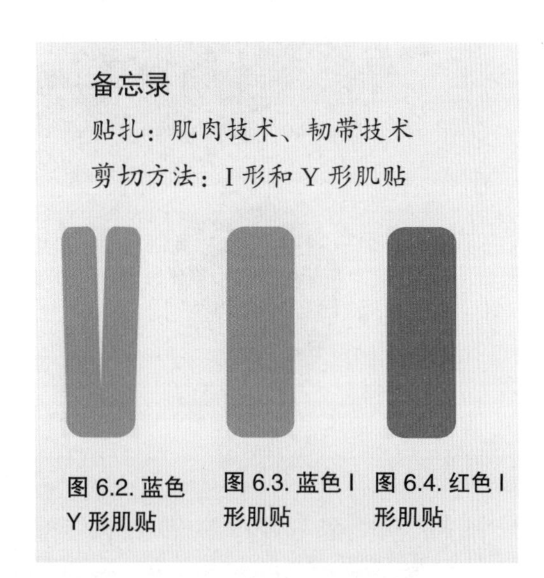

图 6.2. 蓝色 Y 形肌贴　图 6.3. 蓝色 I 形肌贴　图 6.4. 红色 I 形肌贴

提示

为使前侧肌肉贴扎对称，在无张力情况下固定肌贴非常重要。并非所有患者都能很好地耐受对颈部敏感皮肤区域的前侧贴扎。

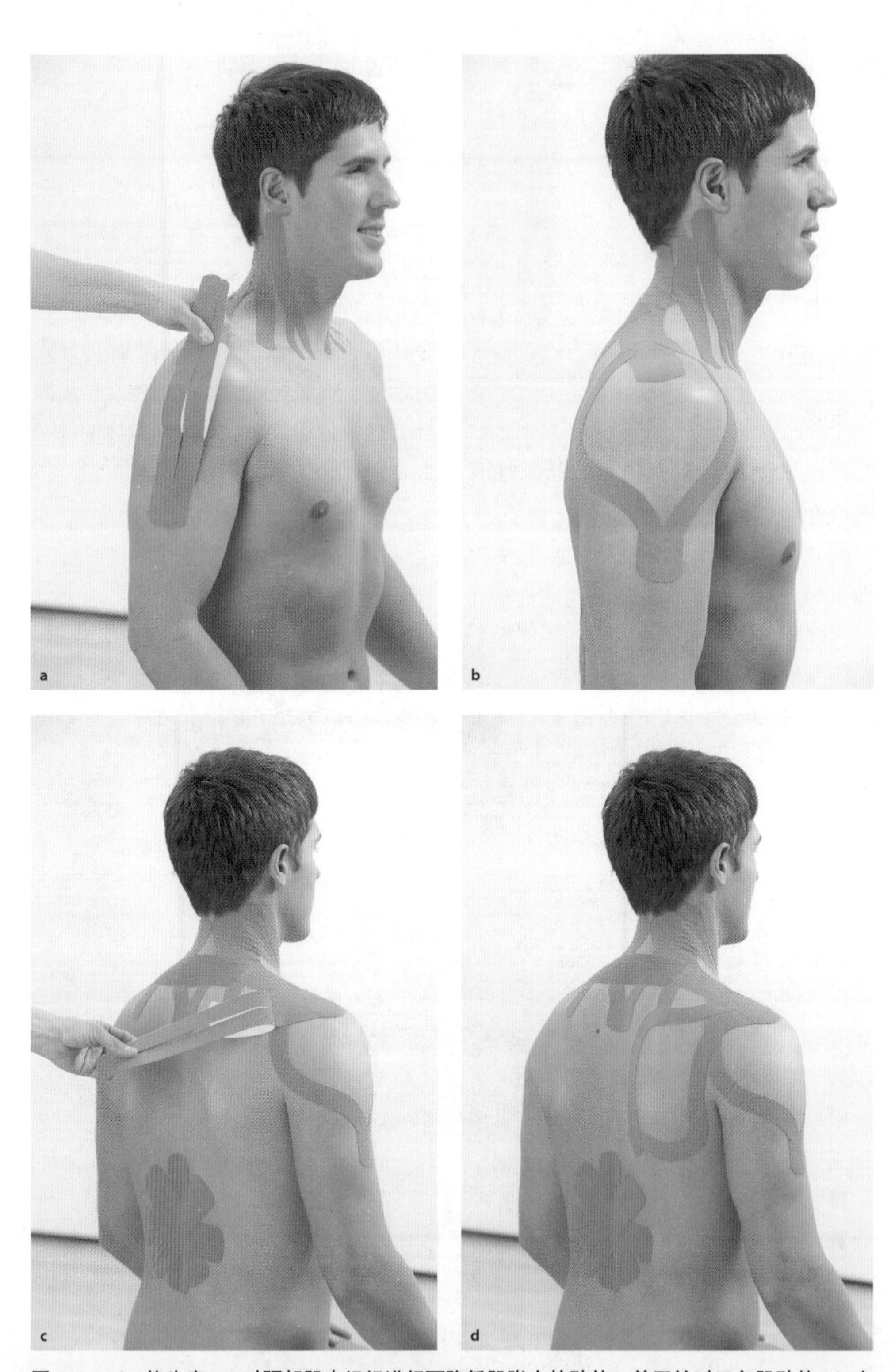

图 6.5 a–d。偏头痛：a 对颈部肌肉组织进行可降低肌张力的贴扎，并开始对三角肌贴扎，b 完成对颈部肌肉组织和三角肌的可降低肌张力的贴扎，c 完成对背侧颈部肌肉组织的可降低肌张力的贴扎和韧带贴扎 C7 和 T12，并开始对肩胛骨边缘进行贴扎，d 完成肌肉和韧带贴扎

6.1.2 偏头痛

定义

偏头痛是一种单侧、搏动性头痛，伴随周期性发作。这种症状通常伴有恶心、呕吐和对光的敏感性增强。

偏头痛的确切病因尚未知晓。

曾有研究假设了基因缺陷导致了家族性偏头痛的发生，但环境因素和生活方式也具有一定影响。

通常伴随偏头痛的颈部肌肉组织张紧，需使用肌内效贴扎治疗。

目的

可通过对颈部、肩部和手臂肌肉组织进行各种肌肉贴扎，来减轻这些结构的张力。

贴扎

以下肌肉采用可降低肌张力的肌肉贴扎进行治疗（图 6.5 a–b）：

- 头半棘肌
- 肩胛提肌
- 前斜角肌
- 侧胸锁乳突肌
- 上斜方肌
- 三角肌
- 冈上肌
- 胸大肌 / 小肌
- 肱二头肌
- 肱三头肌
- 桡侧腕长伸肌 / 短伸肌
- 屈肌

以下肌肉采用可增加肌张力的贴扎进行治疗（图 6.5 c–d）：

- 冈下肌
- 大菱形肌

使用两种韧带贴扎方式治疗结缔组织按摩（CTM）头部区域。

- 覆盖 C7
- T12 使用空间贴扎

通过筋膜矫正支撑躯干保持直立。

备忘录

贴扎：肌肉技术，韧带技术，筋膜矫正技术

剪切方法：I 形和 Y 形肌贴

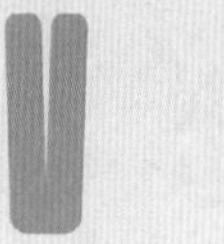

图 6.6. 蓝色 Y 形肌贴

图 6.7. 蓝色 I 形肌贴

图 6.8. 红色 I 形肌贴

提示

只有经过明确测试的肌肉才可进行贴扎。肌贴数量因患者情况不同。

为达到对称效果，所有肌肉均应双侧贴扎。为达到治疗效果，治疗期限至少应为 6–12 周。

每周更换一次新肌贴，并逐次减少肌肉贴扎数量。也可使用 X 技术对大菱形肌进行双侧贴扎：

肌贴测量范围从脊柱到两边肩胛骨内缘，躯干保持弯曲。将肌贴从中间折起来，并从开口侧切割。中间留出两指宽基底。将基底锚固于 C2 和 C3 棘突上，保持躯干直立，然后将两肌贴尾端分别固定于肩胛骨内缘，保持躯干弯曲。

6

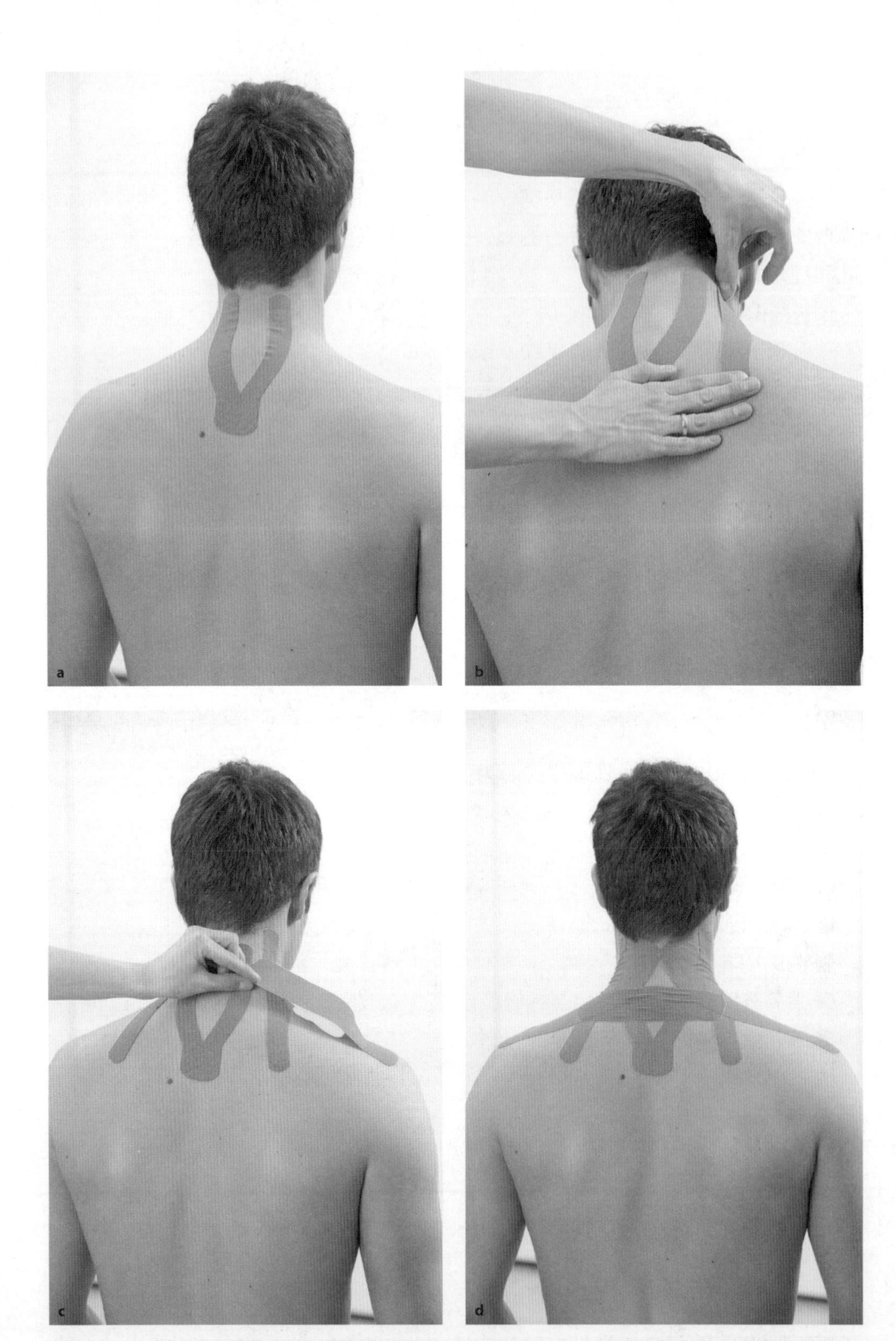

图 6.9 a–d。颈椎挥鞭样损伤：a 可降低肌张力的头半棘肌贴扎，b 可降低肌张力的肩胛提肌贴扎，c 可降低肌张力的上斜方肌贴扎，d 完成肌肉和韧带贴扎

6.1.3 颈椎挥鞭样损伤

定义

颈椎挥鞭样损伤是由颈椎突然弯曲和过度伸展以及相关软组织损伤导致。

主要原因为交通事故和运动损伤。

目的

对颈部肌肉组织进行各种肌肉贴扎可缓解肌张力。

贴扎

以下肌肉可降低肌张力的肌肉贴扎进行治疗（图 6.9 a–c）：

- 头半棘肌
- 肩胛提肌
- 上斜方肌

使用韧带贴扎来治疗治疗结缔组织按摩头部区域（图 6.9 d）：

- C7 棘突

备忘录

贴扎：肌肉技术、韧带技术

剪切方法：I 形和 Y 形肌贴

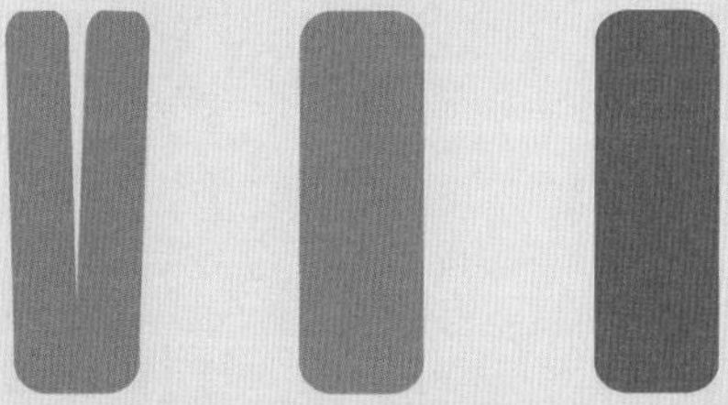

图 6.10. 蓝色 Y 形肌贴

图 6.11. 蓝色 I 形肌贴

图 6.12. 红色 I 形肌贴

提示

对于颈椎急性挥鞭样损伤，因为颈椎突然弯曲和过度伸展还会损害淋巴组织，所以也可进行淋巴贴扎。应使用为扇形肌贴，使其交叉贴扎在颈椎上。

肌贴测量范围从脊柱肩胛骨上角至发际线，颈椎弯曲。将肌贴切割成四条。保持中立位并将锚点锚固于肩胛骨上角。保持颈椎弯曲，在 25% 张力下固定各肌贴尾端于脊柱上。无张力情况下固定两端。

肌贴交叉可刺激结缔组织，使得任何血肿被更快速再吸收。

6

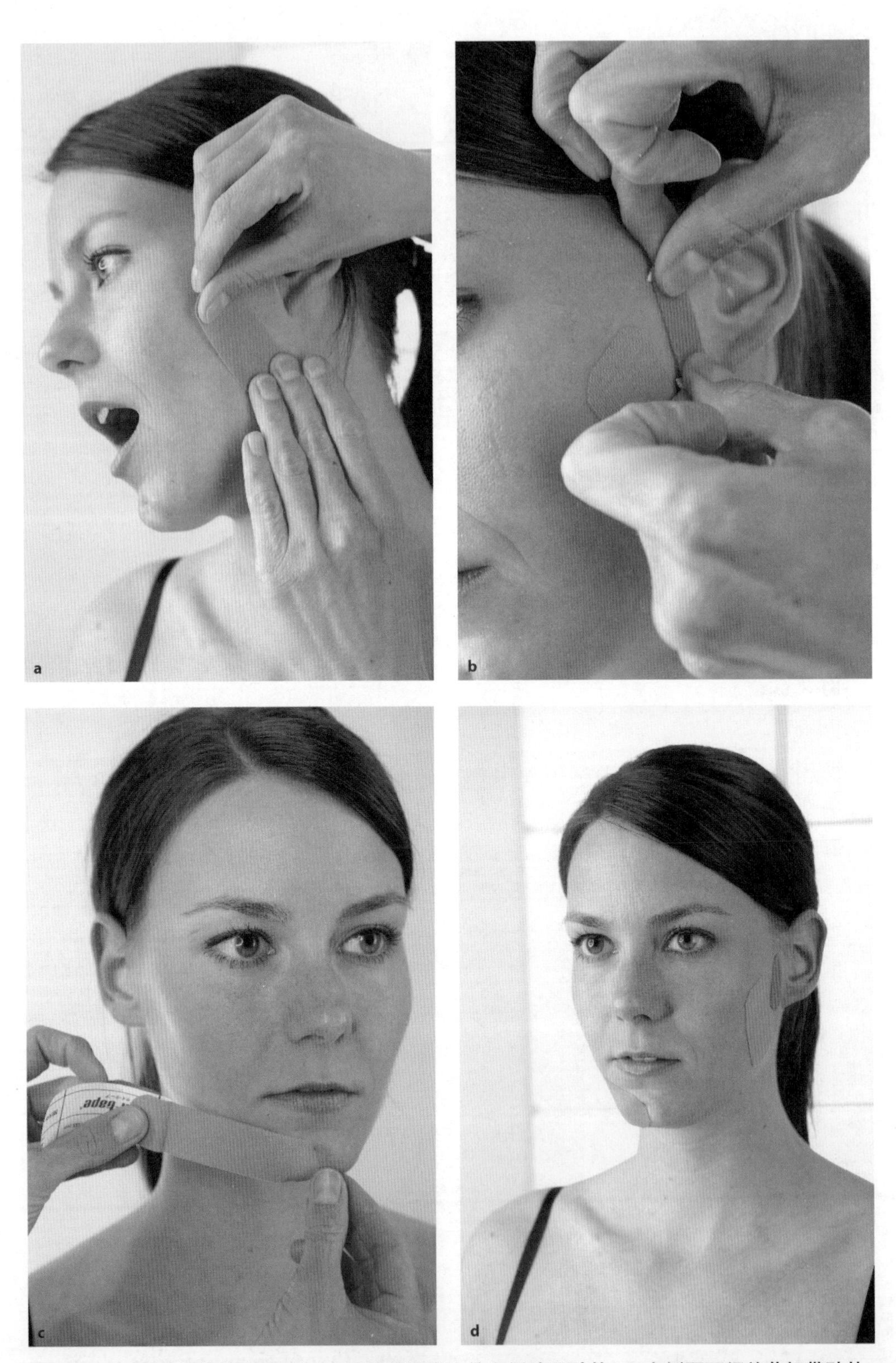

图 6.13 a–d 颞下颌关节（TMJ）：a 可降低肌张力的左侧咬肌贴扎，b 左侧颞下颌关节韧带贴扎，c 锚点置于下巴中心。向右对下颌骨进行筋膜矫正，d 完成贴扎

6.1.4 颞下颌关节

定义

咀嚼系统区域紊乱是总称颅下颌功能障碍的一种。

这可能包括咀嚼肌肉组织疼痛、颞下颌关节（TMJ）关节盘偏移以及颞下颌关节炎症或退行性变化。

目的

肌肉和韧带贴扎以及筋膜矫正可使颞下颌肌肉组织松弛，并改善关节力学。根据诊断结果，这些贴扎还可单独进行。

贴扎

咬肌使用可降低肌张力的肌肉贴扎进行治疗。肌贴测量范围从下颌角到颧弓，保持嘴巴完全张开。肌贴长度减半。嘴巴微微张开，将锚点固定于下颌角上，然后用手使皮肤达到最大可能的移位程度后进行锚固。在无张力情况下固定肌贴至颧弓上，嘴巴完全打开（图 6.13a）。

通过韧带贴扎治疗颞下颌关节。将肌贴宽度切割成与颞下颌关节尺寸一致，肌贴长度测量范围从耳垂到屏上切迹。嘴巴半张，将肌贴拉伸至最大状态并整体固定。在无张力情况下固定肌贴两端（图 6.13b）。

通过使用筋膜技术进行功能矫正，向右矫正下颌骨。肌贴宽度切割减半。将基底固定于下巴中央。在无张力且仅通过手动方式向下颌角进行皮肤移位后，固定肌贴（图 6.13c）。

图 6.13d 为颞下颌关节的贴扎完成图。

备忘录

贴扎：肌肉技术、筋膜技术以及例如筋膜技术等的功能矫正技术

剪切方法：I 形肌贴

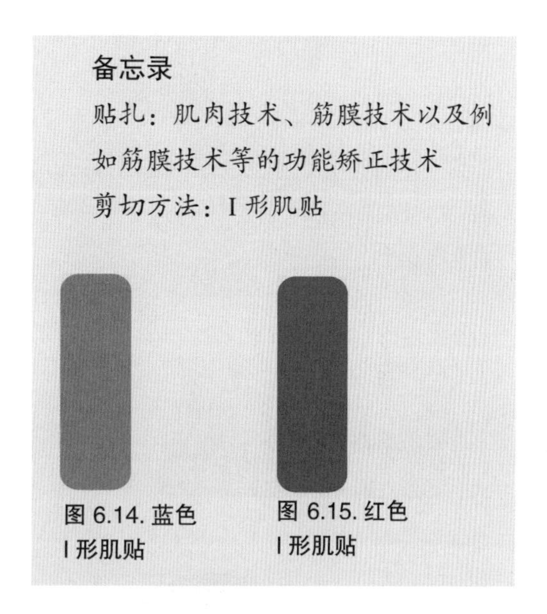

图 6.14. 蓝色 I 形肌贴

图 6.15. 红色 I 形肌贴

提示

在通常为紧张状态的口底区域可实施筋膜技术。先测试下巴下方区域，以找到可缓解症状的皮肤移位方向。使用 5 厘米 I 形肌贴的一半，沿与后续筋膜贴扎相反的方向固定锚点，并轻轻拉动固定。

此外，还将交叉肌贴固定于颞下颌关节上，以缓解张力。

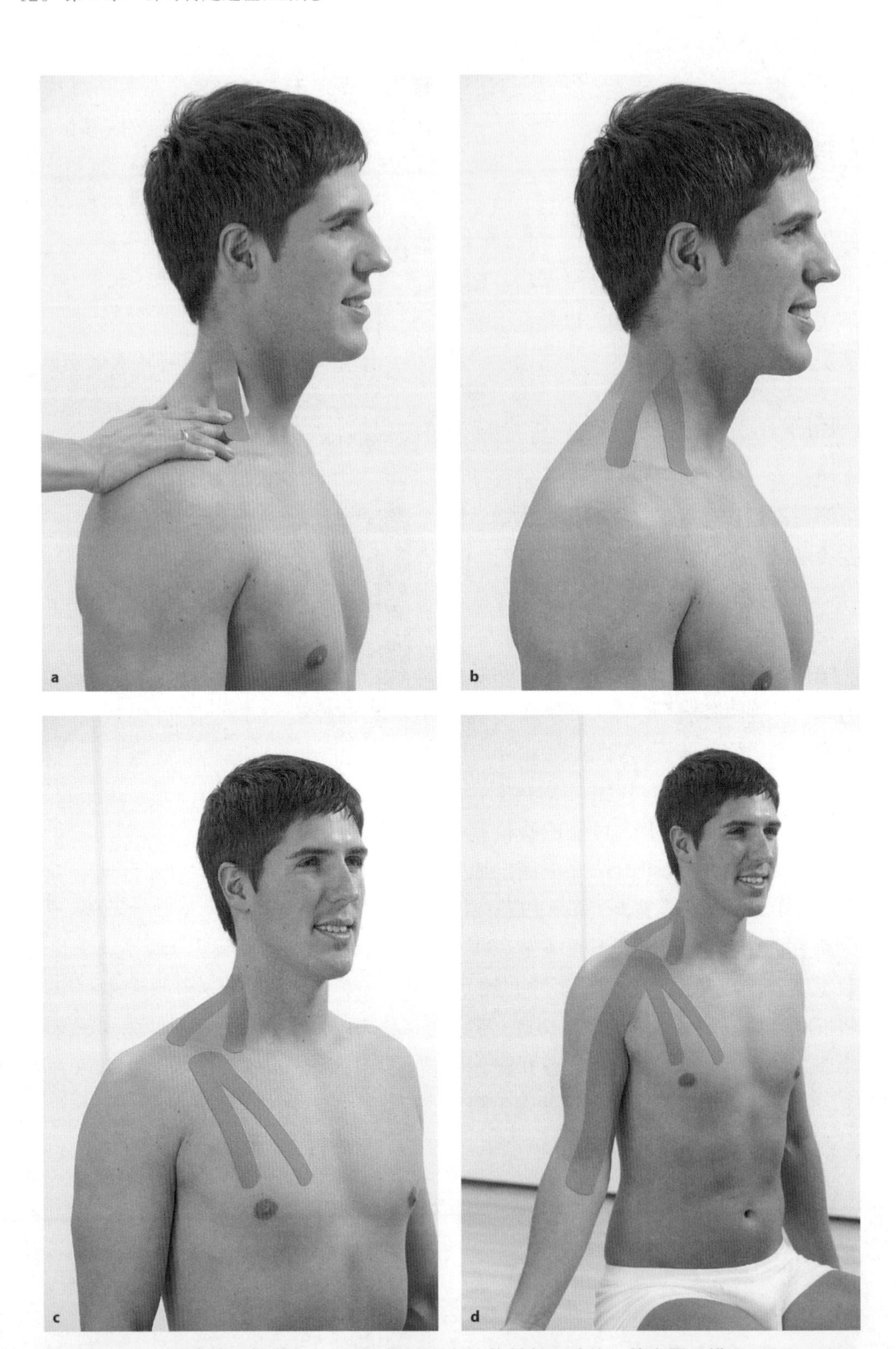

图 6.16 a–d。胸廓出口综合征：a 可降低肌张力的前斜角肌贴扎。基底置于横突 C3–C4 上，b 可降低肌张力的后斜角肌贴扎。锚点置于横突 C5–C7 上，b 可降低肌张力的胸小肌贴扎。在喙突基础上，d 可降低肌张力的肱二头肌贴扎。将锚点置于内肘下方。完成贴扎

6.2 躯干

6.2.1 胸廓出口综合征（TOS）

定义

胸廓出口综合征是上胸廓神经（臂丛神经）或血管因压力作用而受损的所有疾病的统称。

目的

对受压肌肉组织进行肌肉贴扎可缓解臂丛神经症状。

贴扎

以下肌肉可采用降低肌张力的贴扎进行治疗（图 6.16a–d）：

- 前斜角肌
- 后斜角肌
- 胸小肌
- 肱二头肌

备忘录

贴扎：肌肉技术

剪切方法：I 形和 Y 形肌贴

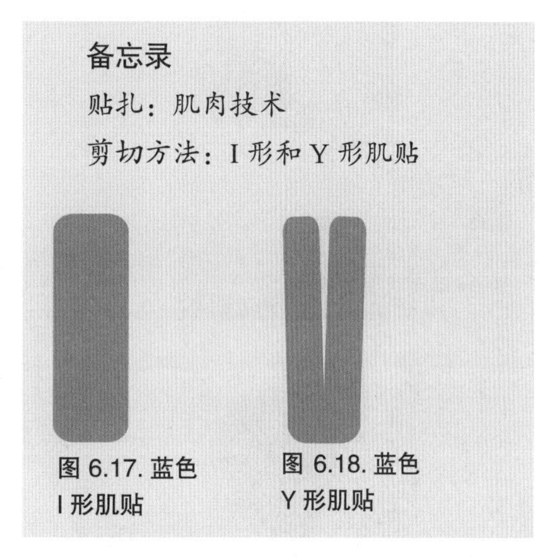

图 6.17. 蓝色 I 形肌贴

图 6.18. 蓝色 Y 形肌贴

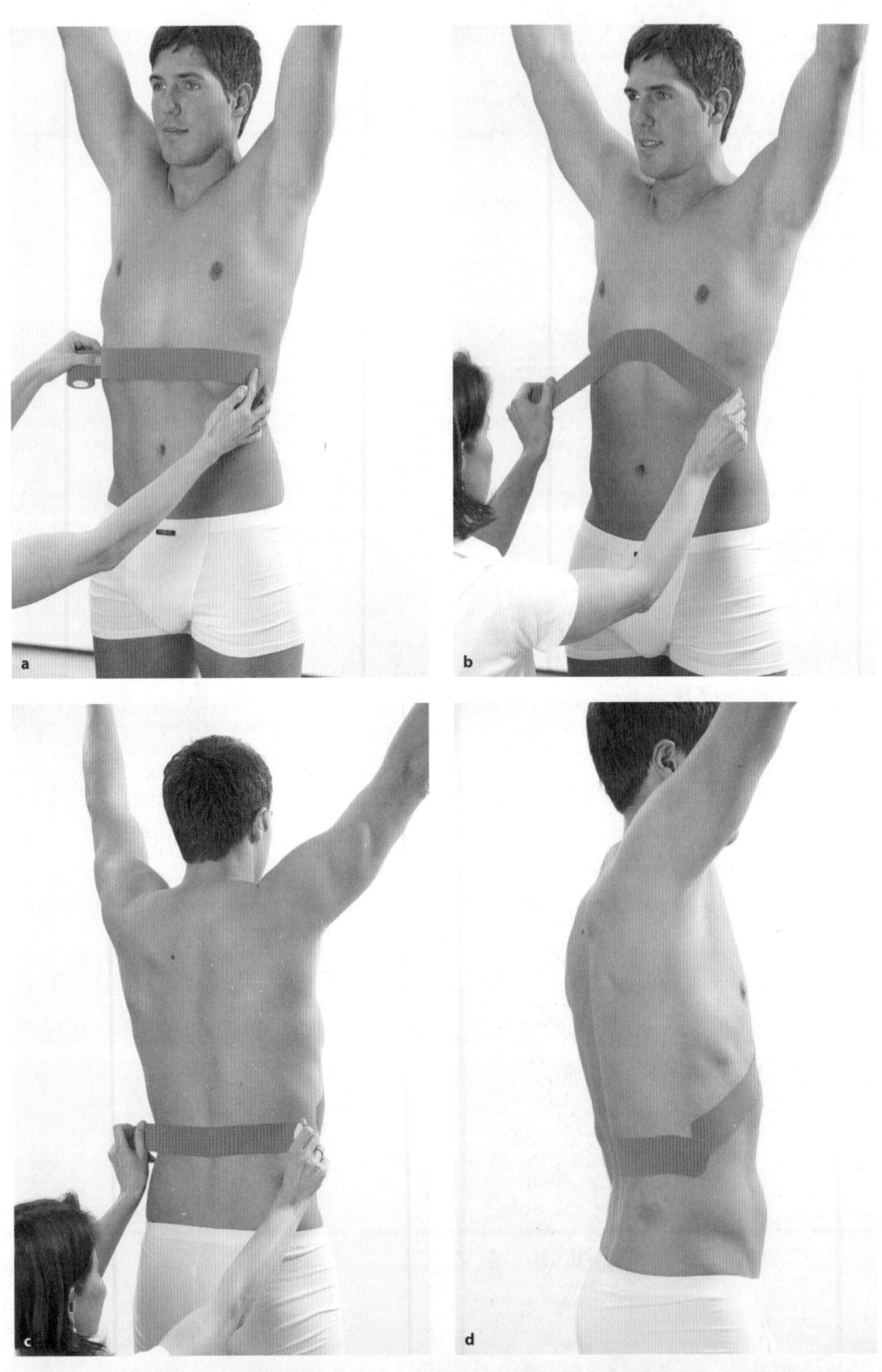

图 6.19 a–d。哮喘：a–b 贴扎第 1 部分。a 从左右侧胸廓中心开始测量肌贴，b 将锚点锚固于剑突上。同时沿左右侧肋弓在最大张力下固定贴扎。c–d 贴扎第 2 部分。c 将锚点置于 T12 上。同时沿左右侧肋弓在最大张力下固定贴扎，d 完成贴扎

6.2.2 哮喘

定义

哮喘是呼吸道一种慢性炎症疾病。其特征为黏膜过度反应，并伴有肿胀和黏液的形成。

病因目前仍然未知。

目的

下肋弓韧带的贴扎可缓解隔膜症状。

贴扎

- 第 1 部分：肌贴测量范围从隔膜顶点左右侧胸廓中心至腹侧腋褶。躯干处于静息姿势（图 6.19a）。在静息姿势下将肌贴 1 锚点固定于剑突中央。贴扎过程中，患者手臂弯曲至最大程度，深呼吸。同时沿左右侧肋弓在最大张力下固定肌贴。在无张力情况下固定肌贴两端（图 6.19b）。
- 第 2 部分：肌贴 2 测量范围从颈椎至背侧腋褶。将肌贴 2 锚点固定于第十二胸椎（T12）中央。患者再次将手臂弯曲至最大程度并呼吸。使用与肌贴 1 相同的贴扎技术，将肌贴沿肋弓固定。在无张力情况下固定肌贴两端（图 6.19c）。

图 6.19d 为贴扎完成图。

备忘录

贴扎：韧带技术

剪切方法：I 形肌贴

图 6.20. 红色 I 形肌贴

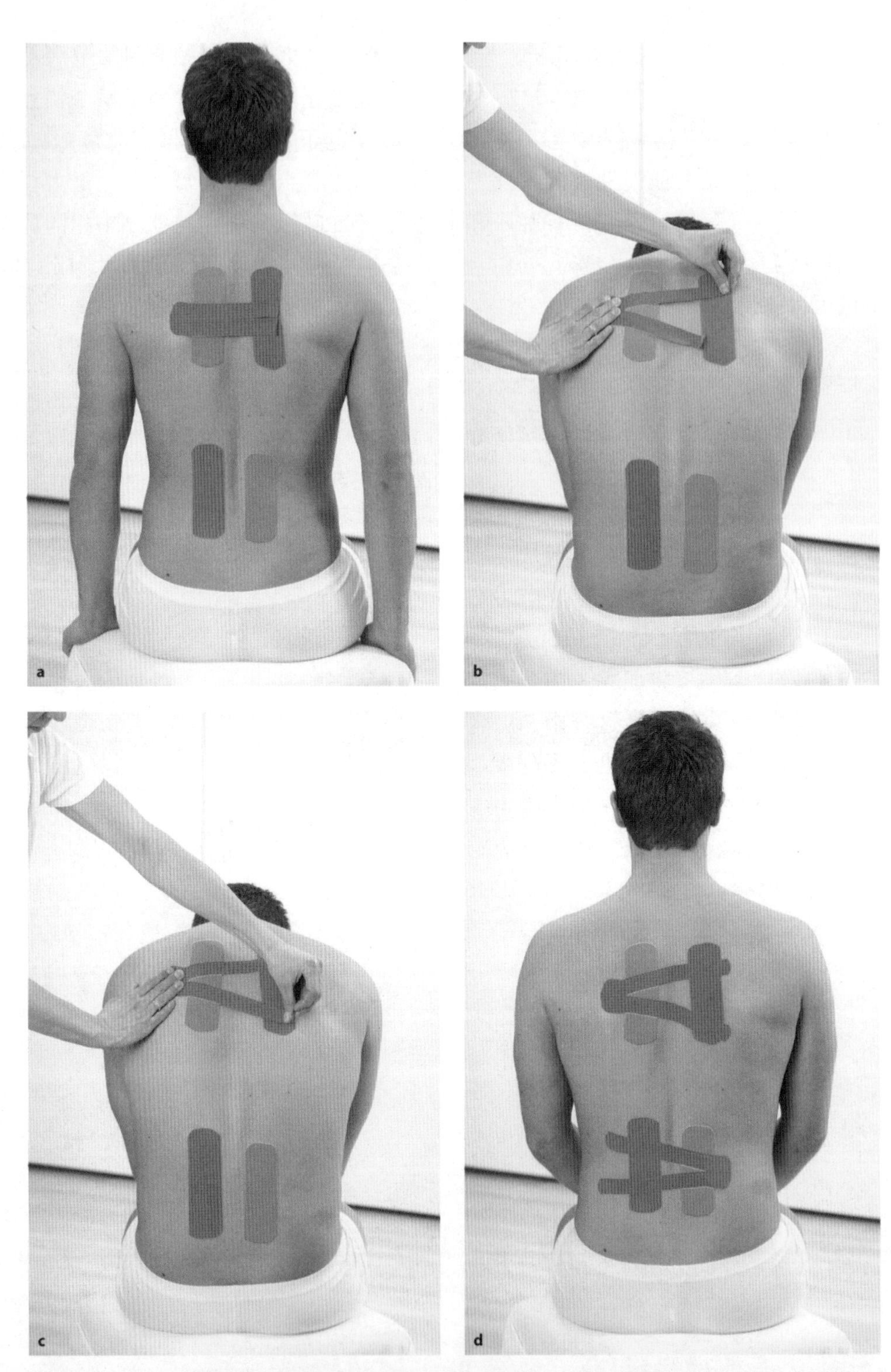

图 6.21 a–d。脊柱侧凸。a 完成肌肉贴扎：可降低肌张力的右侧腰椎贴扎和可增加肌张力的左侧胸椎贴扎，以及可增加肌张力的右侧胸椎与左侧腰椎贴扎。功能矫正的第一个姿势，b 胸椎功能矫正；将上部肌贴尾端固定于骨结构上，c 胸椎功能矫正；将下部肌贴尾端固定于骨结构上，d 完成贴扎

6.2.3 脊柱侧凸

定义

脊柱侧凸是脊柱侧向弯曲并伴有椎骨旋转的一种症状，其中脊柱通常会成弯曲状以使身体保持平衡。

脊柱侧凸属于生长畸形的一种。

多数病例的病因未知（见脊柱侧凸功能矫正，第 5.1.2 章）。

无旋转的脊柱侧凸错位（Cobb 角小于 15° ）可通过该贴扎治疗。

Cobb 角大于 20° 的进行型脊柱侧凸须单独治疗，必要时，和结合脊柱束缚治疗。

矫正

本实例中，向右弯曲的胸椎凸起可通过肌肉贴扎进行矫正。将可增加肌张力的肌肉贴扎固定至凸侧，可降低肌张力的贴扎固定至凹侧。增加功能矫正将胸椎矫正至左侧。

腰椎凸起向左侧的弯曲度与向左侧肌肉贴扎的肌贴协调，但与向右侧贴扎的肌贴不协调。增加功能矫正将腰椎矫正至右侧。

目的

通过结合肌肉贴扎和功能矫正，改善身体平衡力学。

贴扎

- 第 1 部分：通过可降低肌张力的肌肉贴扎治疗凹侧的自体背部肌肉。通过可增加肌张力的肌肉贴扎治疗凸侧的自体背部肌肉。

  肌贴须沿躯干弯曲后的椎弓长度进行测量。可降低肌张力的肌肉贴扎锚点，分别位于腰椎右侧和颈椎左侧尾部。固定肌贴时，患者保持直立姿势，然后向前弯曲。将锚点锚固于脊柱旁，并将肌贴固定于肌肉上。在无张力情况下固定肌贴两端。

  可增加肌张力的肌肉贴扎锚点，分别位于腰椎左侧和颈椎左侧顶部。按照前述内容进行贴扎（图 6.21a）。
- 第 2 部分：在进行腰椎功能矫正时，锚点位于靠近腰椎的右侧；对于颈椎，锚点应置于靠近颈椎的左侧。按照第 5.1.2 章内容进行贴扎（图 6.21b–c）。图 6.21d 为治疗脊柱侧凸的贴扎完成图。

备忘录

贴扎：肌肉技术，功能矫正技术

剪切方法：I 形和 Y 形肌贴

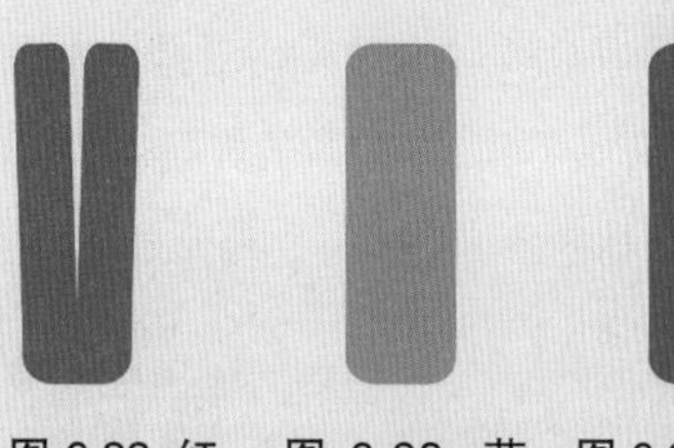

图 6.22. 红色 Y 形肌贴　图 6.23. 蓝色 I 形肌贴　图 6.24. 红色 I 形肌贴

提示

也可使用筋膜技术代替功能矫正技术。相应的，锚点应置于另一侧，无须手动锚固便可移至另一侧。根据诊断结果，治疗师须决定哪种贴扎对患者更有效。通常，皮肤刺激和因此产生的感觉刺激比功能矫正更有效。

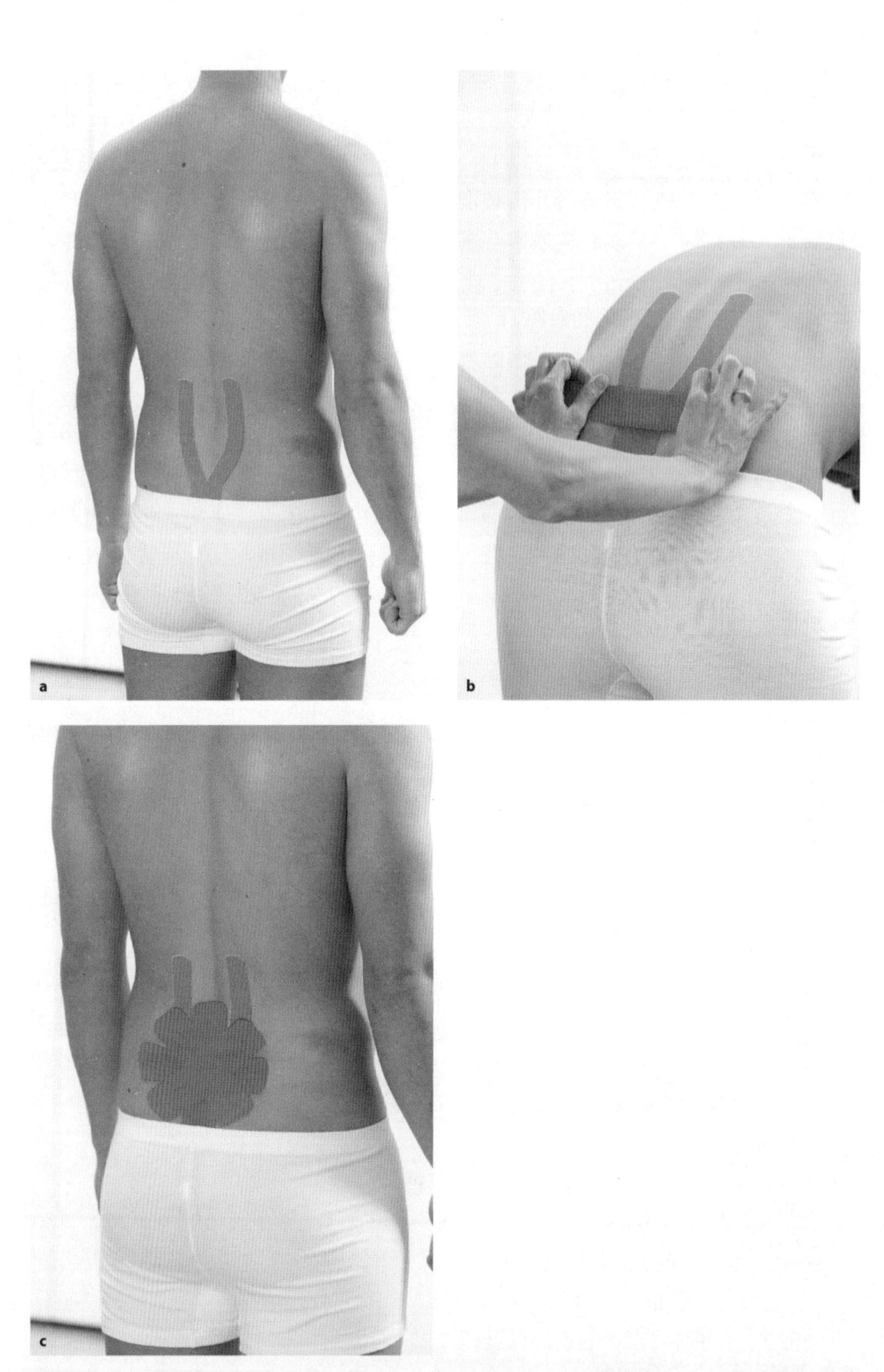

图 6.25 a–c。腰椎综合征：贴扎第 1 部分。a 完成可降低肌张力的肌肉贴扎。b–c 贴扎第 2 部分。b 使用韧带技术将空间贴扎所用肌贴的第一条肌贴横向整体固定于脊柱痛点上，c 完成贴扎

6.2.4 腰椎综合征（LVS）

定义

腰椎综合征是腰椎疼痛的统称。

原因

退行性病变（例如椎间盘突出、脊椎关节炎）、畸形、炎性疾病、全身性骨骼疾病（例如外伤、肿瘤和非损伤引起的缺陷）。

目的

可通过对自体背部肌肉进行肌肉贴扎和对痛点贴扎双面肌贴来缓解疼痛。

贴扎

- 第 1 部分：在躯干弯曲的情况下测量肌贴。将肌肉贴扎锚点固定至患者直立姿势下的骶骨上。将单个肌贴尾端固定于躯干弯曲状态下的脊柱旁。在无张力情况下固定肌贴两端（图 6.13a）。
- 第 2 部分：空间肌贴需始终为 15 厘米长。将各肌贴拉伸至最大状态并在躯干弯曲的情况下整体贴扎。将第一条肌贴横向固定于脊柱痛点上，第二条肌贴纵向固定于脊柱痛点上。以此贴扎技术贴扎角线肌贴。在无张力情况下固定肌贴两端（图 6.13b–c）。

备忘录

贴扎：肌肉技术、韧带技术

剪切方法：I 形和 Y 形肌贴

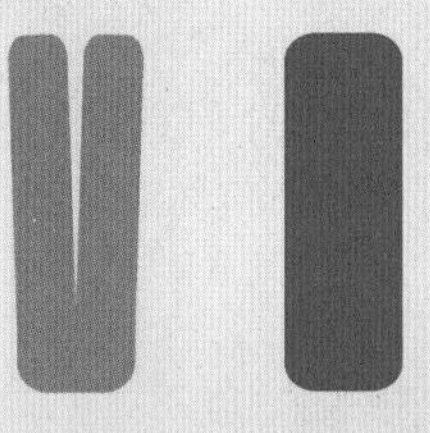

图 6.26. 蓝色 Y 形肌贴　图 6.27. 红色 I 形肌贴

提示

脊柱各节段均应单独贴扎，例如可降低肌张力的腰椎贴扎以及可增加肌张力的胸椎贴扎。从 L5 至 C1 对背部肌肉进行整体肌肉贴扎也是可行的。

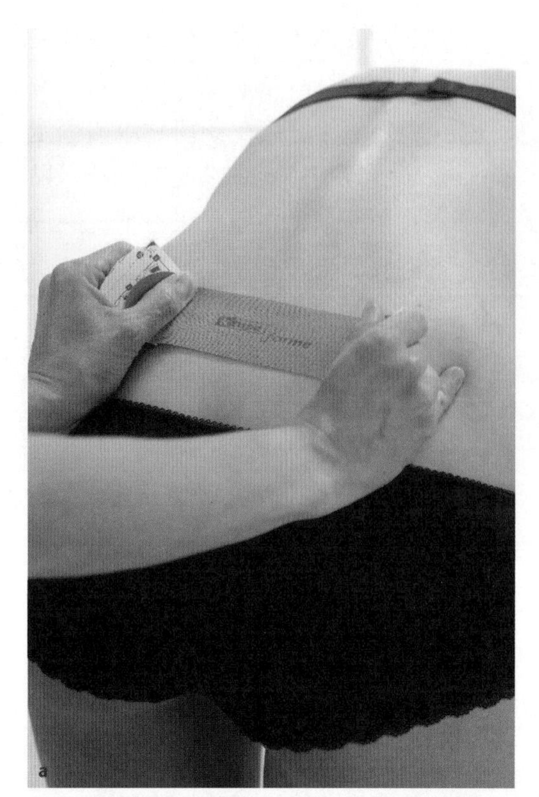

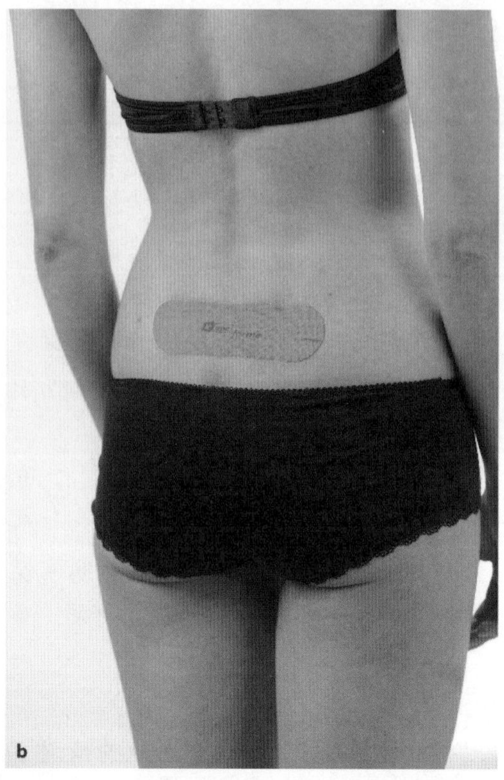

图 6.28 a–b。排尿障碍：a 患者保持站立姿势，躯干弯曲。保持肌贴为最大拉伸状态并整体固定于 S1 上，b 完成韧带贴扎

6.2.5 排尿障碍

定义

排尿障碍是指丧失或不能在自主确定的时间内将尿液存储在适当地方并从该地方排出。

原因

原因可能大不同，例如因前列腺增大导致的下尿路感染或尿道狭窄、骨盆底肌肉和韧带无力、手术期间或由于事故、神经疾病和截瘫等造成的尿道外括约肌创伤性损伤。

目的

可通过对CTM生殖区和内脏节S1(生殖器官所属节段)进行韧带贴扎来改善膀胱功能。

贴扎

通常脊柱韧带贴扎需要约15厘米的肌贴。患者保持站立姿势，躯干弯曲。以最大张力将肌贴整体固定于S1上。在无张力情况下固定肌贴两端(图6.28 a–b)。

备忘录

贴扎：韧带技术

剪切方法：I形肌贴

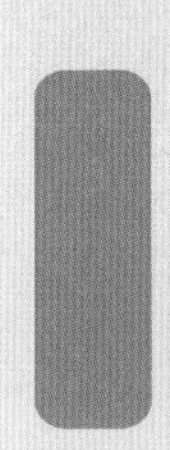

图6.29. 蓝色I形肌贴

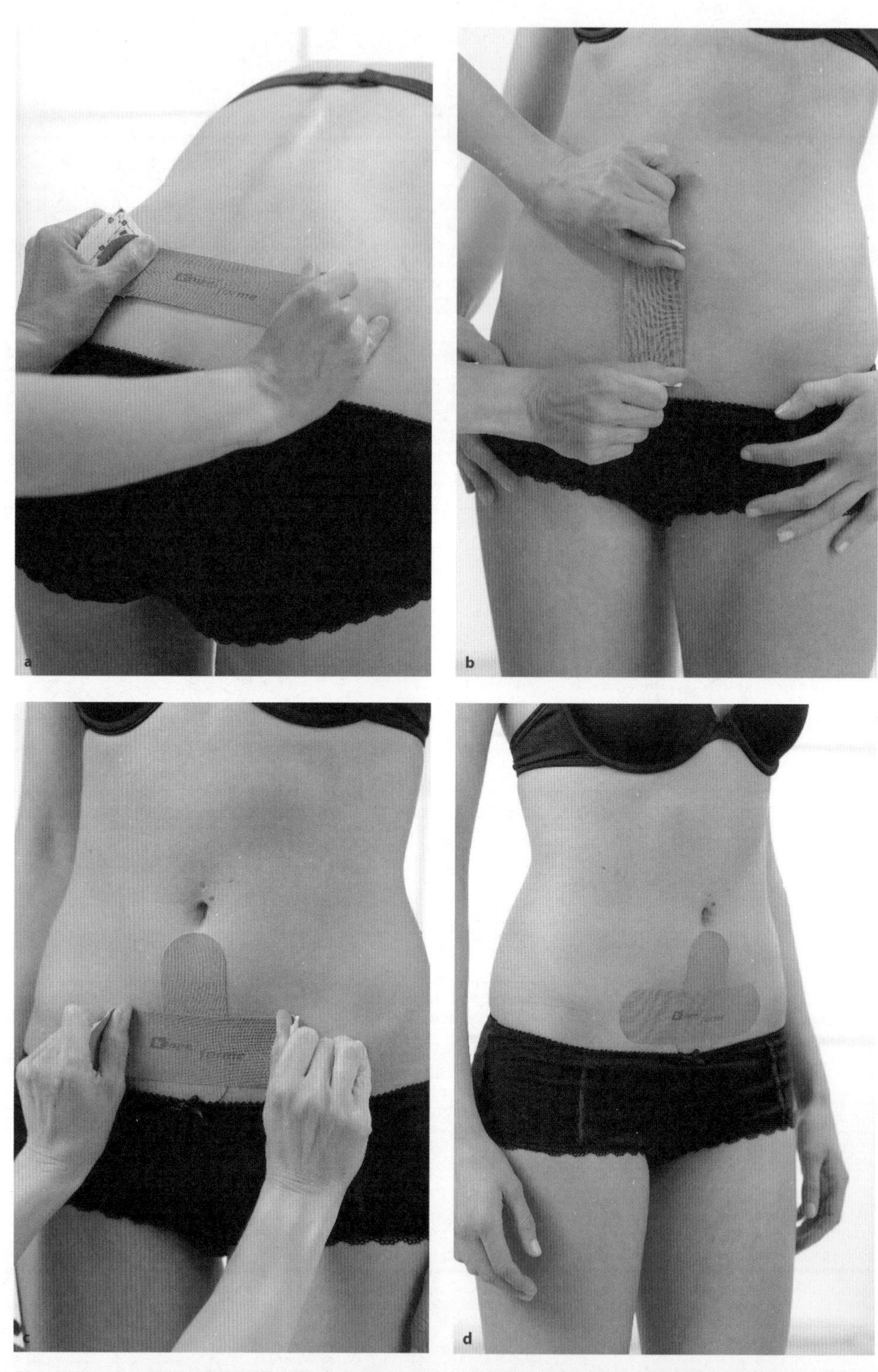

图 6.30 a–d。月经失调：贴扎第 1 部分。a 患者保持站立姿势，躯干弯曲。将肌贴拉伸至最大程度并整体固定于 S1 上，b–d 贴扎第 2 部分。b 患者保持站立姿势，躯干伸展。将垂直肌贴拉伸至最大状态并整体固定于联合部位，c 同样，将水平 I 形肌贴拉伸至最大状态并整体固定于联合部位，d 完成腹部贴扎

6.2.6 月经失调

定义

月经失调包括月经前或期间小腹抽筋似的痉挛痛。若疼痛厉害，就称为痛经。

这可能是荷尔蒙变化、精神因素以及器质性疾病所致。

目的

可通过在生殖器官 CTM 生殖区和内脏节 S1 进行韧带贴扎以及子宫腹侧贴扎来使小腹放松。

贴扎

- 第 1 部分：通常脊柱背侧韧带贴扎需要约 15 厘米的肌贴。患者保持站立姿势，躯干弯曲。以最大张力将肌贴整体固定于 S1 上。在无张力情况下固定肌贴两端（图 6.30a）。
- 第 2 部分：在对联合部位进行腹部韧带贴扎时，通常垂直方向需要使用 10 厘米的肌贴，水平方向需要 15 厘米的肌贴。患者保持站立姿势，躯干伸展。保持垂直肌贴为最大拉伸状态并整体固定于联合部位（图 6.30b）。同样，保持水平肌贴为最大拉伸状态并整体固定于联合部位（图 6.30c）。在无张力情况下固定肌贴两端。图 6.30d 为肌贴贴扎完成图。

备忘录

贴扎：韧带技术

剪切方法：I 形肌贴

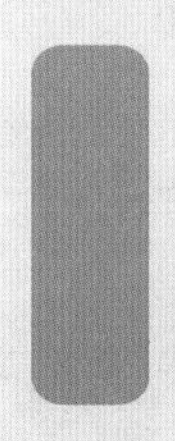

图 6.31. 蓝色 I 形肌贴

提示

该贴扎可改善或增加血流。对于经前期综合征（PMS），可能需要在症状发生前进行贴扎。

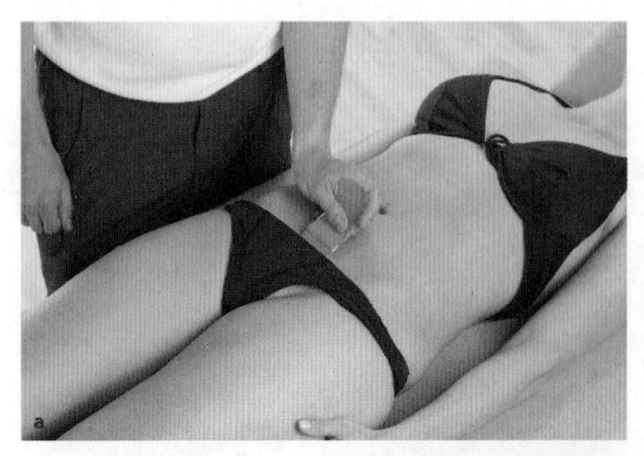

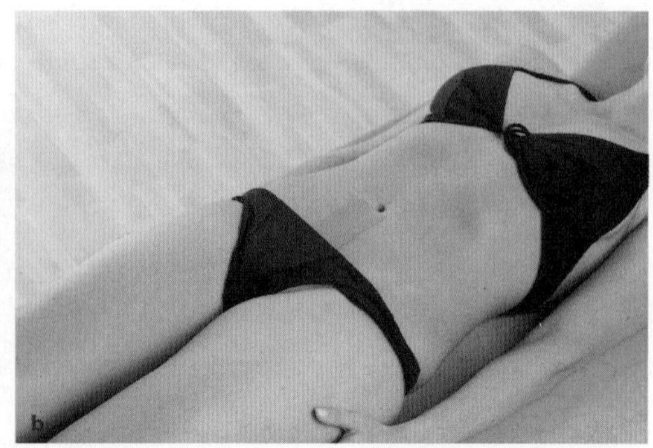

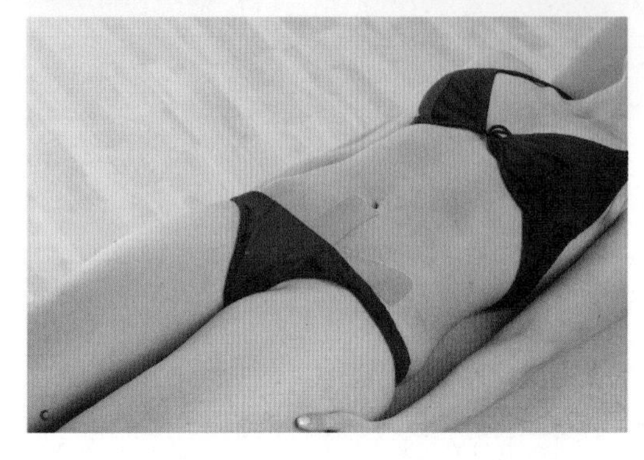

图 6.32 a–c。子宫脱垂：a 水平肌贴，将锚点固定于耻骨联合部位（发际），b 完成垂直方向的筋膜矫正，c 完成水平方向的筋膜矫正

6.2.7 子宫脱垂

定义

子宫脱垂因骨盆底肌无力所致，因为骨盆底肌无法将子宫和（通常情况）膀胱维持在适当位置。

子宫脱垂程度不同，最严重的为完全脱垂，即整个子宫位于阴道外，子宫颈突出身体。

目的

可通过对生殖器官的CTM生殖器区和内脏节S1实施背侧韧带技术，并通过沿颅方向对腹膜实施筋膜矫正来缓解小腹症状。

贴扎

- 第1部分：脊柱背侧韧带技术所需肌贴通常为15厘米。患者保持站立姿势，躯干弯曲。以最大张力将肌贴整体固定于S1上。在无张力情况下固定肌贴两端（图6.32a）。
- 第2部分：在对腹膜实施腹侧筋膜矫正时，水平方向通常需要使用15厘米的肌贴，垂直方向通常为10厘米。患者保持仰卧姿势，躯干伸展。将垂直肌贴的基底固定于耻骨联合部位（发际）。在进行筋膜矫正时，保持肌贴为75%拉伸状态并向上拉向脐（图6.32 a–b）。将水平肌贴固定于耻骨联合部位的中央。同时将左右侧肌贴尾端拉伸至最大状态并向头部方向拉动，然后固定以形成一个半圆拱。在无张力情况下固定肌贴两端（图6.32c）。

备忘录

贴扎：韧带技术、筋膜矫正

剪切方法：I形肌贴

图6.33. 蓝色I形肌贴

提示

为支持治疗，同时进行骨盆底肌训练也很重要。

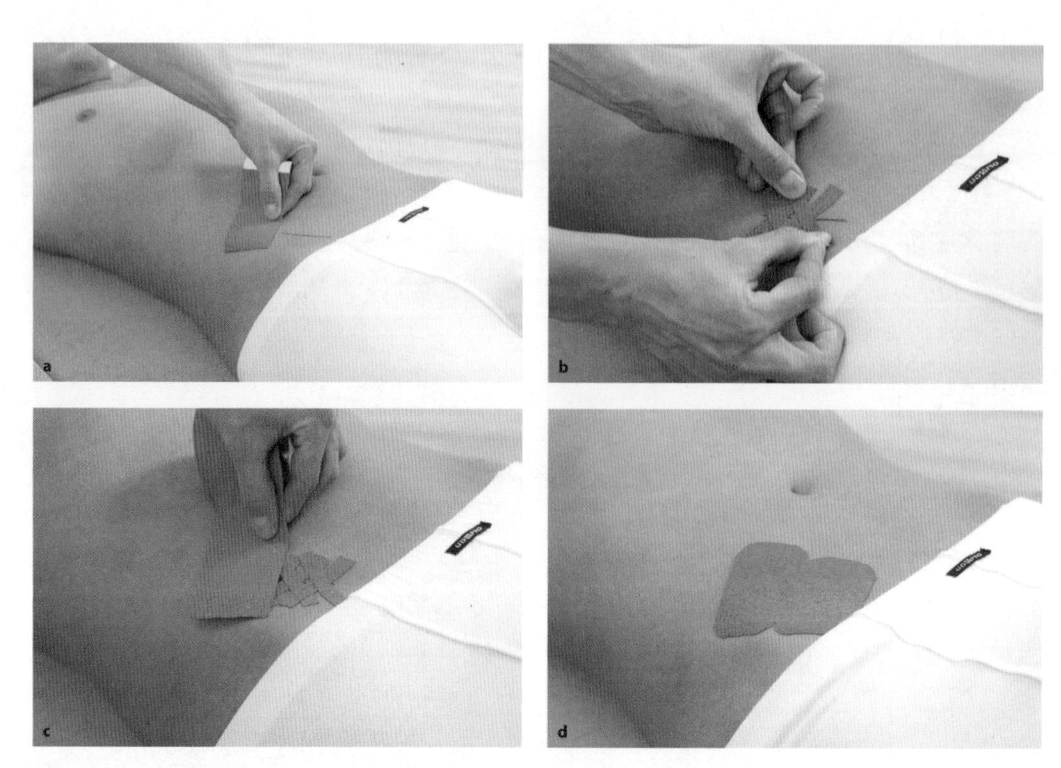

图 6.34 a–d。疤痕贴扎：a–b 贴扎第 1 部分。a 测量肌贴，以保持疤痕左右侧之间为一指宽，b 在保持最大拉伸状态下将四等分肌贴与疤痕交叉成 45° 整体固定。c–d 贴扎第 2 部分。c 覆盖性肌贴的肌贴长度与已经固定的疤痕肌贴宽度一致，d 完成贴扎

6.2.8 疤痕贴扎

定义

严重烧伤、外科手术和事故均会留疤，有时还会形成不良瘢痕。

愈合过程中形成了过多的纤维结缔组织。增生性疤痕和瘢瘤性疤痕均表现为凸起、发红，也可能伴有瘙痒，但两者存在一定区别：仅瘢瘤性疤痕超过原伤口边缘且可能会继续扩大，有些情况下还会持续多年。

目的

韧带技术可防止疤痕组织发生变化，并抑制疤痕的形成。

贴扎

- 第 1 部分：测量肌贴，以保持疤痕左右侧达到一指宽。肌贴可沿宽度四等分。保持各窄肌贴为最大拉伸状态并与疤痕交叉成 45° 整体固定。沿疤痕整个长度贴扎，两个条带之间留出微小间隙（图 6.34 a–b）。
- 第 2 部分：覆盖性条带的肌贴长度与已经固定的疤痕肌贴宽度一致。肌贴必须保持最大张力并并排固定在疤痕上，直至疤痕完全恢复（图 6.34 c–d）。

备忘录

贴扎：韧带技术

剪切方法：I 形肌贴

图 6.35. 红色 I 形肌贴

提示

在使用肌内效肌贴进行治疗之前，须去除缝线且疤痕应已完全愈合。若需要对疤痕进行轻微的运动性刺激，则可在无张力情况下将覆盖性肌贴贴扎在疤痕上。

除了上述贴扎，还可使用交叉肌贴贴扎该疤痕。

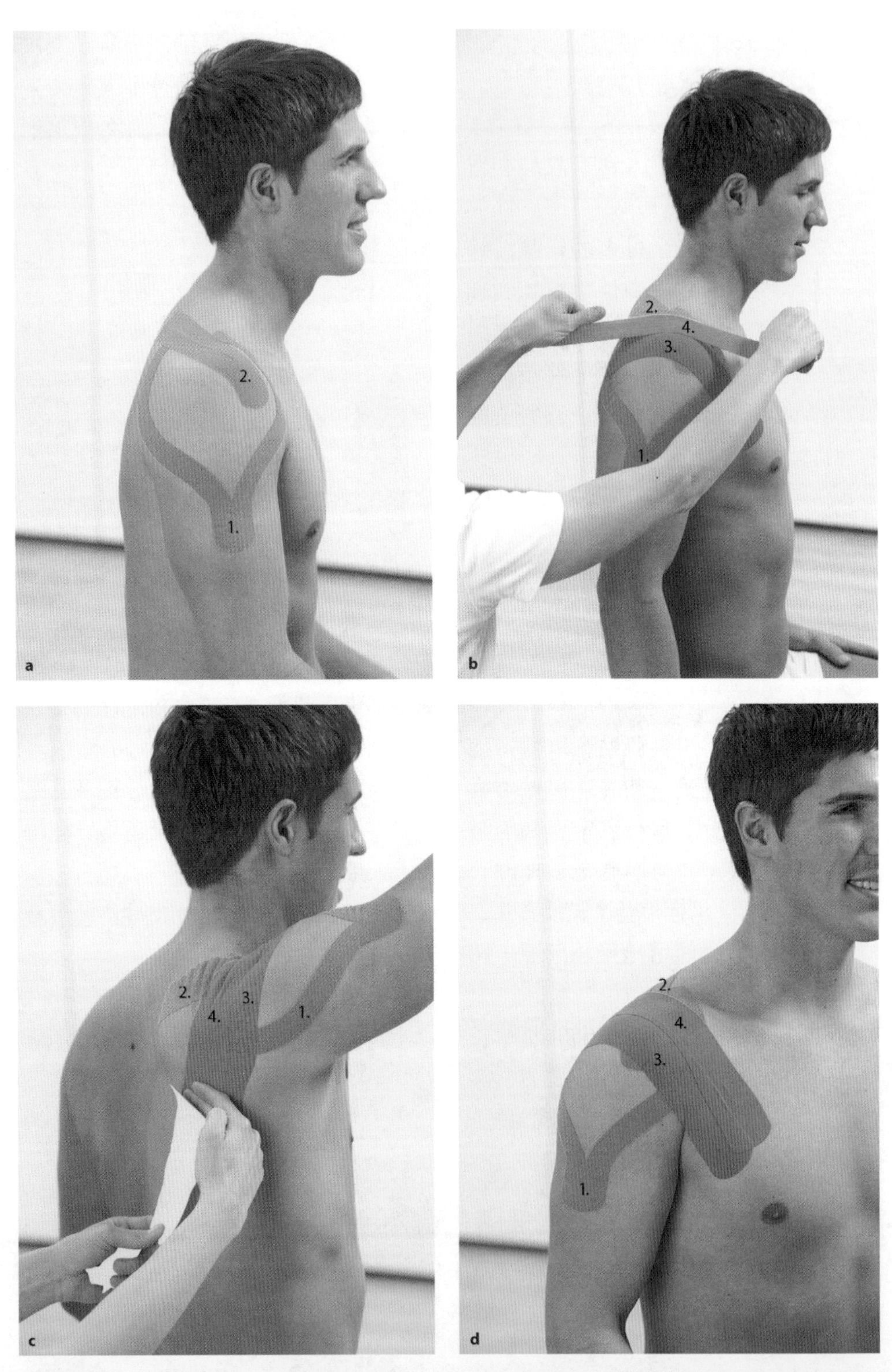

图 6.36 a–d。撞击综合征：a 贴扎第 1 部分。a 完成可降低肌张力的冈上肌和三角肌肌肉贴扎。b 贴扎第 2a 部分。b 完成第一条肌贴筋膜矫正和贴扎第二条肌贴 2a 部分。c 贴扎第 2b 部分。c 贴扎背侧无张力肌贴两端，d 完成贴扎

6.3 上肢

6.3.1 撞击综合征

定义

撞击综合征是由肩关节侵蚀或肩峰形状的不良变化引起的肩峰下间隙变窄（剑锋下骨刺）。

目的

肌肉和筋膜矫正可改善肌肉协调性，并改善肱骨头对中性。

贴扎

- 第 1 部分：将可降低肌张力的贴扎固定至三角肌和冈上肌上。患者保持坐立位。三角肌锚点位于三角肌结节起点。手臂伸展以进行腹侧肌贴贴扎，手臂弯曲以进行背侧肌贴贴扎。保持皮肤移位手动锚固肌贴，将肌贴尾端固定于肩峰肌腹周围。

  贴扎至冈上肌的肌贴锚点位于较大结节的肌肉起点。手臂内收并向内旋转。保持皮肤移位手动锚固肌贴，并将肌贴固定至冈上窝（图 6.36a）。
- 第 2a 部分：使用筋膜贴扎沿背侧方向对肱骨头进行矫正。将肌贴拉伸至最大程度并用双手贴扎，其中保持 1/3 位于肩峰上，2/3 位于肩峰尾侧，且仅固定肌贴中心。先固定腹侧肌贴。然后手动矫正肱骨头，并使用肌贴进行筋膜矫正，以便锚固背侧。在无张力情况下固定腹侧肌贴末端，手臂伸长；固定背侧肌贴末端，同时手臂弯曲（图 6.36b）。
- 第 2b 部分：将肌贴 2 拉伸至最大状态并固定至肩锁（AC）关节上，且最初仅固定肌贴中心。对于肌贴 1 第 2a 部分，先固定腹侧。然后手动矫正躯干至直立姿势，使用肌贴进行筋膜矫正，以便锚固背侧。在无张力情况下固定腹侧肌贴末端，手臂伸长；固定背侧肌贴末端，同时手臂弯曲（图 6.36c）。

  图 6.36d 为撞击综合征贴扎完成图。

备忘录

贴扎：肌肉技术、功能矫正

使用筋膜技术

剪切方法：I 形和 Y 形肌贴

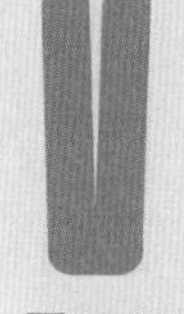

图 6.37. 蓝色 Y 形肌贴

图 6.38. 蓝色 I 形肌贴

图 6.39. 红色 I 形肌贴

提示

若存在肩膀弯曲痛或肱二头肌韧带触诊痛，则可能还需要对肱二头肌进行肌肉贴扎（第 6.3.2 章）。

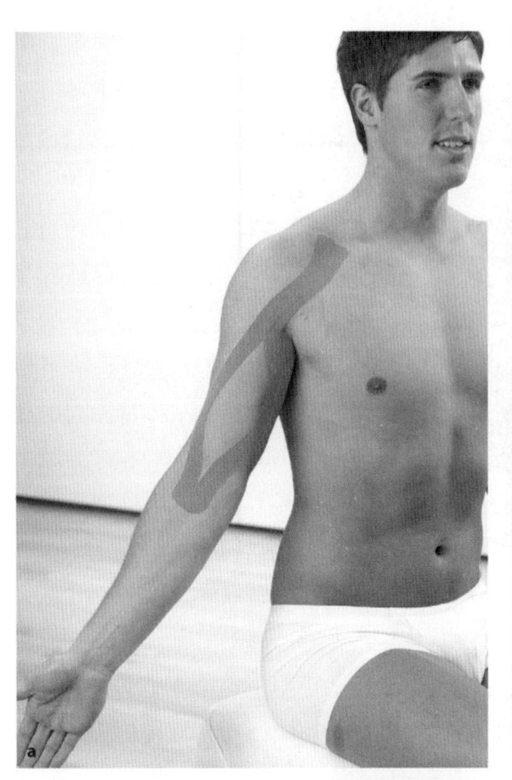

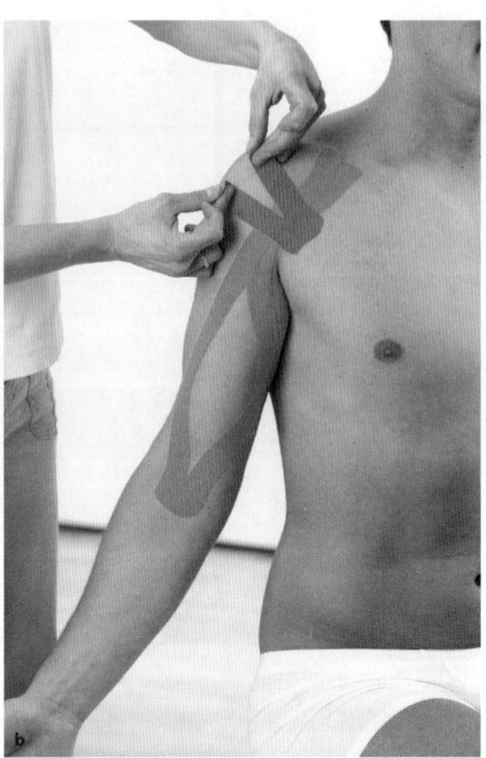

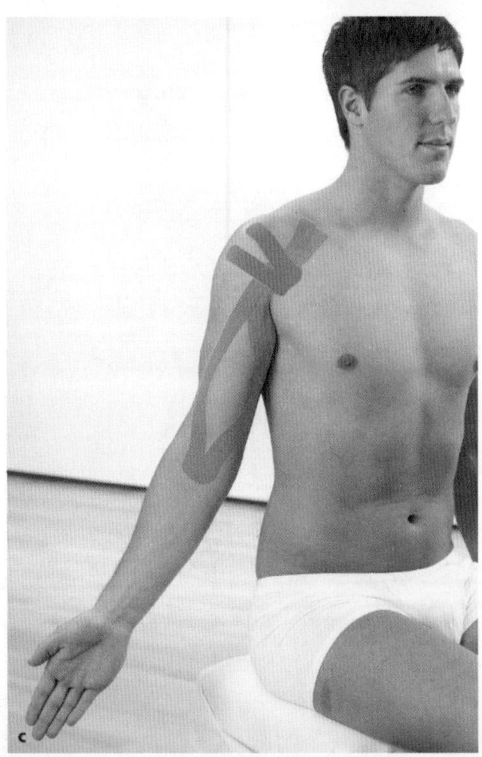

图 6.40 a–c。肱二头肌肌腱炎：a 贴扎第 1 部分。a 完成可降低肌张力的肱二头肌贴扎。b 贴扎第 2 部分。 b 痛点筋膜贴扎。锚点位于痛点前方，c 完成贴扎

6.3.2 肱二头肌肌腱炎

定义

肱二头肌肌腱炎由肱二头肌肌腱紧张引起。

在以下实例中，使用可降低肌张力的贴扎仅固定至肱二头肌短头，因为短头内收部分会加剧肩部的拉伸错位现象。“背侧太弱”且“腹侧太紧”的肌肉不平衡现象加剧，并导致肌肉张紧加剧。

目的

可降低肌张力的肌肉贴扎结合筋膜矫正，可缓解主要痛点。

贴扎

- 第 1 部分：患者处于静息姿势。将肌贴锚点固定于肘部内侧。保持皮肤移位锚固肌贴，两条肌贴尾端包围肌腹，然后沿三角肌前边缘平行延伸，并在喙突处截止。在无张力情况下固定肌贴两端（图 6.40a）。
- 第 2 部分：筋膜矫正锚点位于激痛点前面。手臂伸展。将筋膜横向拉伸至肌肉纤维路径，该实例中，筋膜始终背向延伸，以避免二头肌肌腱发生撞击。在无张力情况下固定肌贴两端（图 6.40b）。图 6.40c 为两条肌贴贴扎完成图。

备忘录

贴扎：肌肉技术、筋膜技术

剪切方法：Y 形肌贴

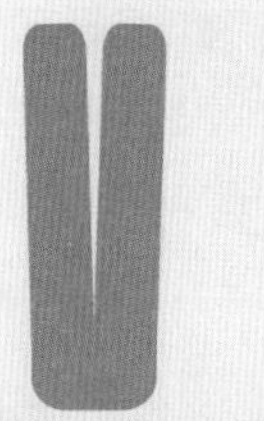

图 6.41. 蓝色 Y 形肌贴

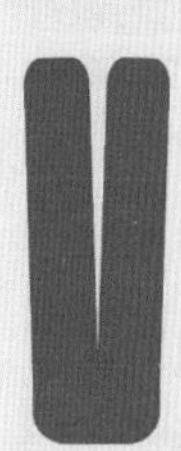

图 6.42. 红色 Y 形肌贴

提示

可使用 I 形技术治疗短头肌肉。锚点位于肘部内侧。将肌贴固定于肱二头肌肌腹，并沿三角肌前边缘一直延伸至喙突。

若同时对肱二头肌和长短头进行治疗，则可使用 Y 技术。如第 1 部分一样固定贴扎，但 Y 形肌贴两端需分别延伸至喙突和盂上结节。

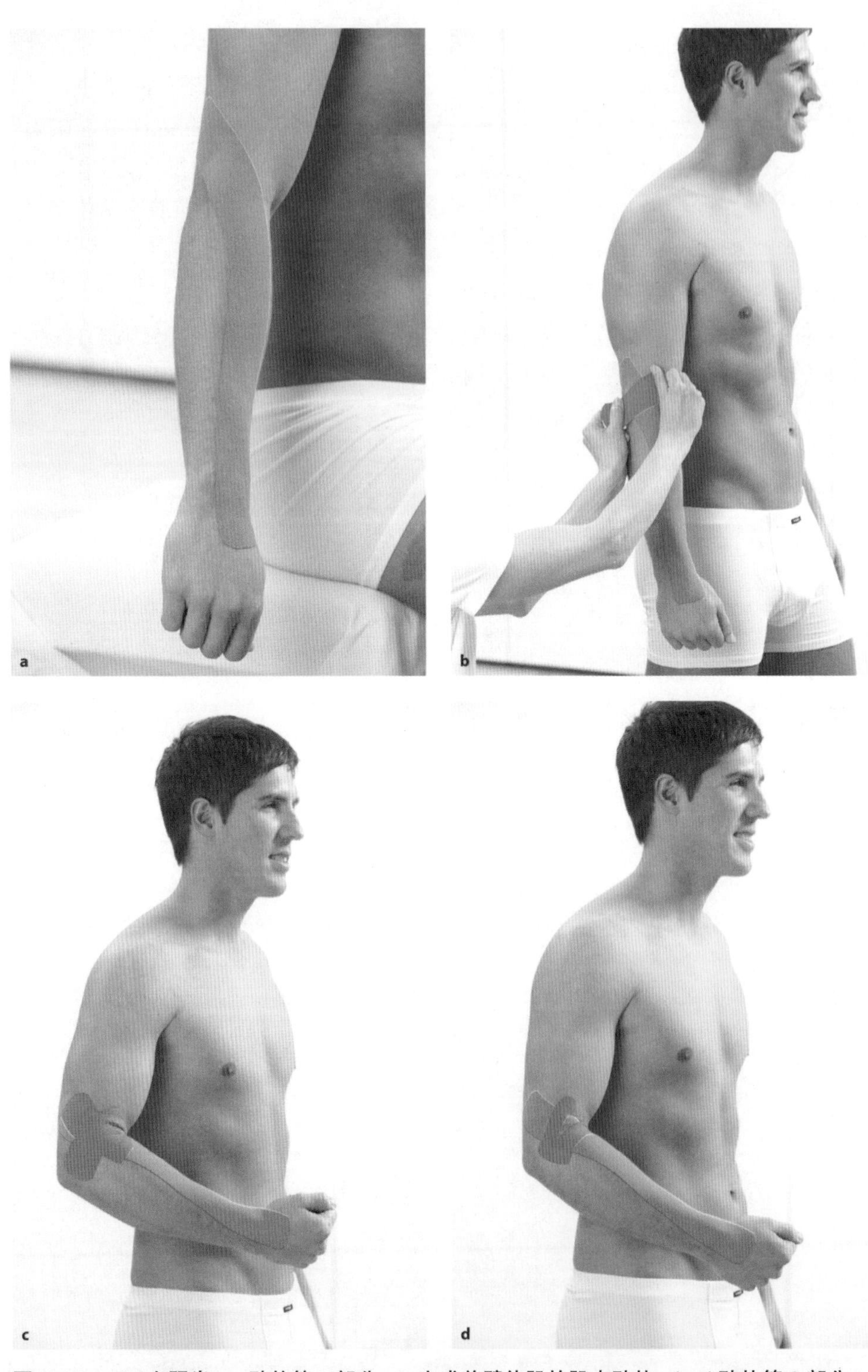

图 6.43 a–d。上髁炎：a 贴扎第 1 部分。a 完成前臂伸肌的肌肉贴扎。b–d 贴扎第 2 部分。b 将第一条肌贴拉伸至最大状态并整体固定在痛点上，c 使用相同方法沿 90° 方向固定第二条肌贴。完成韧带贴扎（双面肌贴），d 其他可能的贴扎：筋膜向健康方向拉动。筋膜矫正锚点位于痛点前方

6.3.3 上髁炎

定义

对于上髁炎症状，前臂肌肉过度紧张使内侧或外侧髁肌腱止点撕裂。紧张是由极度或重复运动导致，例如使用键盘 / 鼠标、工作或休闲活动中的姿势错误以及球拍运动和其他击球运动中的技术错误。

上髁炎存在两种形式：肱骨外上髁炎（网球肘）和肱骨上髁炎（高尔夫球肘）。

目的

对桡侧腕伸肌和短伸肌进行可降低肌张力的肌肉贴扎结合韧带技术，可缓解肌肉症状及痛点。

贴扎

- 第 1 部分：腕关节屈曲、内旋和肘部伸直测量前臂伸肌。锚点位于手背第二和第三手指线区域。将肌贴置于桡侧腕长伸肌和短伸肌上。在无张力情况下固定肌贴两端（图 6.43a）。
- 第 2 部分：轻微屈肘。将第一条肌贴拉伸至最大状态并整体固定于痛点上。使用相同方法沿 90° 方向固定第二条肌贴。根据疼痛程度，可以贴扎第三和第四条肌贴。在无张力情况下固定肌贴两端（图 6.43 b–c）。

第 2 部分其他可能的贴扎：轻微屈肘。手动检查筋膜移位性是否为最佳。沿健康方向矫正筋膜。筋膜矫正基底位于激痛点前面。向健康方向拉伸筋膜。在无张力情况下固定肌贴两端（图 6.43d）。

备忘录

贴扎：肌肉技术、韧带技术（双面肌贴）、筋膜矫正

剪切方法：I 形和 Y 形肌贴

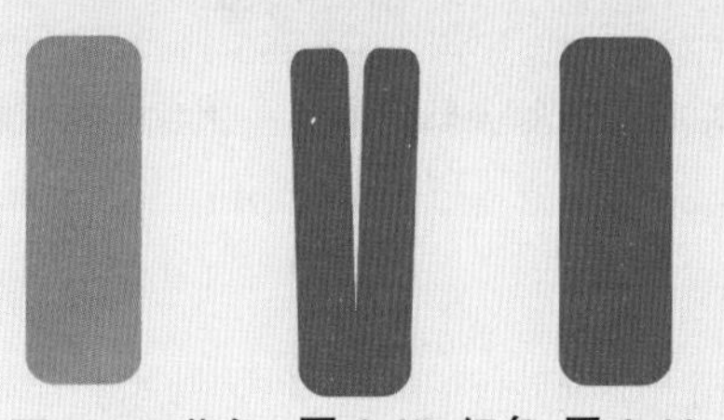

图 6.44. 蓝色 I 形肌贴　图 6.45. 红色 Y 形肌贴　图 6.46. 红色 I 形肌贴

提示

由于肌贴保持最大张力且几条肌贴叠压式贴扎，所以空间贴扎作为一种筋膜技术对结缔组织作用较大，因此适合慢性上髁炎。

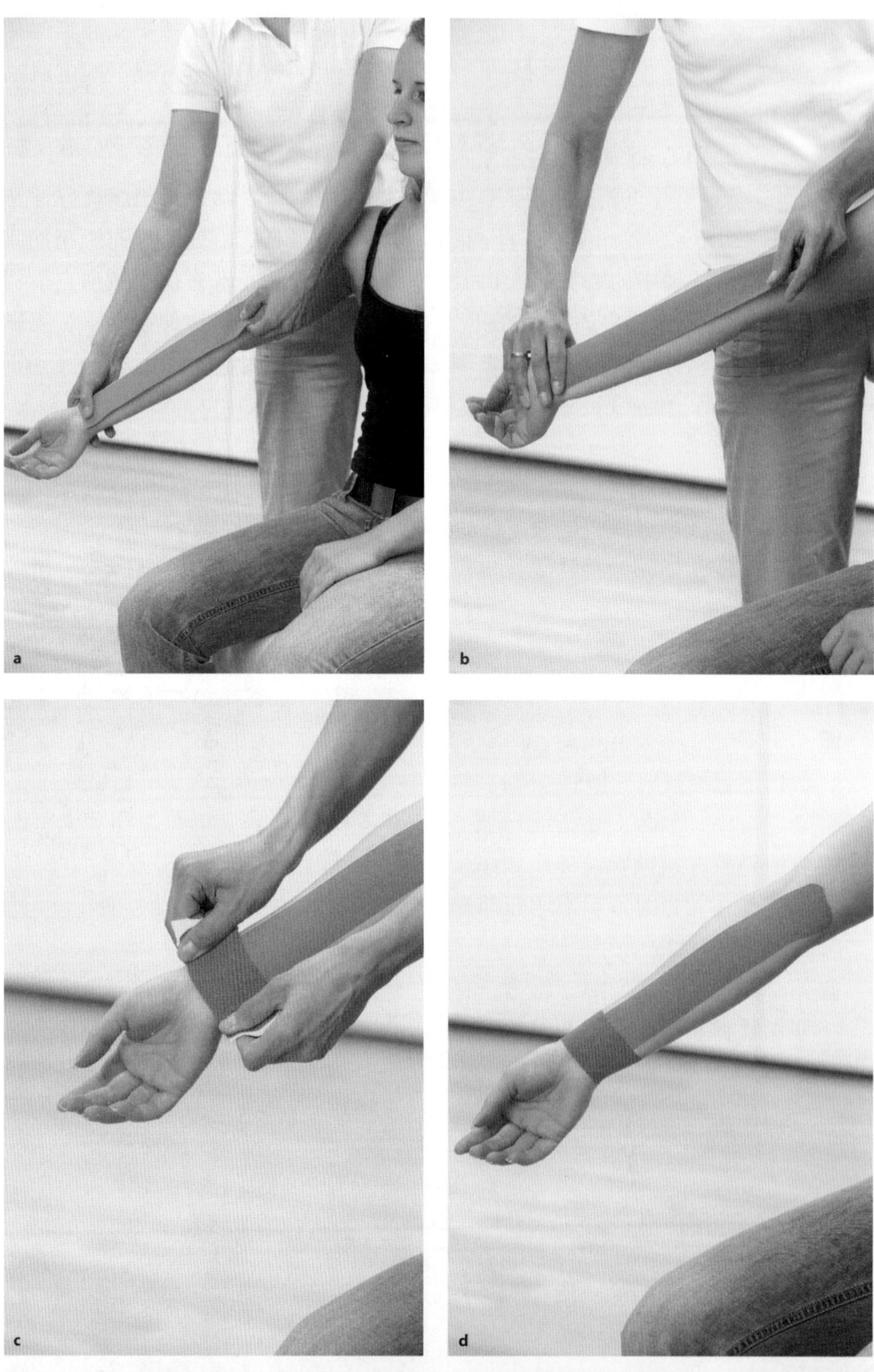

图 6.47 a–d。腕管综合征：a–b 贴扎第 1 部分。a 测量前臂屈肌的肌肉贴扎，b 将锚点置于手腕上。保持皮肤移位锚固肌贴，肌肉伸长同时固定肌贴。c–d 贴扎第 2 部分。c 手部为静息姿势。保持肌贴为最大张力状态并整体固定于屈肌支持带上，d 完成贴扎

6.3.4 腕管综合征

定义

腕管综合征（CTS）或正中神经压迫综合征是指正中神经在手腕区域受压。前臂屈肌机械性过度紧张、感染或全身性疾病，例如糖尿病、肢端肥大、甲状腺功能减退以及伴随性组织肿胀，均会导致屈肌支持带下方充血，并因此引发正中神经压迫综合征。

目的

结合运用肌肉和韧带贴扎可缓解肌肉与正中神经的症状，其中正中神经穿过屈肌支持带下方。

贴扎

- 第 1 部分：保持手背伸与伸肘测量肌贴。肌贴长度从手腕处至肱骨内上髁。锚点位于手腕上。保持皮肤移位锚固肌贴，并沿肌肉路径固定肌贴（图 6.47 a–b）。
- 第 2 部分：测量肌贴，使其覆盖手腕宽度和左右手指宽度。手部处于静息姿势。保持肌贴为最大拉伸状态并整体固定于屈肌支持带上。确保肌贴两端保持背侧打开。为避免尺骨和桡骨受压，支持带上仅可施加最大张力。在无张力情况下固定肌贴两端（图 6.47c–d）。

备忘录

贴扎：肌肉技术、韧带技术

剪切方法：I 形肌贴

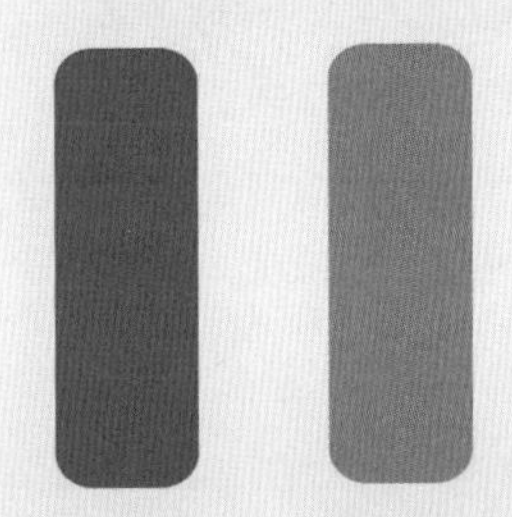

图 6.48. 红色 I 形肌贴　图 6.49. 蓝色 I 形肌贴

提示

旋前圆肌是正中神经肌肉充血的另一个来源，若问题出在这里，还应对其进行松解。

因前臂节段性神经支配（肌节）C7/T1，使得在此处贴扎空间贴扎是有效的。

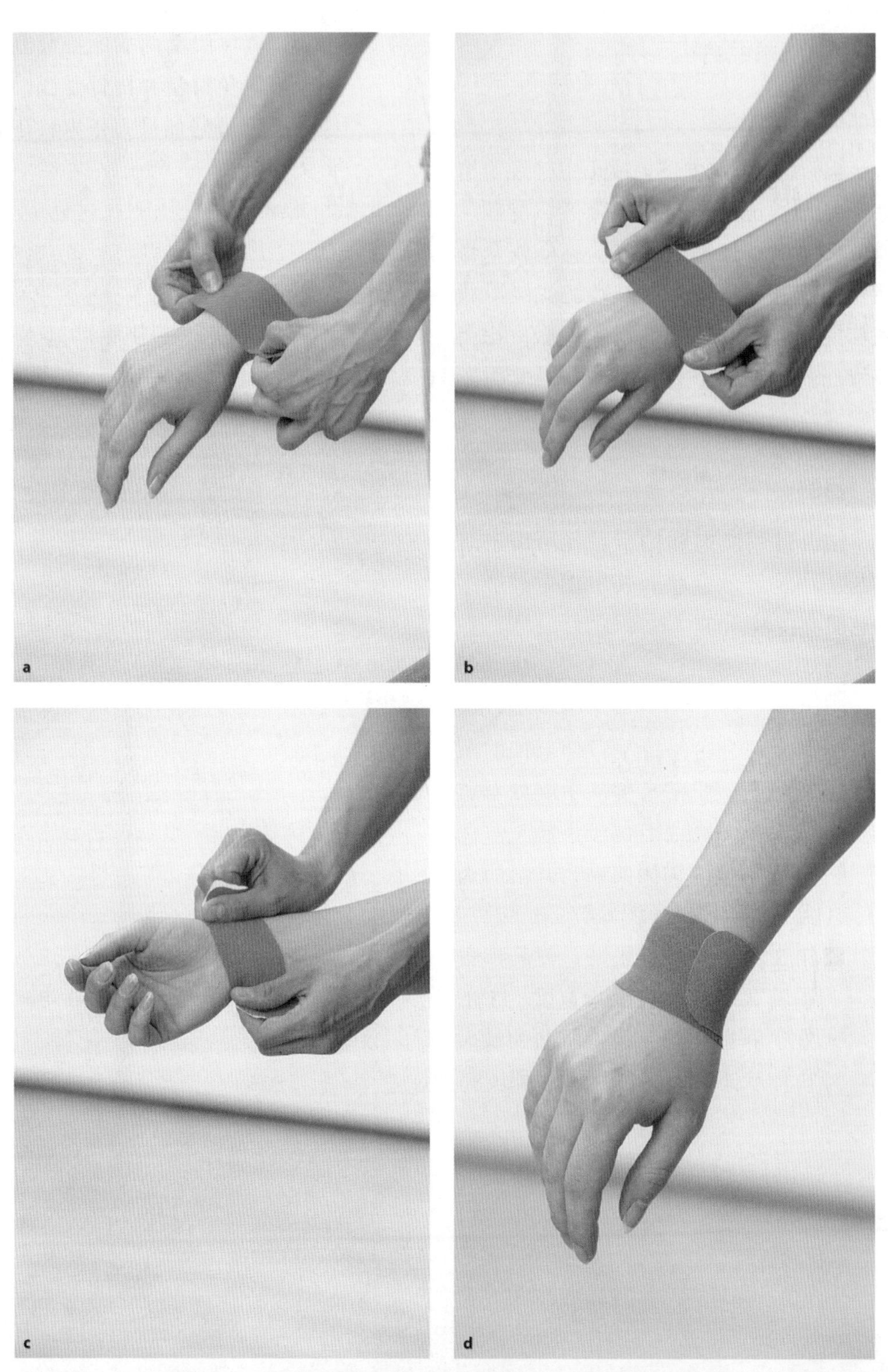

图 6.50 a–d。手腕稳定：a 肌贴测量范围应为手腕宽度加一个手指左右的宽度，b 保持肌贴为最大拉伸状态并整体固定于伸肌支持带上，c 使用相同方式将第二条肌贴固定于伸肌支持带上，d 完成贴扎

6.3.5 手腕稳定

定义

过度紧张会使手腕失去稳定性。

目的

通过对支持带腹侧和背侧进行韧带贴扎来保持手腕稳定。

贴扎

测量肌贴，使其覆盖手腕宽度并多出一个手指左右宽度。保持肌贴为最大张力状态并整体固定于伸肌支持带上（图6.50a–b）。使用相同方法将第二条肌贴固定于屈肌支持带上。确保肌贴两端保持背侧打开。为避免尺骨和桡骨受压，支持带上仅可施加最大张力。在无张力情况下固定肌贴两端。

图6.50d为手腕稳定贴扎完成图。

备忘录

贴扎：韧带技术

剪切方法：I形肌贴

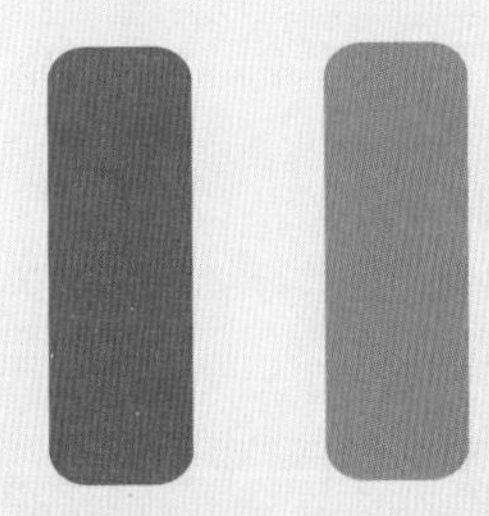

图6.51. 红色I形肌贴　图6.52. 蓝色I形肌贴

提示

不可使用环形贴扎固定；否则会使桡骨和尺骨受压。

在将肌贴拉伸至最大程度时，手腕处应无先前造成的肿胀；否则肌贴会阻碍淋巴引流。

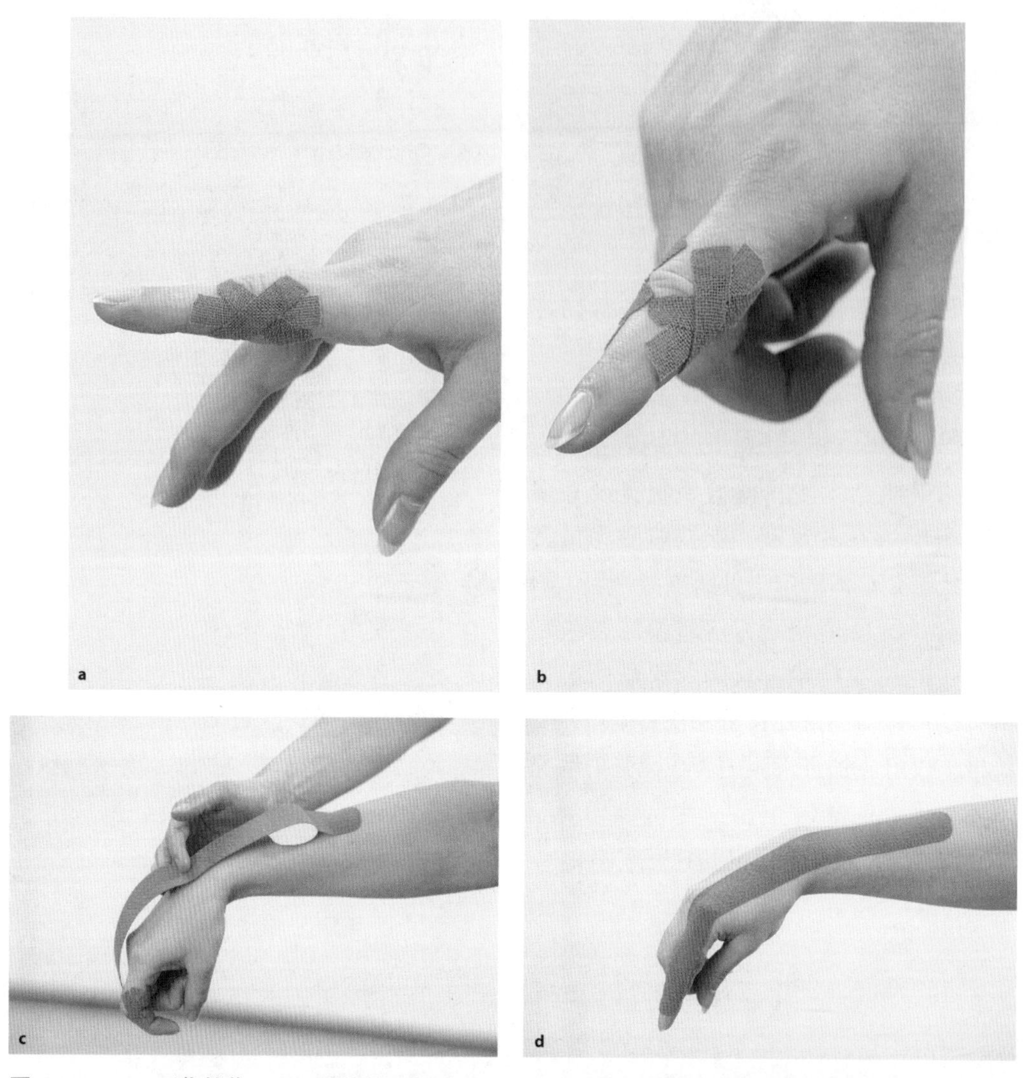

图 6.53 a–d。手指挫伤：a–b 贴扎第 1 部分。a 完成穿过侧副韧带和关节囊的韧带贴扎，b 完成两侧韧带贴扎。c–d 贴扎第 2 部分。c 将锚点锚固于起点，并将肌贴固定于肌肉上，直至止点，d 完成贴扎

6.3.6 手指挫伤

原因

发生手指挫伤时，关节的外部直接或钝性撞击会导致水肿和血肿，并可能导致囊和/或韧带过度伸展。

目的

可通过肌肉贴扎以及囊和韧带结构的韧带贴扎来保持关节稳定。

本实例为食指手指挫伤和可增加肌张力的食指伸肌贴扎。

贴扎

- 第 1 部分：关节处于静息姿势。肌贴测量范围应为关节宽度加一指宽。将肌贴四等分，保持肌贴为最大拉伸状态并整体固定于关节侧副韧带上。使用相同方法沿 45° 方向将第二和第三条四等分肌贴固定于侧关节囊上。在无张力情况下固定肌贴两端。将肌贴贴扎于手指两侧（图 6.53 a–b）。
- 第 2 部分：食指伸肌肌肉贴扎用的肌贴测量范围从肌肉伸展状态下的前臂远端三分之一处至食指末节指骨。将锚点置于肌肉起点，且在锚固锚点后，将肌贴固定于肌肉正常长度直至其止点。在无张力情况下固定肌贴两端（图 6.53c–d）。

备忘录

贴扎：韧带技术

剪切方法：I 形肌贴

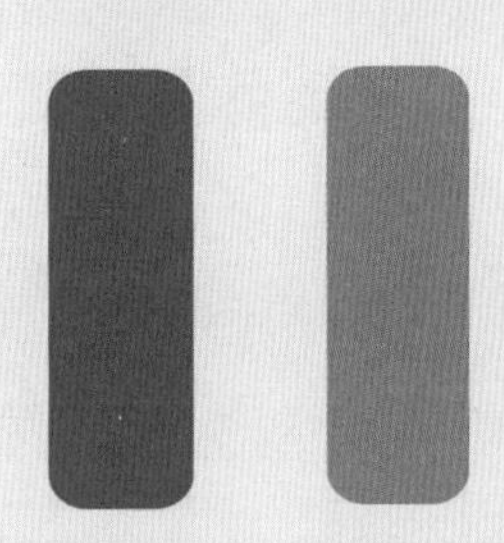

图 6.54. 红色 I 形肌贴　图 6.55. 蓝色 I 形肌贴

提示

为便于开展体育活动，可使用普通非弹性肌贴将手指锚固于邻近手指上。

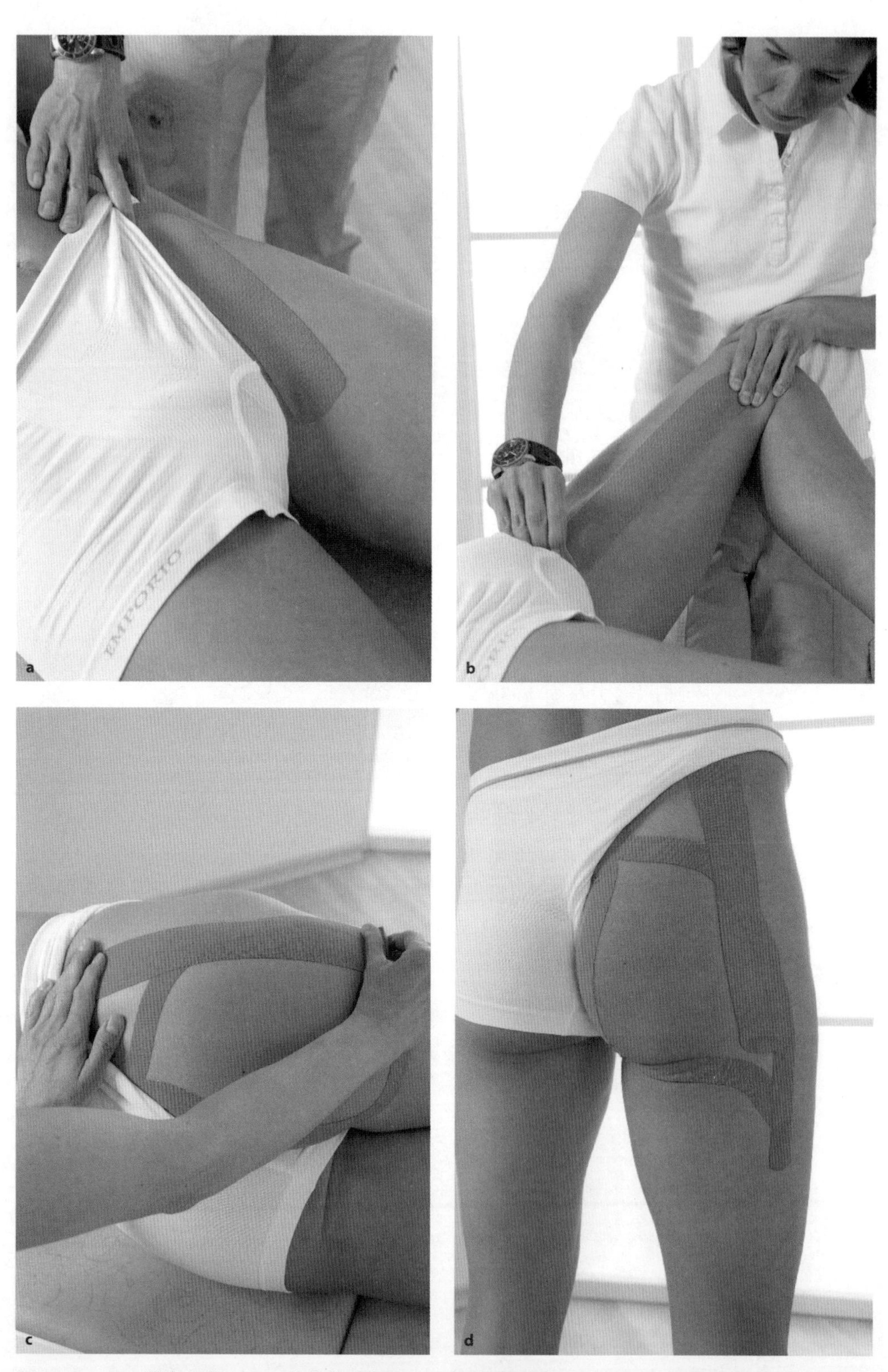

图 6.56 a–d。臀部问题：a–b 贴扎第 1 部分。a 完成髂嵴贴扎，b 长内收肌肌肉贴扎。c–d 贴扎第 2 部分。 C 完成臀大肌和臀中肌 / 臀小肌的肌肉贴扎，d 完成贴扎

6.4 下肢

6.4.1 臀部问题

定义

过度紧张、退行性病变或关节创伤会导致关节慢性疼痛性变化，从而加剧功能障碍。侵蚀最初仅会影响软骨，但之后还会导致骨骼发生变化。

进而导致姿势稳定性发生改变以及肌平衡失调。

目的

通过各种肌肉贴扎可改善髋关节肌肉协调性。

贴扎

- 第1部分：可降低肌张力的髂嵴和长内收肌肌肉贴扎。
  患者保持仰卧位放松状态。髂肌锚点位于小转子止点。腿伸展，内旋。用手锚固锚点，然后将肌贴固定至髂前下棘（图 6.56a）。
  长内收肌锚点位于股骨内侧髁上。腿部保持外展状态。用手锚固锚点，然后将肌贴固定至耻骨上支（图 6.56b）。
- 第2部分：可增加肌张力的臀大肌和臀中肌/臀小肌肌肉贴扎。
  患者肌肉处于侧位。臀大肌锚点位于起点，骶骨中心。腿部保持弯曲和内收状态。用手锚固锚点，然后将第一条肌贴尾端固定在臀肌下部周围。将第二条肌贴尾端斜穿过臀肌固定，直至大转子（图 6.56c）。
  臀中肌/臀小肌锚点位于髂嵴上。腿部保持弯曲状态。用手锚固锚点，然后将肌贴沿直线固定至大转子。在无张力情况下固定肌贴两端（图 6.56d）。

备忘录

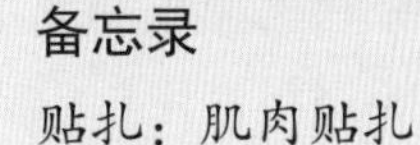

贴扎：肌肉贴扎

剪切方法：I 形和 Y 形肌贴

图 6.57. 蓝色 I 形肌贴

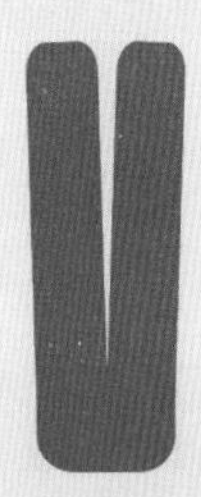

图 6.58. 红色 Y 形肌贴

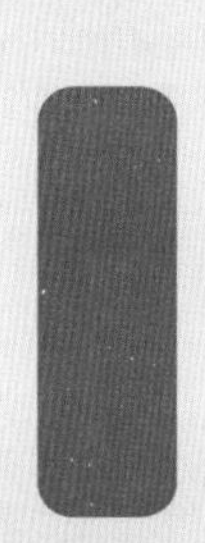

图 6.59. 红色 I 形肌贴

提示

为改善臀大肌肌贴的黏附力，还可使用两条 I 形肌贴进行贴扎。此外，在贴扎大转子的肌贴的末端，增加覆盖性的肌贴，也是可行及有效的。

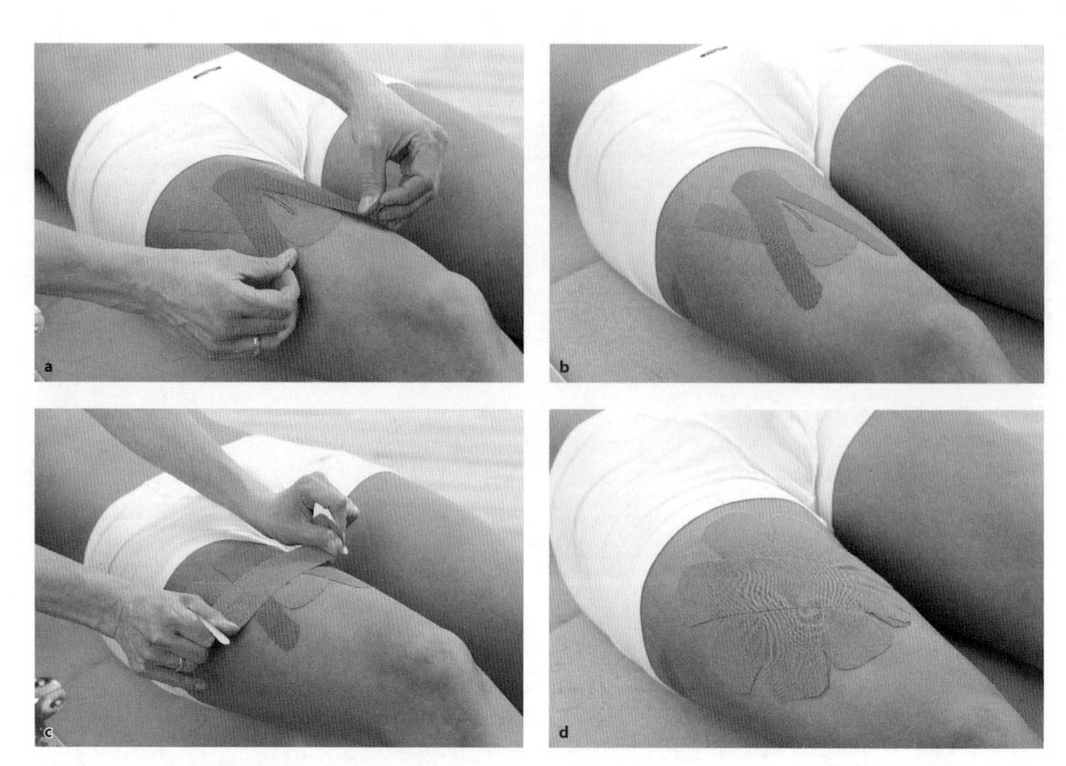

图 6.60a–d。肌纤维撕裂：a–b 贴扎第 1 部分。a 锚点位于肌纤维撕裂处前方颅侧或近尾侧。沿肌纤维路径有节奏地贴扎肌贴。肌纤维撕裂处位于肌贴中央，b 完成筋膜矫正。c–d 贴扎第 2 部分。c 穿过肌纤维撕裂处固定第一条肌贴，并沿与第一条肌贴成 90° 的肌肉固定第二条肌贴。最后两条肌贴分别沿 45° 方向固定，d 完成贴扎

6.4.2 肌纤维撕裂

定义

肌纤维撕裂是指因突然施加了最大力度的张力而使肌肉结构分离，例如急剧加速并减速。肌肉无法吸收或支撑这些突然施加的机械牵引力。

肌肉中可见且可触及的空洞，只有在受伤后才可被识别，且后续会因伴随性肿胀而变得不可触及。

寒冷的环境条件、热身不充分和肌肉硬化均会导致肌肉损伤。

以下实例中，肌纤维撕裂处位于股四头肌中。

目的

将筋膜矫正与空间贴扎相结合可缓解纤维撕裂。

在前 48 小时内的初步治疗方法包括筋膜技术和受伤结构的施压。这可缓解水肿并改善受损结构中水肿的引流。仅在发生 48 小时后使用空间贴扎，否则会导致水肿加剧。同时，空间贴扎会促进新陈代谢和撕裂纤维的愈合。

贴扎

- 第 1 部分：患者膝关节轻微弯曲。肌贴长度为受伤结构长度加两指宽。锚点位于肌纤维撕裂处前方，即颅侧或近尾侧。沿肌纤维路径有节奏地固定肌贴尾端。肌肉撕裂处位于肌贴两尾端中央（图 6.60a–b）。
- 第 2 部分：患者膝关节轻微弯曲。通常，空间贴扎的肌贴为 15 厘米。穿过肌纤维撕裂处固定第一条肌贴，并沿与第一条肌贴成 90° 的肌肉固定第二条肌贴。最后两条肌贴应分别沿 45° 方向固定。保持所有肌贴为最大拉伸状态并整体固定。在无张力情况下固定肌贴两端。（图 6.60c–d）。

备忘录

贴扎：筋膜矫正、双面肌贴

剪切方法：I 形和 Y 形肌贴

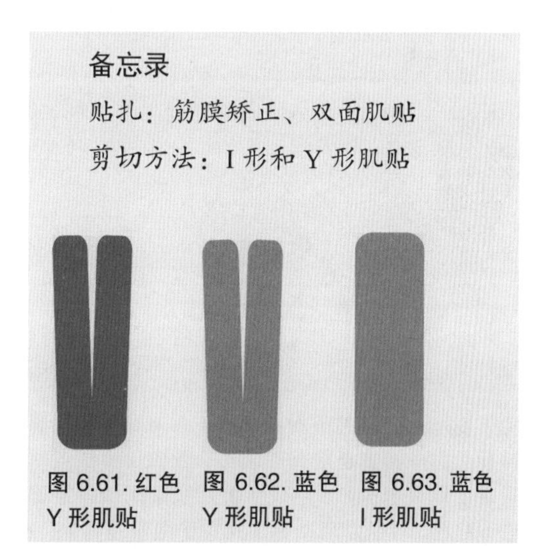

图 6.61. 红色 Y 形肌贴　图 6.62. 蓝色 Y 形肌贴　图 6.63. 蓝色 I 形肌贴

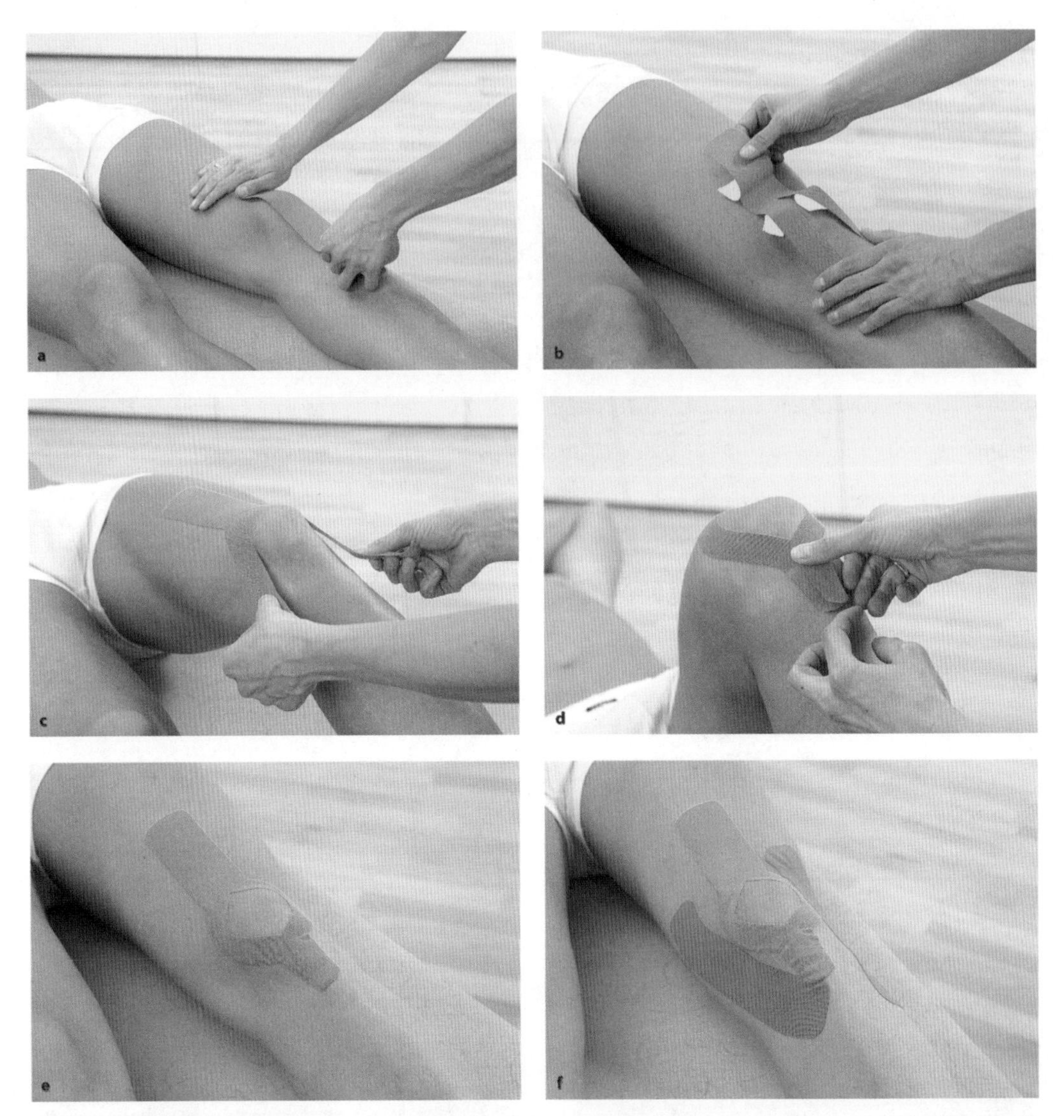

图 6.64 a–f。膝关节骨关节炎：a–e 贴扎第 1 部分。a 使用筋膜贴扎进行功能矫正时的测量范围为髌骨上方一指宽至胫骨粗隆处，b 先仅将锚点一小条（即大约一指宽）固定至髌骨上边缘。然后固定锚点剩余部分，c 用双手将两肌贴尾端固定于髌骨周围直至其尖端，同时患者将其膝关节弯曲至最大程度，d 肌贴两端叠压式置于胫骨粗隆处，e 完成筋膜贴扎，f 贴扎第 2 部分。f 完成贴扎

6.4.3 膝关节骨关节炎

定义

骨关节炎是因关节负荷能力和实际负荷间不平衡导致的进行型、年龄相关的关节软骨侵蚀。

尚未找到原发性骨关节炎的病因。

继发性骨关节炎因错位、导致关节持久性损坏的事故或感染等所致。

晚期阶段，关节、滑膜、关节囊和跨关节肌肉附近的骨骼区域会发生变化，这样骨关节炎临床图像就不再局限于软骨侵蚀。

目的

将功能矫正与筋膜贴扎和韧带技术相结合，可稳定膝关节并降低髌后压力。

贴扎

- 第 1 部分：通过筋膜贴扎进行功能矫正时的肌贴程度测量范围应为髌骨上方一手宽至胫骨粗隆（图 6.64a）。将肌贴切割成长度为一手宽。背衬纸在末端被拉回至 Y 形肌贴尾端。先仅将锚点一小条（约一指宽）固定至髌骨上边缘。然后再固定锚点剩余部分（图 6.64b）。用双手将两肌贴尾端固定在髌骨周围，直至其尖端，同时患者将其膝关节拉至最大弯曲程度（图 6.64c）。肌贴两端在胫骨粗隆处为叠压式。在无张力情况下固定肌贴两端（图 6.64d–e）。
- 第 2 部分：韧带贴扎时使用的肌贴测量范围为侧副韧带两止点之间：用于股骨内侧髁至鹅足之间的内侧副韧带、以及从股骨外侧髁至腓骨头的外侧副韧带。将肌贴固定在中立位。保持肌贴为最大拉伸状态并整体固定。将膝关节弯曲至最大程度，在无张力情况下固定肌贴两端。（第 4.1.1 章）。

备忘录

贴扎：通过筋膜贴扎开展功能矫正技术

剪切方法：I 形和 Y 形肌贴

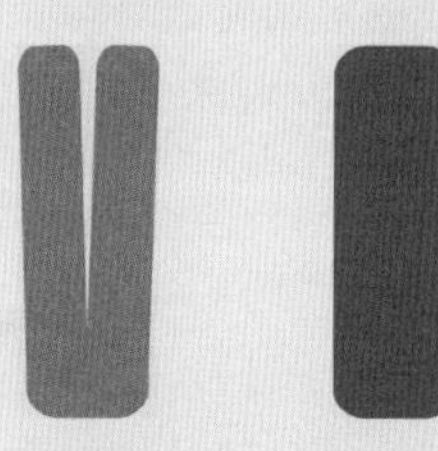

图 6.65. 蓝色 Y 形肌贴　图 6.66. 红色 I 形肌贴

提示

肌贴贴扎同样适用于膝关节骨关节炎和髌后骨关节炎。

为提高肌贴的黏附力，可将覆盖性肌贴固定于肌贴两端。

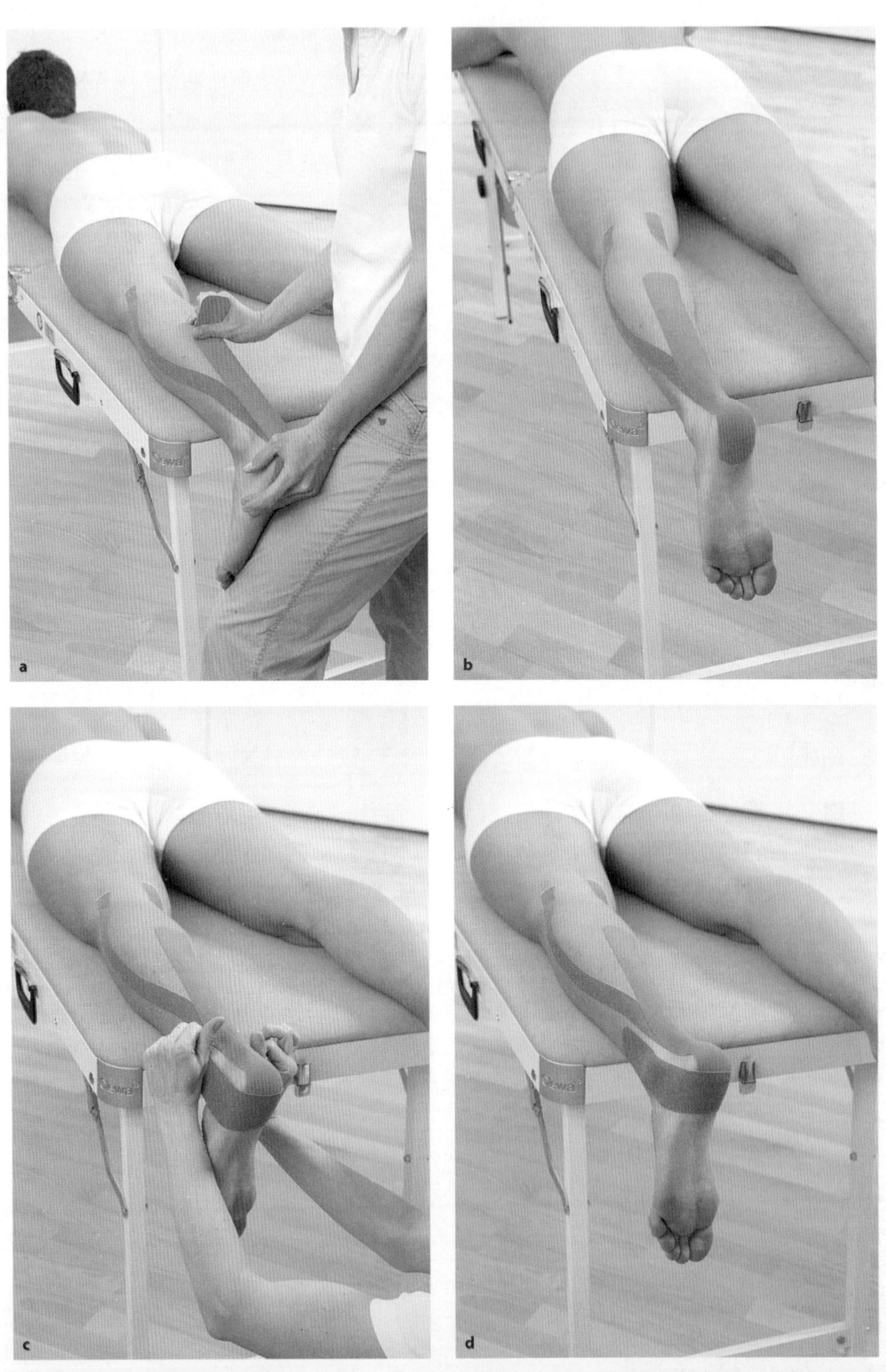

图 6.67 a–d。跟腱痛：a 贴扎第 1 部分。a 完成肌肉贴扎，并开始对跟腱进行韧带贴扎。b 贴扎第 2 部分。b 完成肌肉和韧带贴扎。c–d 贴扎第 3 部分。c 开始踝关节韧带贴扎，d 完成贴扎

6.4.4 跟腱痛

定义

跟腱痛由重复性劳损或不习惯的短暂活动引起，通常为局部发作，致使跟腱慢性过度劳损。跟腱痛可能也是踝关节骨关节炎或足部畸形导致的结果。

目的

腓肠肌肌肉贴扎和跟腱韧带贴扎可缓解肌肉组织和腱的症状，并稳定踝关节。

贴扎

- 第 1 部分：可降低肌张力的肌肉贴扎测量范围从脚跟下方至股骨髁。部分锚点位于跟骨上，且将锚点固定于跟腱止点处。用手锚固锚点，然后将单独肌贴尾端固定至腓肠肌肌腹周围。肌贴末端位于股骨髁上（图 6.67a）。
- 第 2 部分：韧带技术所用肌贴测量范围从脚跟下方至腓肠肌肌腱接头。锚点首先位于跟骨上，且将锚点固定于跟腱止点处。用手锚固熬点，然后将肌贴拉伸至最大状态并固定至肌腱接头。在无张力情况下固定肌贴两端（图 6.67b）。
- 第 3 部分：踝关节肌贴测量范围延伸至两髁部。将肌贴拉伸至最大状态并整体固定于跟骨下方和髁部上方。在无张力情况下固定肌贴两端（图 6.67c）。图 6.67d 为跟腱痛贴扎完成图。

备忘录

贴扎：肌肉技术、韧带技术

剪切方法：I 形和 Y 形肌贴

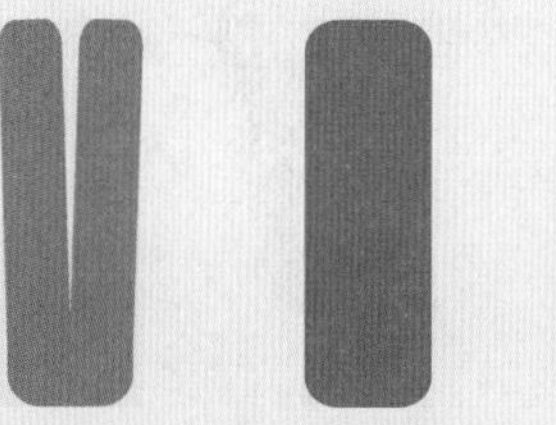

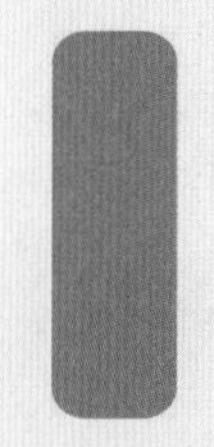

图 6.68. 蓝色 Y 形肌贴　图 6.69. 红色 I 形肌贴　图 6.70. 蓝色 I 形肌贴

提示

还可使用踝周围的韧带贴扎来矫正跟骨张力。在这种情况下，先将锚点固定至跟骨下方中央。外侧肌贴尾端保持最大张力，并沿向心方向矫正跟骨。内侧肌贴尾端仅以 50% 张力进行固定。

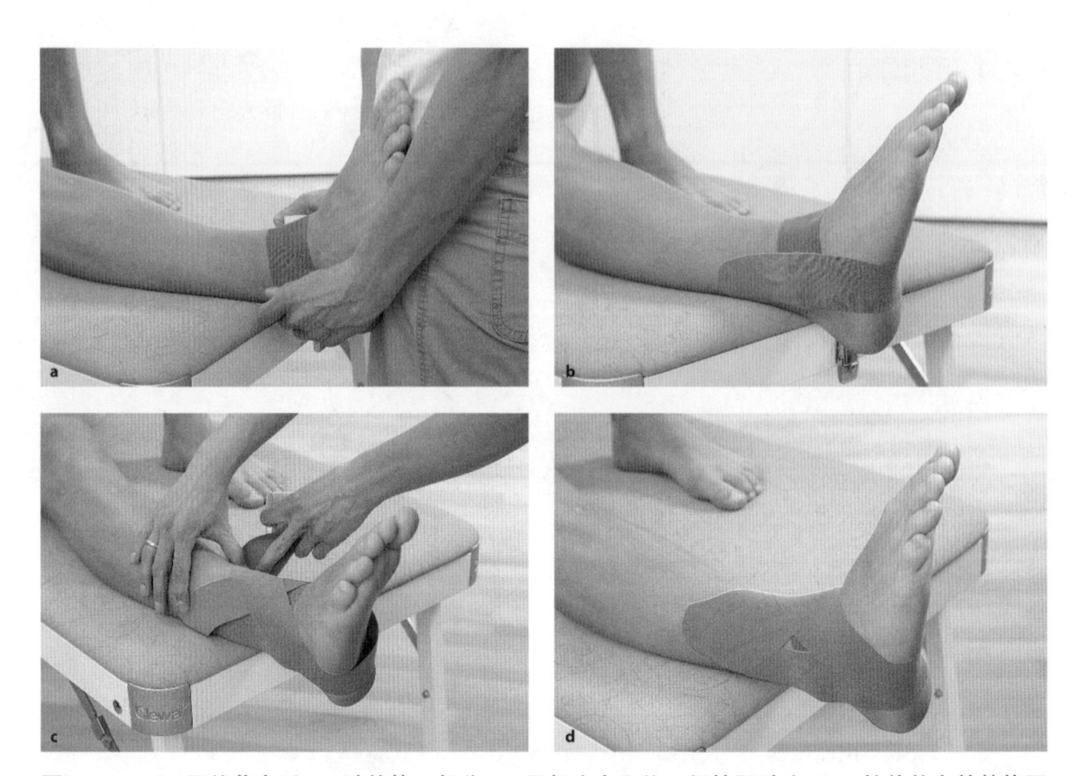

图 6.71 a–d。踝关节变形：a 贴扎第 1 部分。a 足部为中立位。保持肌贴为 50% 拉伸状态并整体固定于前侧关节囊之上。b 贴扎第 2 部分。b 完成对髁分叉周围前侧关节囊的贴扎。c–d 贴扎第 3 部分。c 测量踝关节周围上外踝与内踝之间半八字环形韧带贴扎所需肌贴，d 完成韧带贴扎

6.4.5 踝关节变形

定义

踝关节变形因踝关节旋转或扭转所致，伴随韧带或关节囊损伤；这些结构的胶原纤维严重过度拉伸。损伤部位通常伴有肿胀和内出血

目的

可通过韧带贴扎稳定上部踝关节。

贴扎

- 第 1 部分：前侧关节囊韧带贴扎所用的肌贴测量范围从外踝前至内踝。足部位于中立位。保持肌贴为 50% 拉伸状态并整体固定至前侧关节囊上。在无张力情况下固定肌贴两端（图 6.71a）。
- 第 2 部分：踝分支周围韧带贴扎所用的肌贴测量范围为足底上两髁之间距离。足部位于中立位。将肌贴拉伸至最大状态并整体固定于跟骨下方和踝部上方。为加大对旋后运动的限制，可侧向矫正牵拉（第 4.1.1 章）。这种锚固使侧囊增强。在无张力情况下固定肌贴两端（图 6.71b）。
- 第 3 部分：踝关节周围的半八字形韧带贴扎所需肌贴，测量范围为从半八字环形侧上外踝至另一踝部。足部位于中立位。第一条条带锚点位于外踝上方一手宽处。在未锚固基底的情况下，将肌贴拉至 70%，并使用筋膜技术将肌贴沿半八字环固定至踝关节处。使用相同技术将第二条肌贴固定地稍微低一点。筋膜技术允许在拉伸至最大状态的同时向上矫正足部侧缘。在无张力情况下固定肌贴两端（图 6.71c–d）。

备忘录

贴扎：韧带技术

剪切方法：I 形肌贴

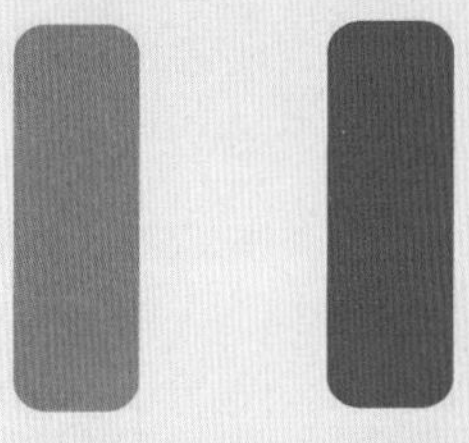

图 6.72. 蓝色 I 形肌贴　图 6.73. 红色 I 形肌贴

提示

若踝关节存在残余肿胀，前侧关节囊应在仅 10% 拉伸或无张力状态下固定。由于可能会阻碍淋巴引流，所以必要时可完全忽略该肌贴。

若踝关节严重肿胀，应仅进行淋巴贴扎。

两个半八字肌贴通常可用于在体育活动过程中增加稳定性。

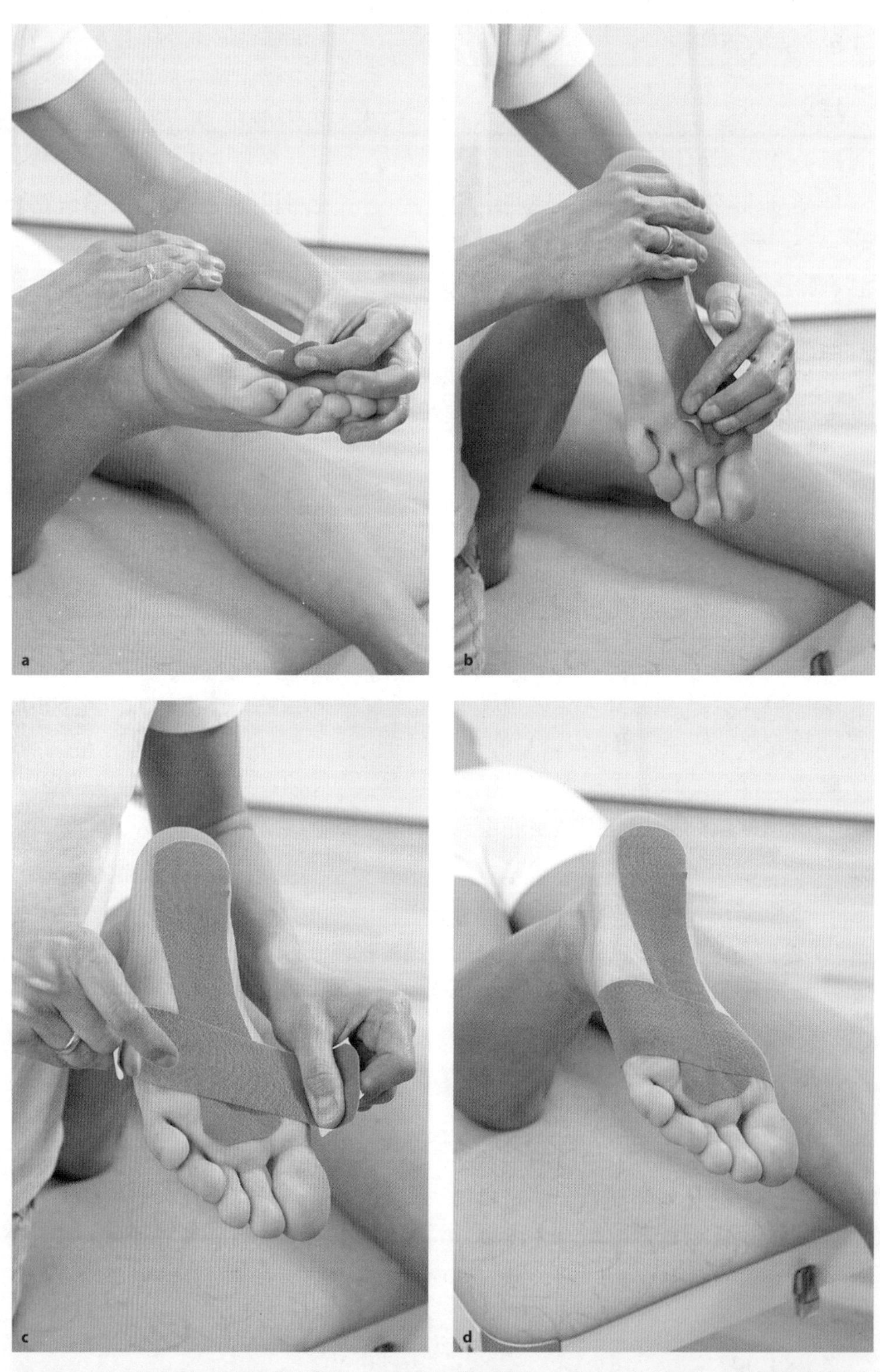

图 6.74 a–d。八字脚、扁平足和平跖足：a–b 贴扎第 1 部分。a 锚点位于跟骨上，用手锚固锚点并保持 50% 拉伸，将肌贴固定至 MTP 关节上，b 为固定无张力肌贴末端，需伸展脚趾。c–d 贴扎第 2 部分。c 足部保持静息姿势，保持肌贴为最大拉伸状态并整体固定至足部外缘上，d 完成贴扎

6.4.6 八字脚、扁平足和平跖足

定义

足部肌肉组织和韧带无力会使纵向与横向足弓发生改变。当纵向足弓为扁平状时，称为扁平足，当足底可完全接触地面时，称为平跖足。

八字脚表现为跖骨分开，横向足弓塌陷。

目的

韧带贴扎可刺激足底韧带，并支撑横向足弓。

贴扎

- 第 1 部分：足底韧带的韧带贴扎所用肌贴测量范围为跟骨至跖趾（MTP）关节。足部为趾屈姿势。锚点位于跟骨上，手动锚固锚点，并保持肌贴为 50% 拉伸状态并固定至跖趾关节上（图 6.74a）。伸展脚趾，然后在无张力情况下固定肌贴末端（图 6.74b）。
- 第 2 部分：横向足弓韧带贴扎所需肌贴测量范围从外侧至内侧足缘加上两侧跖趾关节外一指宽。足部处于静息姿势；保持肌贴为最大拉伸状态并整体固定至足部外缘。重要的是避免压迫跖趾关节。在无张力情况下固定肌贴两端（图 6.74c–d）。

备忘录

贴扎：韧带技术

剪切方法：I 形肌贴

图 6.75. 蓝色 I 形肌贴

提示

足底韧带下第一条肌贴应仅保持 50% 拉伸状态并固定，因为肌贴在最大张力状态下更易与组织分离。该肌贴的贴扎与拇指外翻贴扎良好结合。

7 淋巴贴扎

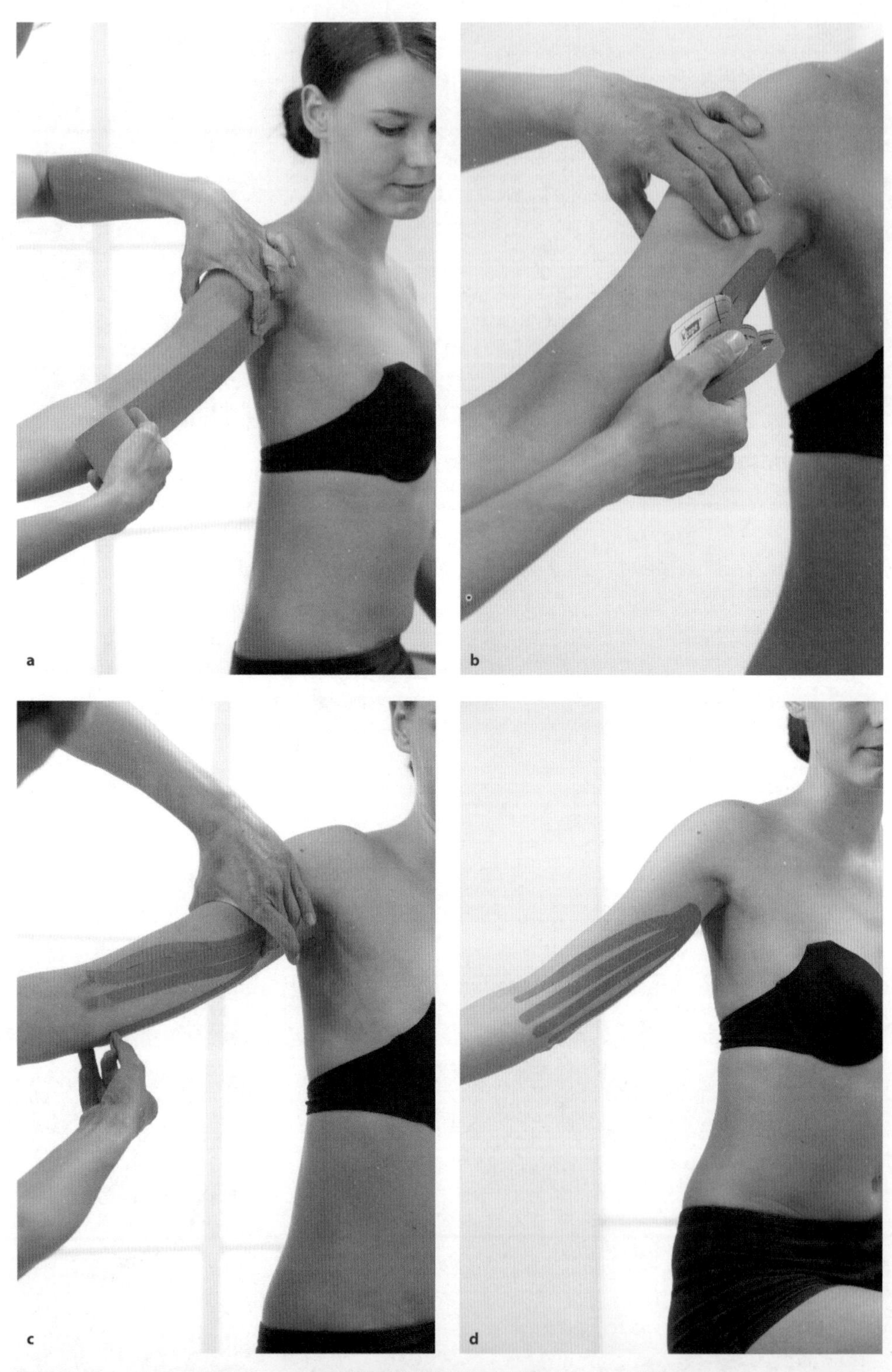

图 7.1 a–d。上臂内侧引流：a 测量腋窝至肘部内侧所需肌贴，b 将锚点移离腋窝一点并固定。完全撕掉背衬纸并轻轻固定两端，c 先后撕掉每一条肌贴尾端并锚固，以 25% 张力均匀固定至内侧上部，d 完成贴扎

7.1 上肢

7.1.1 上臂内侧引流

类型

本实例为具有未受损伤的淋巴结链的上臂内侧引流。

锚点

由于毛发生长和腋窝汗腺蒸发，所以将锚点移离腋窝一点。

贴扎

肌贴测量范围从腋窝至肘部内侧（图 7.1a）。将锚点移离腋窝一点。完全撕掉背衬纸，并轻轻固定两端（图 7.1b）。保持手臂外展和伸展。连续分离单独肌贴尾端，锚固，并以 25% 拉伸状态均匀固定至上臂内侧。在无张力情况下固定肌贴两端（图 7.1c）。完成贴扎后，应小心擦拭肌贴。图 7.1d 为上臂内侧引流的贴扎完成图。

备忘录

贴扎：淋巴技术

剪切方法：扇形肌贴

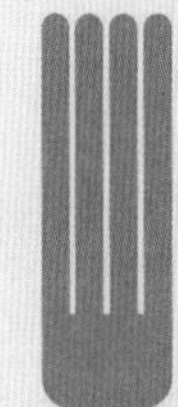

图 7.2. 蓝色扇形肌贴

提示

为使单独肌贴尾端肌贴均匀分布于上臂内侧，最好先固定最外侧条带。

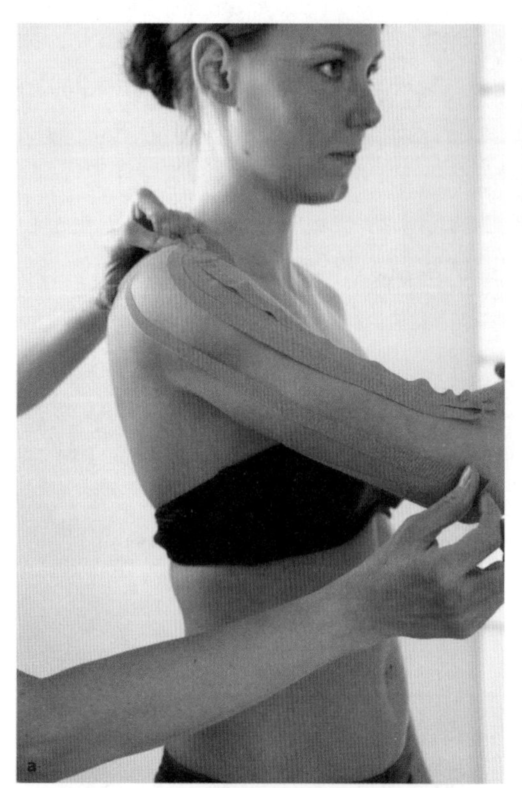

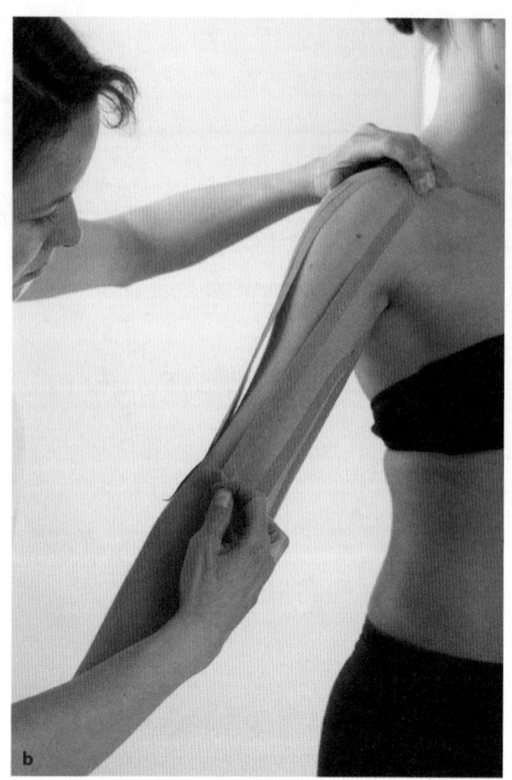

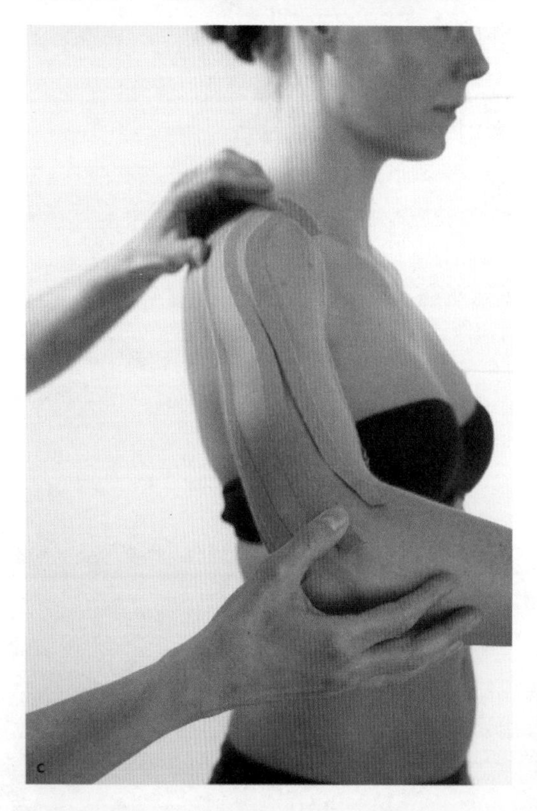

图 7.3 a–c。上臂外侧引流：测量锁骨上窝至肘部所需肌贴，a 锚点位于锁骨上窝。完全撕掉三头肌上的背衬纸，仅轻轻固定两端，b 先后分离单独肌贴，锚固，并以 25% 张力均匀固定至上臂外侧，c 完成贴扎

7.1.2 上臂外侧引流

类型

本实例为具有未受损伤的淋巴结的上臂外侧引流。

锚点

锚点位于锁骨上窝（末端）。

贴扎

肌贴长度测量范围为手臂内收和弯曲时锁骨上窝与肘部之间（图 7.3a）。位于锁骨上窝。完全撕掉三头肌上的肌贴背衬纸，仅轻轻固定两端（图 7.3b）。保持手臂内收和弯曲，以将两条肌贴尾端贴扎于背面，并保持手臂外展和伸展，以将两条肌贴尾端贴扎于前面。先后分离单独的肌贴尾端并锚固，然后以 25% 张力均匀固定至上臂外侧（图 7.3c）。在无张力情况下固定肌贴两端。在完成贴扎时应小心擦拭肌贴。图 7.3d 为上臂外侧引流的贴扎完成图。

备忘录

贴扎：淋巴技术

剪切方法：扇形肌贴

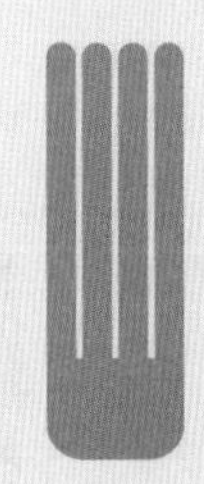

图 7.4. 蓝色扇形肌贴

提示

为将单独肌贴尾端均匀分布于上臂外侧，应先固定最外侧条带。

在大多数情况下，上臂引流治疗方法与内外侧贴扎相结合，即同时使用两种贴扎方法进行上臂引流。

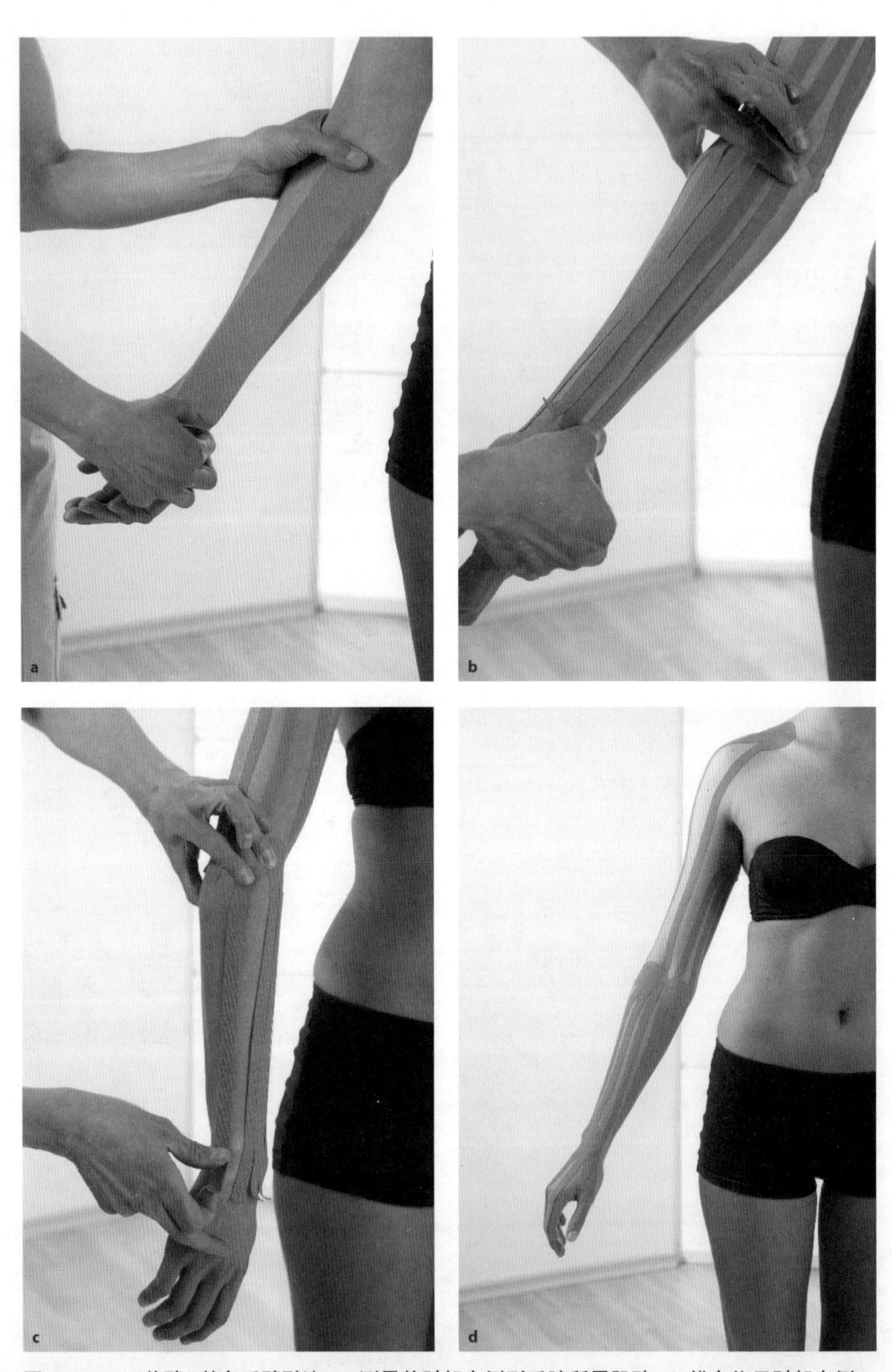

图 7.5 a–d。前臂 / 整条手臂引流：a 测量从肘部内侧到手腕所需肌贴，b 锚点位于肘部内侧。完全撕掉背衬纸，仅轻轻固定两端。贴扎手掌侧肌贴时，腕关节背伸；贴扎掌背侧时，腕关节屈曲，c 先后分离单独肌贴，锚固，并以 25% 张力均匀固定至前臂，d 完成手部贴扎贴扎

7.1.3 前臂 / 整条手臂引流

类型

该实例为具有未受损伤的淋巴结的前臂 / 整条手臂引流。

在整条手臂治疗时，结合了上臂内外侧贴扎（第 7.1.1 和 7.1.2 章）。

锚点

两条扇形肌贴锚点位于肘部淋巴结上。

贴扎

肌贴测量范围从肘部内侧至手腕（图 7.5a）。锚点位于肘部内侧。完全撕掉前臂上的背衬纸，仅轻轻固定两端。将手部置于手掌侧背伸和手掌弯曲位置（图 7.5b）。先后分离单独的肌贴，锚固，并以 25% 张力均匀固定至前臂上。在无张力情况下固定肌贴两端（图 7.5c）。贴扎完成后，摩擦肌贴。图 7.5d 为整条手臂引流的贴扎完成图。

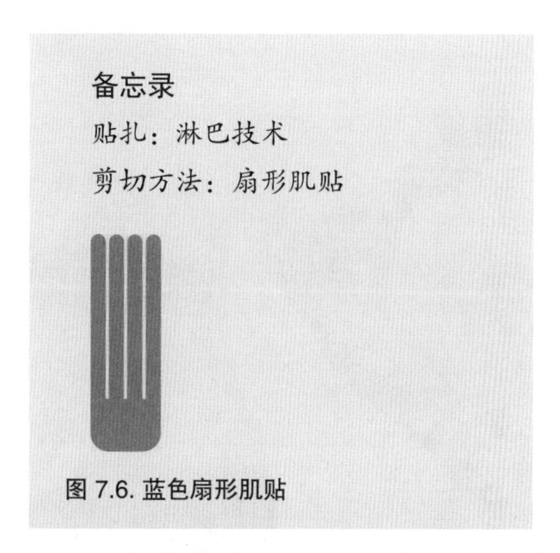

图 7.6. 蓝色扇形肌贴

提示

为将单独肌贴尾端均匀分布于前臂上，应先固定最外侧条带。

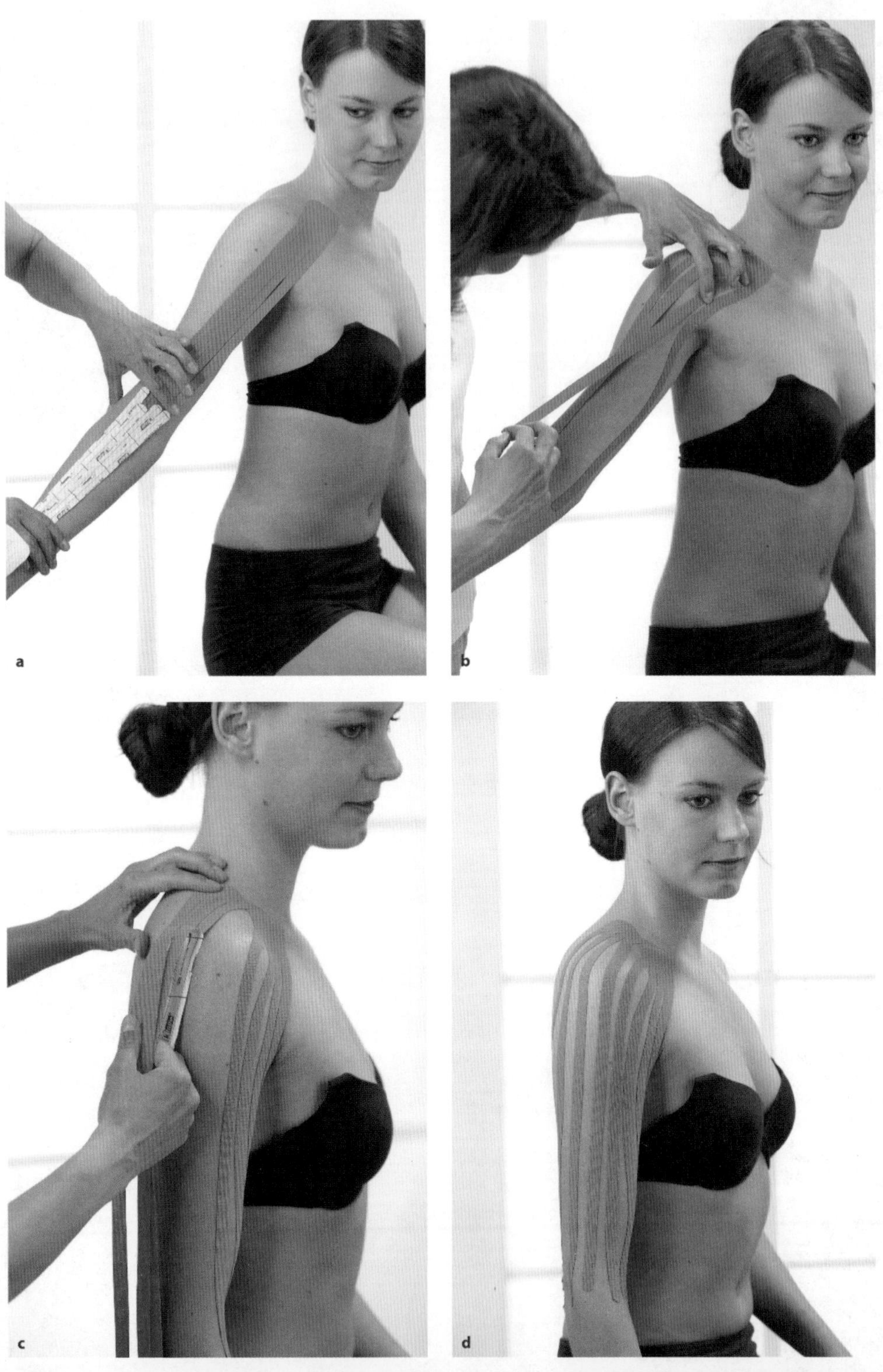

图 7.7 a–d。上臂内外侧引流：a 锚点位于锁骨上窝；将第一条扇形肌贴位于上臂内侧，b 在固定单独的肌贴时，将手臂置于不同的对应位置。先后分离单独的肌贴，锚固，并以 25% 张力固定至上臂内侧，c 背侧肌贴贴扎，d 完成贴扎

7.1.4 上臂内外侧引流

类型

本实例为具有有缺陷的淋巴结链的上臂内外侧引流。部分或完全移除腋窝淋巴结。

锚点

两条扇形肌贴锚点位于锁骨上窝（末端）。

贴扎

第一条扇形肌贴测量范围为手臂伸展状态下锁骨上窝和肘部内侧之间；第二条扇形肌贴测量范围为手臂内收和弯曲时锁骨上窝与肘部内侧之间。锚点位于锁骨上窝（图 7.7a）。第一条扇形肌贴位于上臂内侧，第二条位于外侧。完全撕掉背衬纸，仅轻轻固定末端。在固定单独肌贴尾端时，手臂需更换姿势。贴扎腹侧肌贴尾端时，手臂需保持伸展状态（图 7.7b），贴扎背侧肌贴尾端时，手臂弯曲，贴扎内侧肌贴尾端时，手臂为中立位（图 7.7c）。先后分离单独的肌贴尾端，锚固，并以 25% 张力均匀固定至整条上臂上。在无张力情况下固定肌贴两端。贴扎完成后，摩擦肌贴。图 7.7d 为内外侧上臂的肌贴贴扎完成图。

备忘录

贴扎：淋巴技术

剪切方法：扇形肌贴

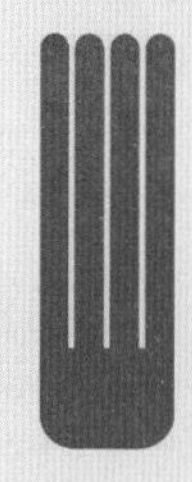

图 7.8. 红色扇形肌贴

提示

为将单独肌贴尾端均匀分布于上臂内侧，应先固定最外侧条带。

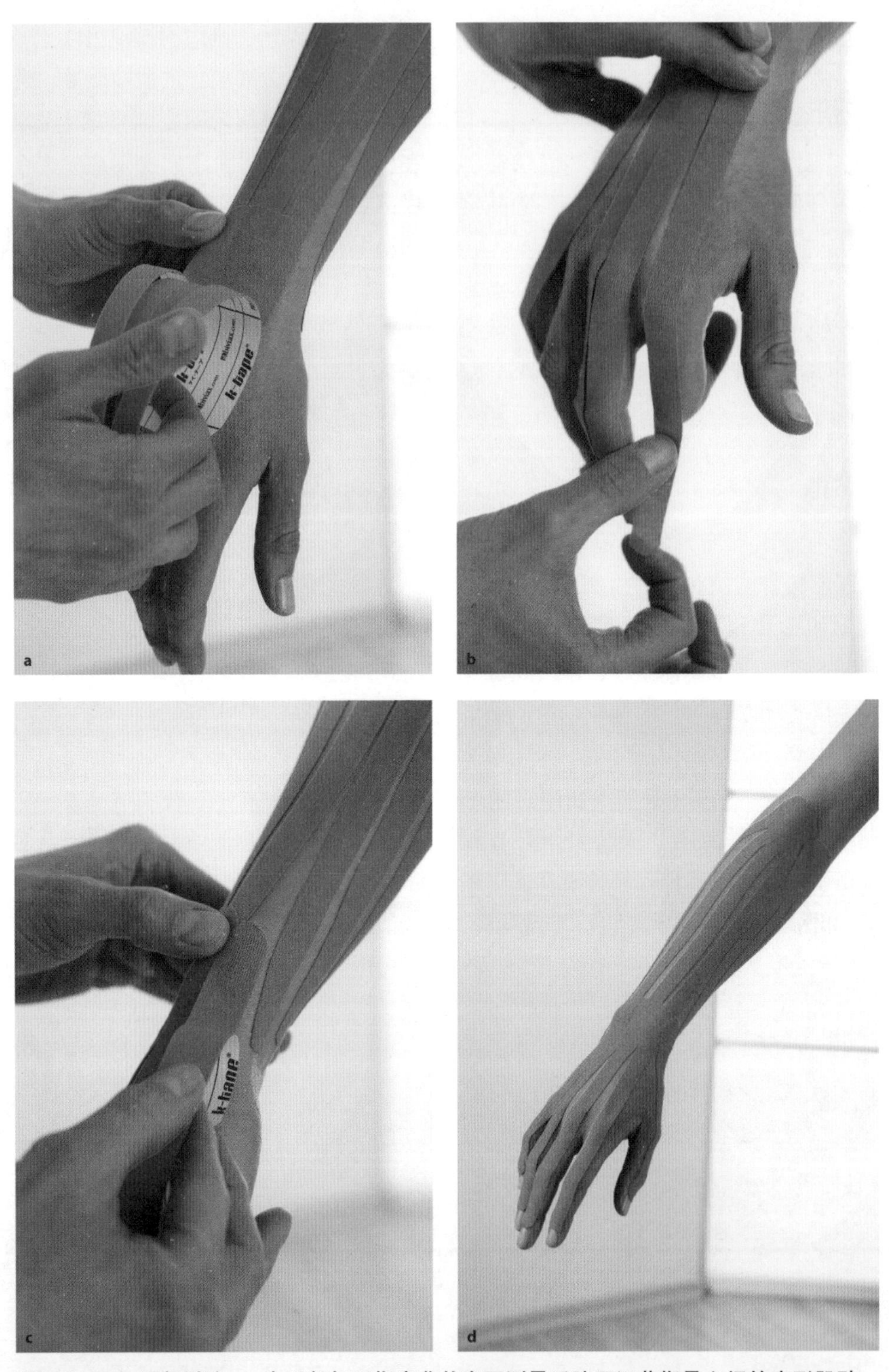

图 7.9 a–d。手部引流：a 在手部与手指弯曲状态下测量手腕至远节指骨之间的扇形肌贴。锚点位于手腕上。完全撕掉背衬纸，仅轻轻固定两端，b 在手指弯曲状态下固定单独条带。先后分离单独肌贴并锚固；保持 25% 张力并固定至第 2–4 根手指上，c 使用相同方法切割拇指肌贴并固定，d 完成贴扎

7.1.5 手部引流

类型

在手部引流实例中，淋巴结链存在缺陷：部分或完全移除腋窝淋巴结。

锚点

锚点位于手腕上。

贴扎

扇形肌贴测量范围为手部与手指弯曲状态下的手腕至远节指骨之间。锚点位于手腕上。完全撕掉背衬纸，并仅轻轻固定两端（图 7.9a）。固定单独肌贴时，手部与手指为弯曲状。先后分离单独肌贴并锚固，然后以 25% 张力固定至第 2–4 根手指上（图 7.9b–c）。使用相同方法切割拇指所用单独肌贴并固定。在无张力情况下固定肌贴两端（图 7.9d）。完成贴扎后摩擦肌贴。

备忘录

贴扎：淋巴技术

剪切方法：扇形肌贴

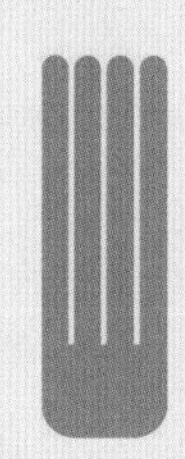

图 7.10. 蓝色扇形肌贴

提示

在治疗整条手臂时，结合了对内外侧上臂、整条前臂和手部的贴扎。

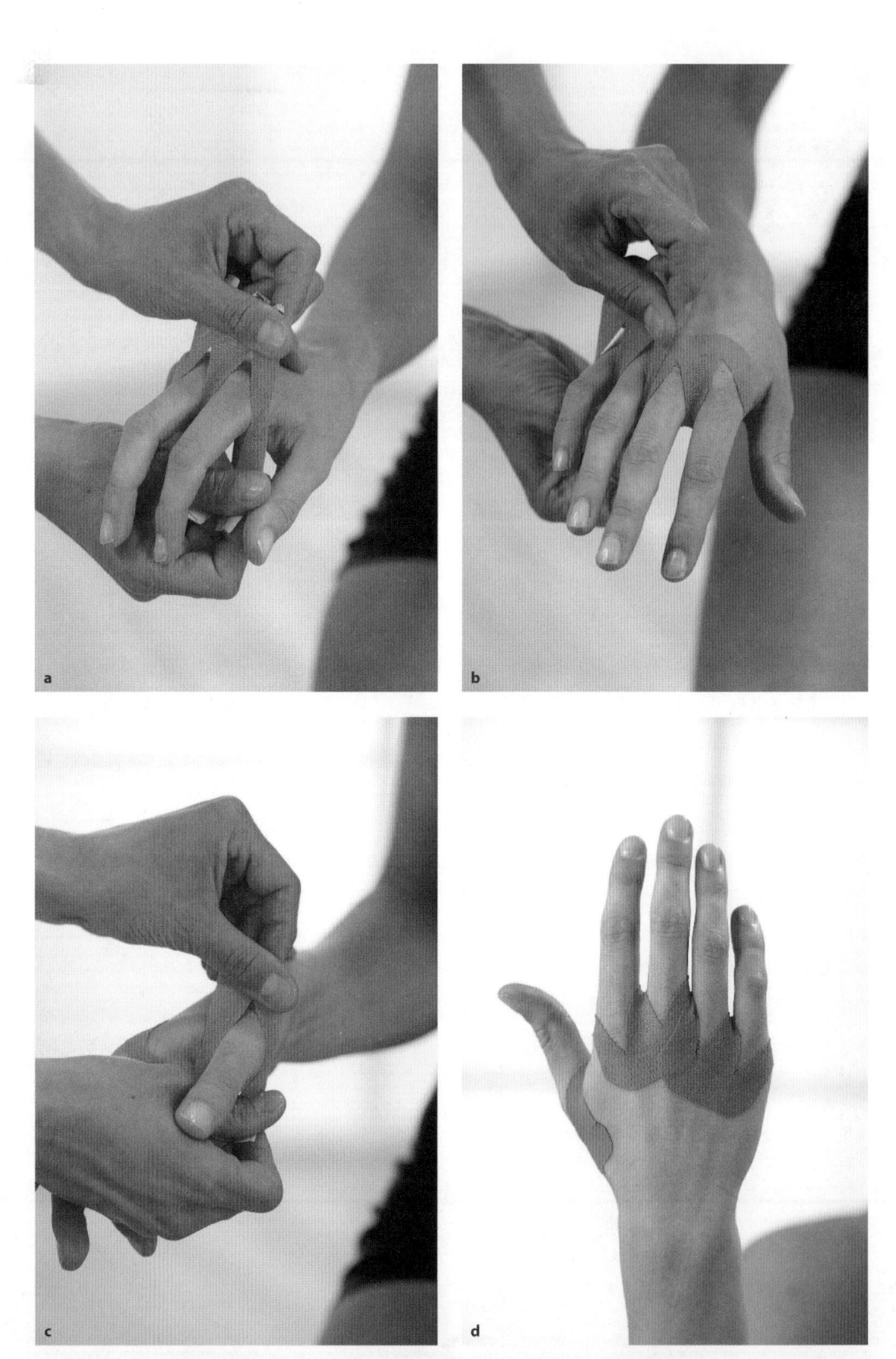

7

图 7.11 a–d。手部 Stemmer 指征：a 保持肌贴为最大张力并整体固定至两根手指上，b 固定第 2–4 根手指的两条肌贴，c 使用相同方法剪切肌贴并固定至拇指上；d 背侧贴扎完成图

7.1.6 手部蛋白质纤维化（Stemmer 指征）

类型

本实例为手部蛋白质纤维化肌贴贴扎；淋巴结链存在缺陷，部分完全移除腋窝淋巴结。

淋巴水肿中典型蛋白质纤维化，是通过皮下间质结缔组织中富含蛋白质的体液积累数月或数年而成。若手部患有蛋白质纤维化，则手指皮肤增厚。若脚趾患有该症状，则成为 Stemmer 指征。

贴扎

通过韧带技术治疗蛋白质纤维化。肌贴长度通常为 10 厘米。从中间开始折叠肌贴，并自封闭侧切下两个三角形。保持肌贴为最大拉伸状态并整体固定于两根手指之上（图 7.11a）。对于整个手部，将两条单独肌贴固定至第 2–4 根手指上，使用相同方法切割拇指所用第三条肌贴并固定（图 7.11 b–d）。在无张力情况下固定肌贴两端。

备忘录

贴扎：韧带技术

剪切方法：三角形肌贴

图 7.12. 红色 I 形肌贴

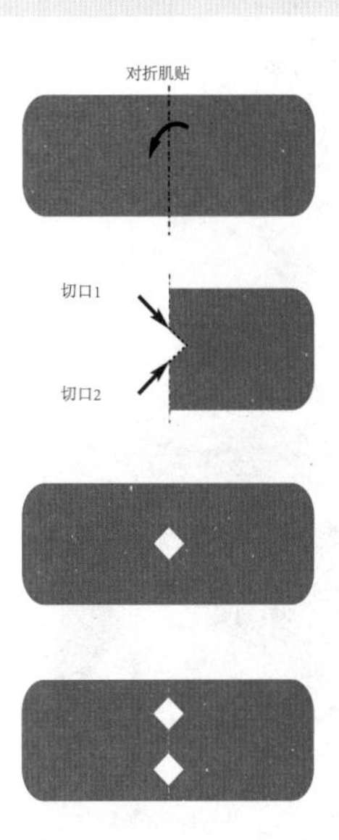

提示

在治疗手部蛋白质纤维化时，需对整条手臂进行治疗。

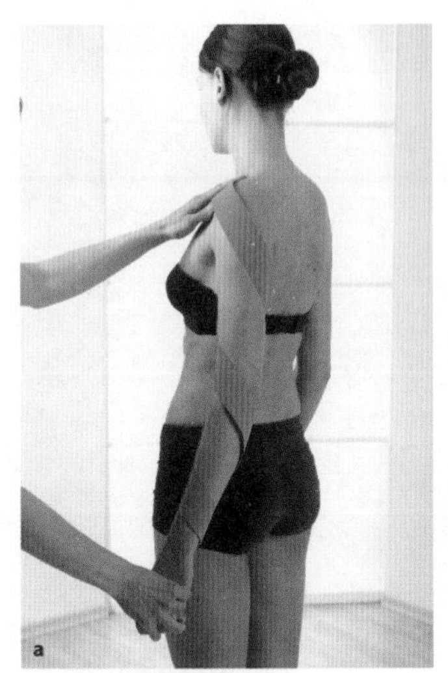

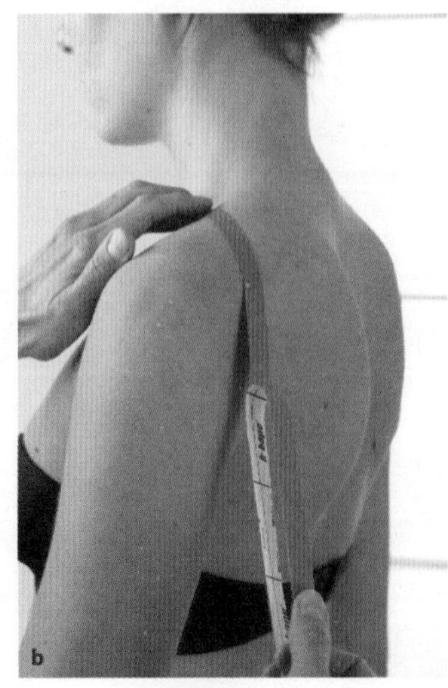

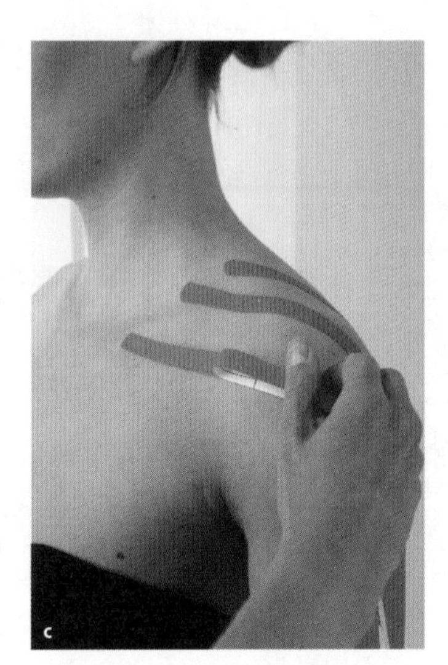

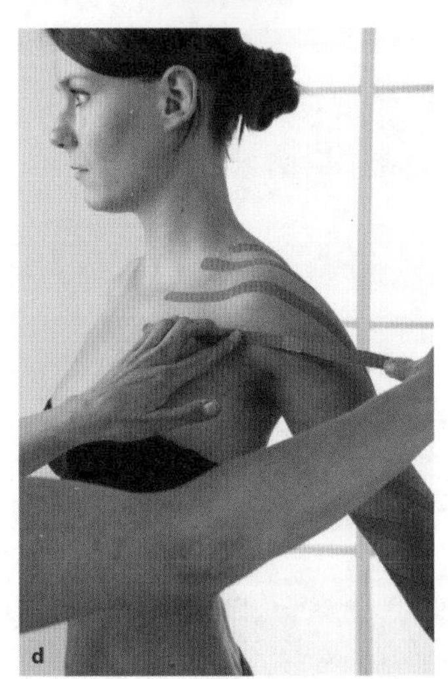

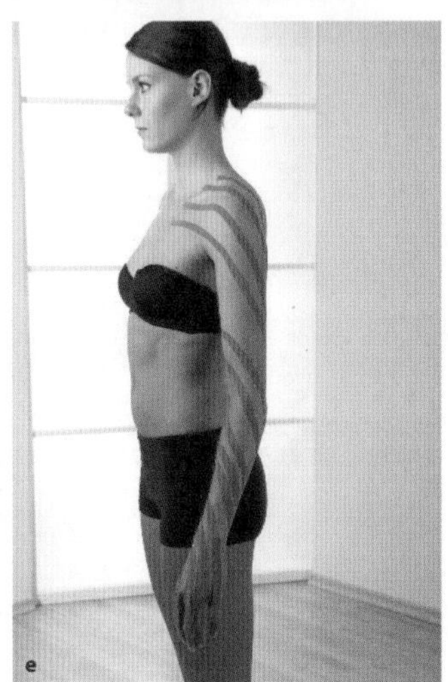

图 7.13 a–e。使用螺旋肌贴对手臂进行引流：a 测量锁骨上窝至手腕之间手臂螺旋形肌贴，一般为 4–5 圈。 前两个锚点位于锁骨上窝处，后两个位于胸腔上部，b 保持皮肤移位，锚固肌贴，在无张力状态下沿手臂 45° 方向以螺旋方式固定肌贴，c 沿背侧方向开始贴扎第一条肌贴，另一条与第一条平行贴扎，并具有一定间隙，d 沿背侧方向开始贴扎第一条肌贴，另一条与第一条平行贴扎，并具有一定间隙，e 完成贴扎

7.1.7 使用螺旋肌贴对手臂引流

类型

本实例为通过螺旋贴扎进行手臂引流；淋巴结链存在缺陷，部分或完全移除腋窝淋巴结。

锚点

由于为螺旋贴扎，所以无共同锚点。每个单独肌贴都有自己的起点，并在无张力情况下固定肌贴贴扎。通过这种贴扎，可在更大范围内将淋巴引流引导至健康象限。螺旋就像手动淋巴引流的勺柄。

贴扎

肌贴测量范围为锁骨上窝至手腕之间绕臂螺旋贴扎的所需长度。通常，一条完整的肌贴贴扎需要4–5个螺旋。肌贴沿纵向分成四等份。前两个肌贴锚点位于锁骨上窝，后两个位于胸腔上部腹侧（图7.13a）。在静息姿势下固定锚点。保持皮肤移位，固定肌贴，在无张力情况下沿绕臂45° 方向以螺旋形式固定肌贴（图7.13b）。沿背侧方向开始贴扎第一条肌贴，另一条与第一条平行贴扎，并具有一定间隙。肌贴两端可延伸至手指上（图7.13c）。

图7.13d–e分别为腹侧和背侧手臂螺旋贴扎完成图。

备忘录

贴扎：螺旋淋巴技术

剪切方法：I形肌贴

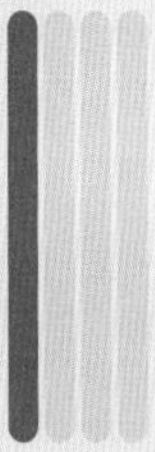

图7.14. 1/4红色I形肌贴

提示

若无其他躯干上部象限引流贴扎，则第三条和第四条肌贴应于健康象限开始贴扎。

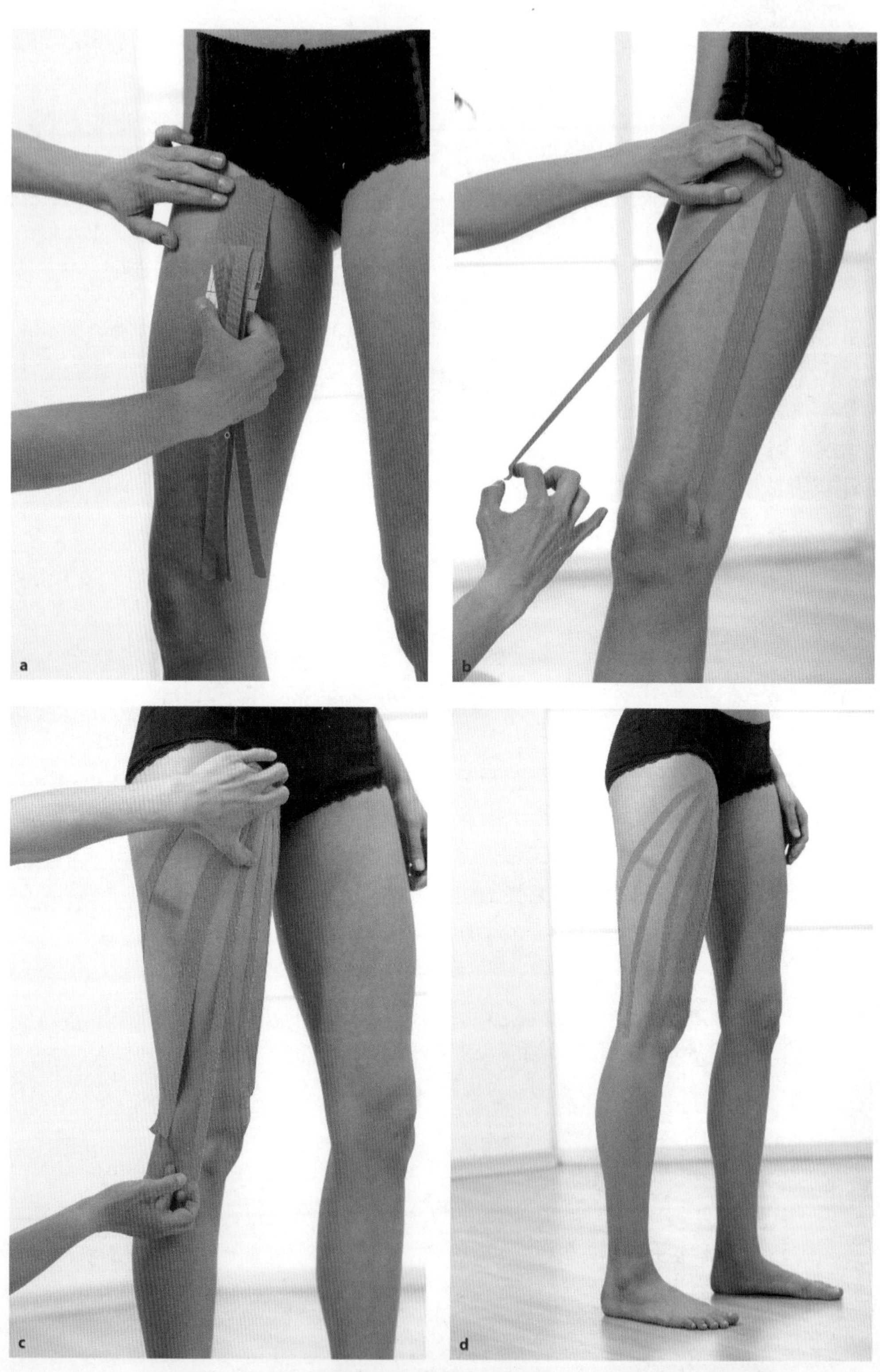

图 7.15 a–d。 大腿引流： a 将锚点固定于腹股沟。 完全撕掉背衬纸，仅轻轻固定两端，b 在大腿内侧展开肌贴，c 第二条肌贴覆盖大腿外侧，d 完成贴扎

7.2 下肢

7.2.1 大腿引流

类型

本实例为具有未受损伤的淋巴结链的大腿引流。

锚点

两个锚点均位于腹股沟。

贴扎

肌贴测量范围为腿部外展和伸展状态下的腹股沟至膝盖之间。将锚点固定于腹股沟淋巴结处（图 7.15a）。完全撕掉背衬纸，仅轻轻固定两端。保持腿部为外展和伸展状态。第一条肌贴覆盖大腿内侧，第二条外侧，因为大腿背部存在淋巴分水线（第 2.4 章）。不应将肌贴贴扎至该分水岭处，因为这是淋巴引流的生理障碍。先后分离单独肌贴，锚固，并以 25% 张力均匀固定至大腿上。图 7.15b、c）。在无张力情况下固定肌贴两端。完成贴扎后，摩擦肌贴。图 7.15d 为肌贴贴扎完成图。

备忘录

贴扎：淋巴技术

剪切方法：扇形肌贴

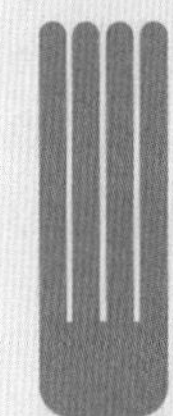

图 7.16. 蓝色扇形肌贴

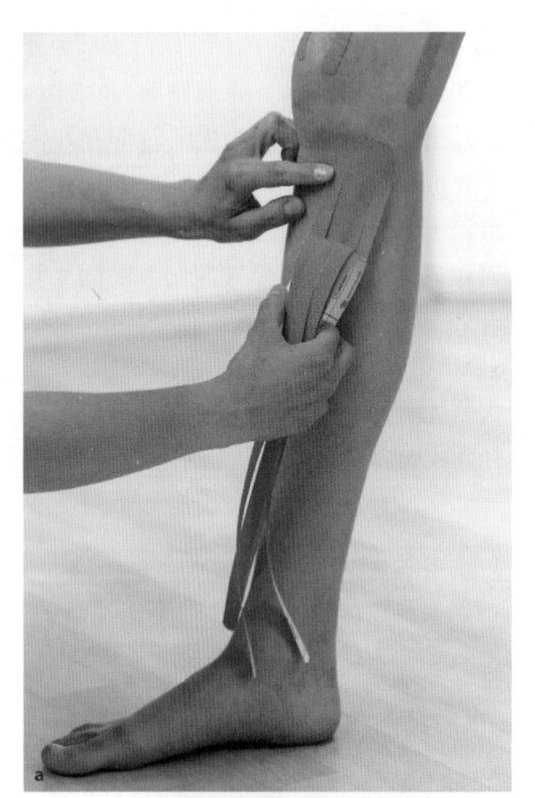

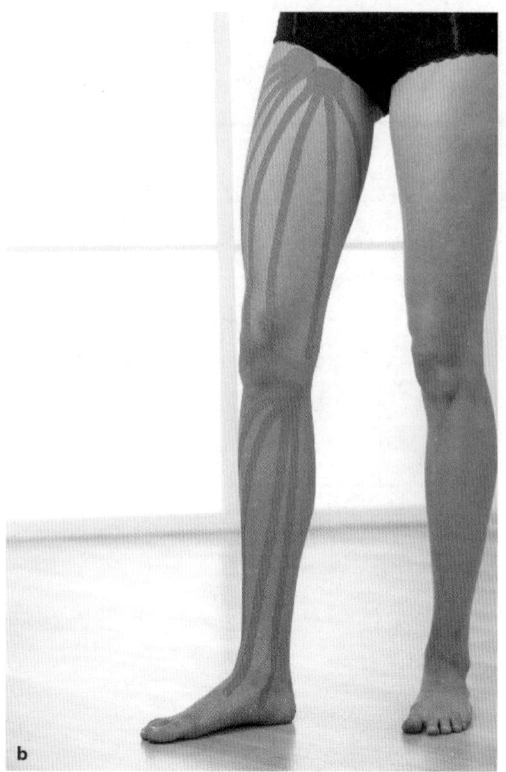

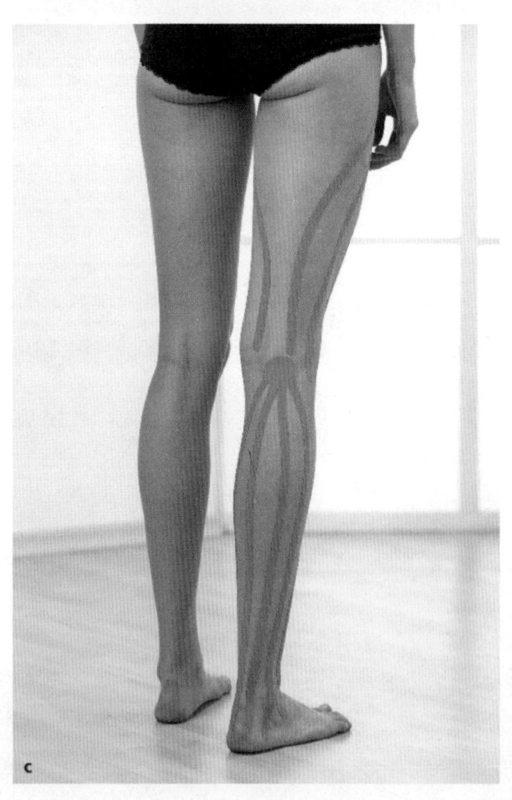

图 7.17 a–c。小腿 / 整条腿引流：a 第一个锚点位于瓶颈(大腿与小腿之间的生理性狭窄)处，保持足底弯曲将单独肌贴尾端固定于小腿腹侧，b 完成腹侧小腿贴扎，c 背侧贴扎完成图

7.2.2 小腿 / 整条腿引流

类型

本实例为具有未受损伤的淋巴结链的小腿和整条腿引流。

锚点

第一个锚点位于膝盖内侧腹内侧束浅淋巴血管的生理瓶颈处，第二个锚点位于腘窝。

贴扎

肌贴测量范围从腘窝至踝关节。第一个锚点位于腹内侧束瓶颈处膝关节内侧；足底弯曲将单独肌贴尾端固定于小腿腹侧表面（图 7.17 a–b）。第二个锚点位于腘窝，单独肌贴尾端固定于整个小腿上，并保持足部背伸。通过锚固肌贴、皮肤移位和 25% 张力固定两条肌贴。在无张力情况下固定肌贴两端（图 7.17c）。完成贴扎后，摩擦肌贴。

备忘录

贴扎：淋巴技术

剪切方法：扇形肌贴

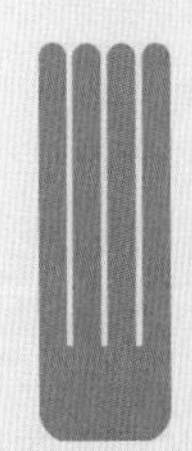

图 7.18. 蓝色扇形肌贴

提示

为治疗整条腿，需结合大腿和小腿引流贴扎（第 7.2.1 和 7.2.2 章）。若仅为具有未受损伤的淋巴结链的踝关节或足部引流，只需贴扎小腿即可。

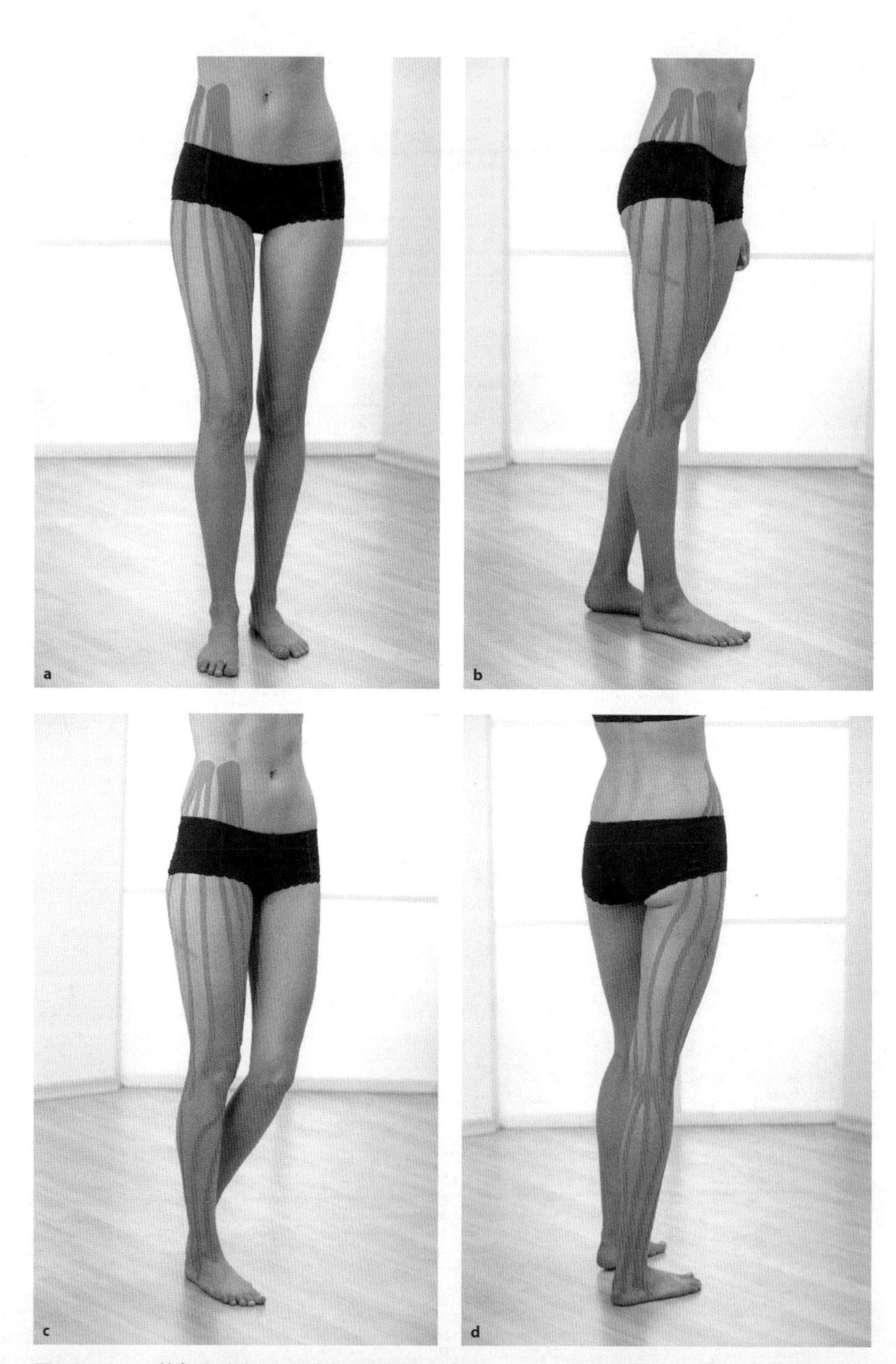

图 7.19 a–d。整条腿引流：a 锚点位于躯干上部象限，完成大腿前侧贴扎，b 完成大腿外侧贴扎，c 前侧贴扎完成图，d 后侧贴扎完成图

7.2.3 整条腿引流

类型

本实例为整条腿引流；淋巴结链存在缺陷，部分完全移除腹股沟淋巴结。

锚点

两条扇形肌贴的锚点位于躯干上部健康象限。

贴扎

肌贴测量范围为自略高于肚脐的躯干健康象限至膝关节。锚点位于躯干上部健康象限。将第一条肌贴尾端固定于大腿内侧，躯干伸展，向对侧倾斜，且髋伸展（图 7.19a）。将第二条肌贴尾端固定于大腿外侧，躯干和腿部位置一致。通过锚固肌贴、皮肤移位和 25% 张力固定两条肌贴。

在无张力情况下固定肌贴两端。完成贴扎后，摩擦肌贴。

图 7.19b–d 为从腹侧和背侧开始的整条腿引流贴扎完成图。

备忘录

贴扎：淋巴技术

剪切方法：扇形肌贴

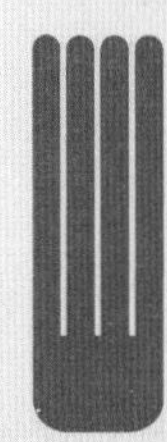

图 7.20. 红色扇形肌贴

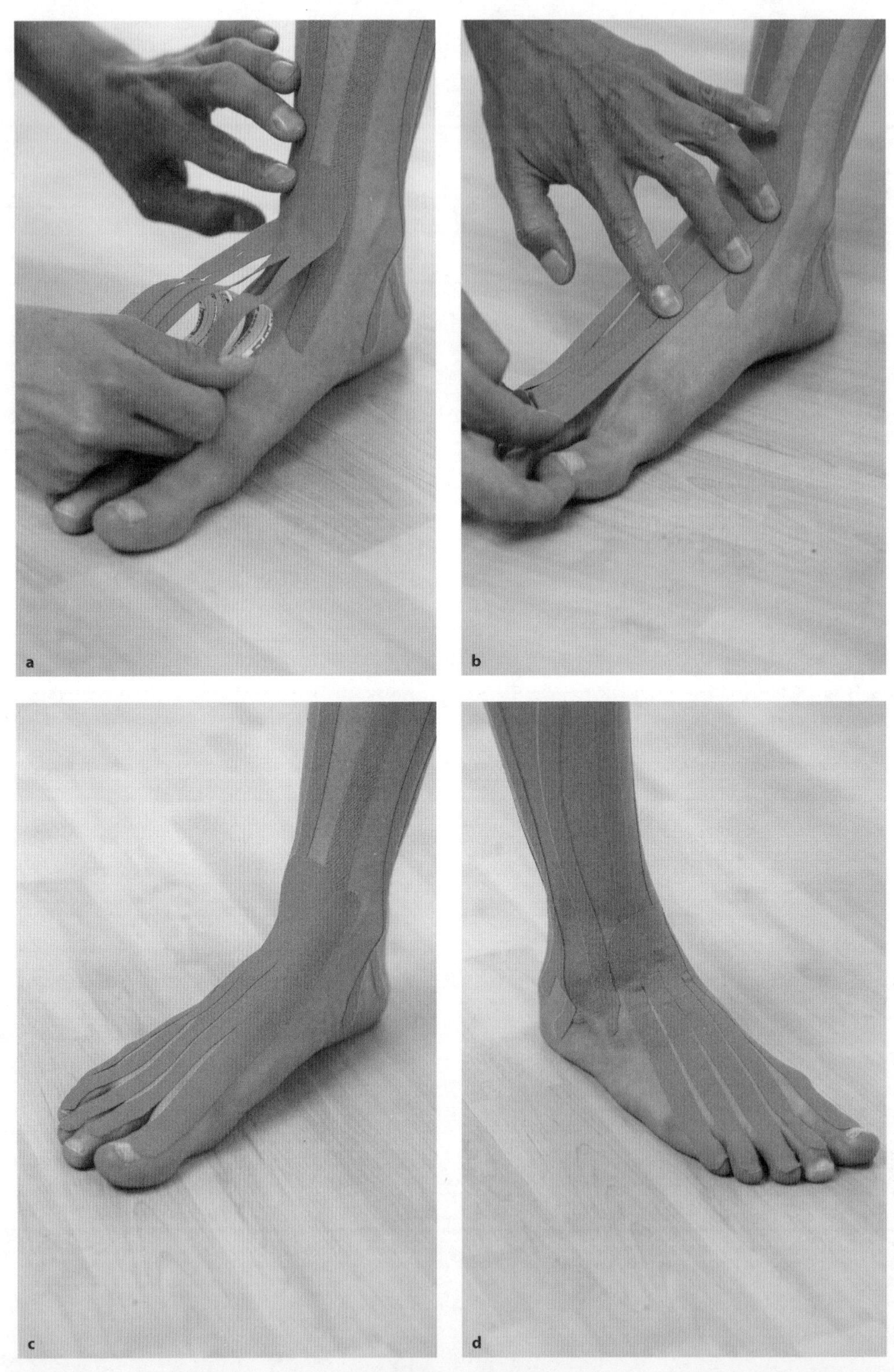

图 7.21 a–d。足部引流：a 锚点位于脚踝腹侧。将单独肌贴贴扎时，脚踝处应保持跖屈和脚趾弯曲，b 先后分离单独肌贴尾端，通过锚固肌贴和皮肤移位在 25% 张力状态下将其固定至第 2–4 根脚趾上，c 使用相同方法将肌贴固定至大脚趾上，d 完成贴扎

7.2.4 足部引流

类型

本实例为足部引流；淋巴结链存在缺陷，部分或完全移除腹股沟淋巴结。

锚点

锚点位于踝关节腹侧。

贴扎

肌贴测量范围为踝关节跖屈和脚趾弯曲状态下踝关节与脚趾远节指骨之间。锚点位于踝关节腹侧。完全撕掉背衬纸，仅轻轻固定两端。为固定单独肌贴尾端，脚踝处应保持跖屈和脚趾弯曲状态（图 7.21a）。先后分离单独肌贴尾端，并通过锚固肌贴和皮肤移位，在 25% 张力下固定至第 2–4 个脚趾上（图 7.21b）。使用相同方法切割大脚趾所用单独肌贴并贴扎（图 7.21c）。在无张力情况下固定肌贴两端。在完成贴扎时应小心摩擦肌贴（图 7.21d）。

备忘录

贴扎：淋巴技术

剪切方法：扇形肌贴

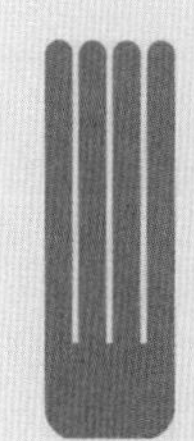

图 7.22. 蓝色扇形肌贴

提示

为治疗整条腿和整个足部，需结合大腿和小腿引流贴扎（第 7.2.1 和 7.2.2 章）。

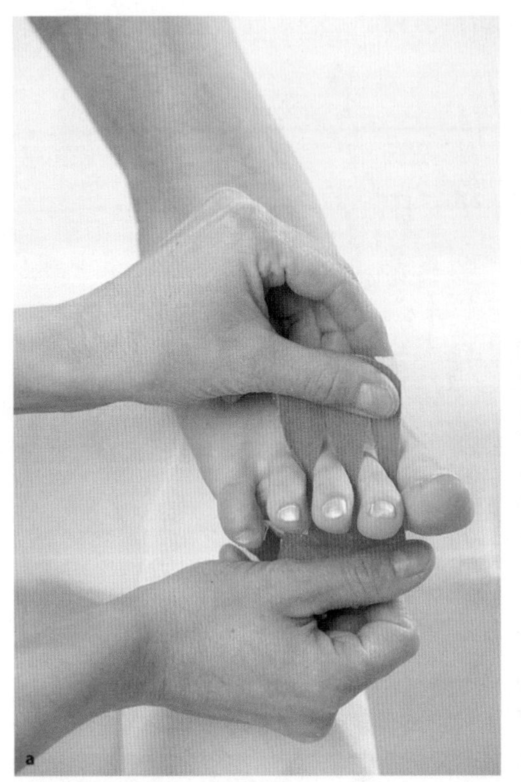

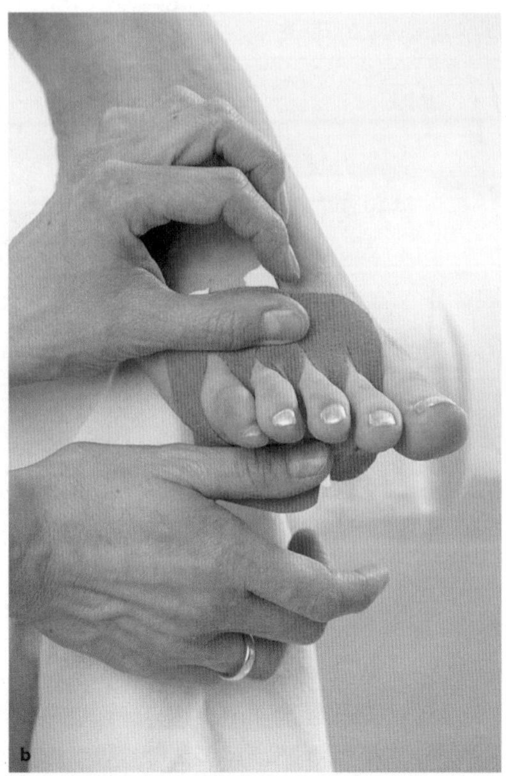

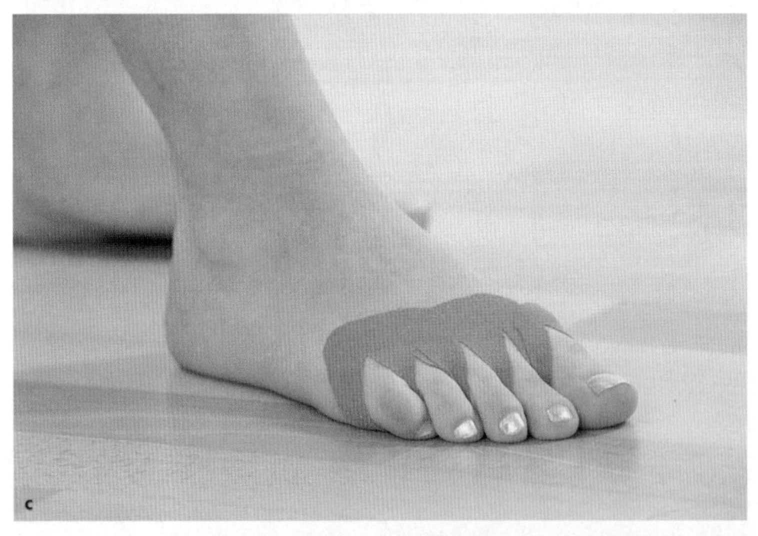

图 7.23 a–c。足部 Stemmer 指征：a 保持肌贴为最大张力状态并整体固定至两个脚趾上，b 使用相同方法切割并固定第 3–4 根脚趾所用肌贴，c 完成大脚趾所用单独肌贴的贴扎

7

7.2.5 足部 Stemmer 指征

类型

本实例为阳性 Stemmer 指征的脚部肌贴贴扎；淋巴结链存在缺陷，部分或完全移除腹股沟淋巴结。

淋巴蛋白质纤维化会使脚趾皮肤增厚。

若在使用两根手指捏住第二根脚趾背部皮肤时，该皮肤无法折叠，则为阳性 Stemmer 指征。

贴扎

通过韧带技术治疗 Stemmer 指征。肌贴长度通常为 10 厘米。肌贴折叠一次，从折叠侧切出两个三角形。保持肌贴为最大拉伸状态并整体固定于两个脚趾上（图 7.23a）。对于整个足部，应固定第 2–4 个脚趾所用的两条肌贴，使用相同方法切割并固定大脚趾所用的单独肌贴（图 7.23b–c）。在无张力情况下固定肌贴两端。

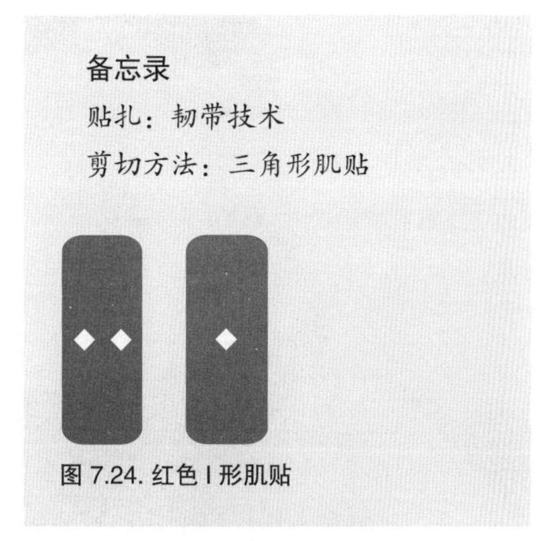

图 7.24. 红色 I 形肌贴

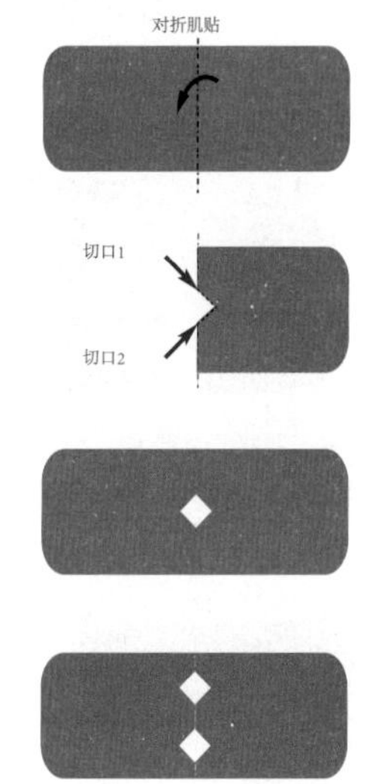

提示

为治疗 Stemmer 指征，需对整条腿进行治疗。

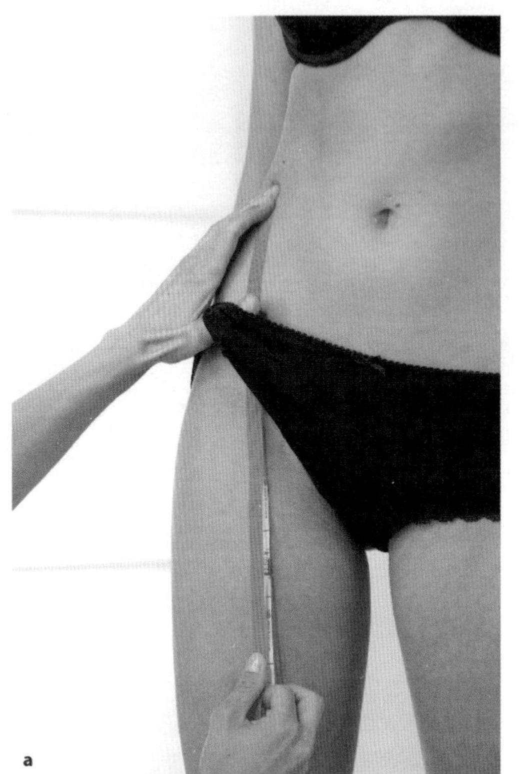

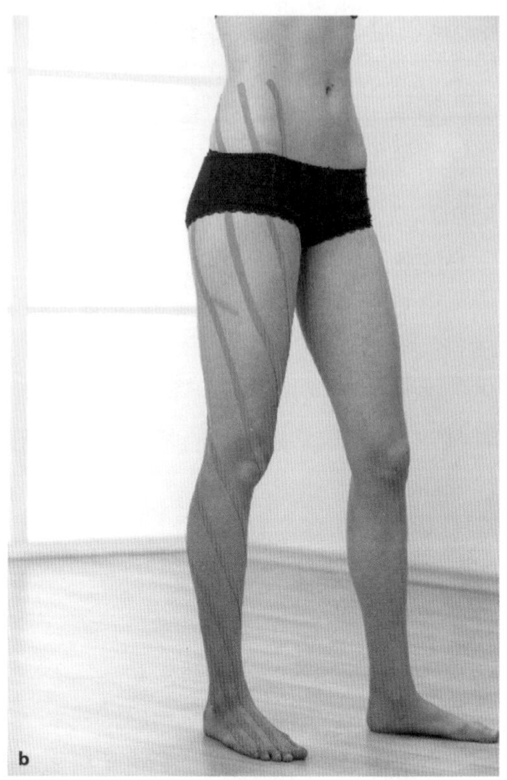

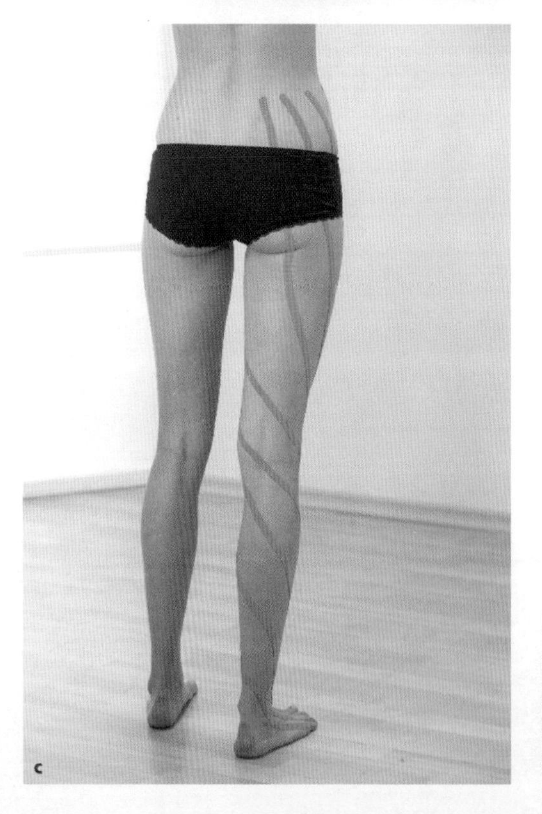

图 7.25 a–c。使用螺旋肌贴对腿部引流：a 锚点位于躯干健康象限肚脐以上。在静息姿势下固定锚点。在无张力情况下，通过锚固锚点保持皮肤沿绕腿 45° 方向螺旋固定肌贴，b 侧面贴扎完成图，c 背侧贴扎完成图

7.2.6 使用螺旋肌贴对腿部引流

类型

本实例为使用螺旋贴扎对腿部引流；淋巴结链存在缺陷，部分或完全移除腹股沟淋巴结。

锚点

腿部螺旋贴扎时无共同锚点。在无张力情况下固定肌贴贴扎。各独立肌贴均有其各自的起点。通过这种贴扎，可在更大范围内将淋巴引流引导至健康象限。螺旋支撑手动淋巴引流的勺柄。

贴扎

肌贴测量范围为以螺旋形式从肚脐上方躯干健康象限至足部。通常，需要螺旋4–5圈。肌贴沿长度方向四等分。所有锚点位于躯干健康象限肚脐以上。在静息姿势下固定锚点。通过锚固锚点保持皮肤移位，在无张力状态下沿绕腿45°方向以螺旋形式固定肌贴。第一条肌贴自躯干内侧开始贴扎，另一条沿背侧方向与第一条平行贴扎，并具有一定间隙（图7.25a）。肌贴两端可延伸至脚趾上（图7.25 b–c为背外侧和腹外侧腿部螺旋贴扎完成图。

备忘录

贴扎：淋巴技术

剪切方法：I形肌贴

图7.26. 1/4 红色 I 形肌贴

提示

若无其他躯干上部象限引流贴扎，则所有肌贴都应于健康象限开始贴扎。

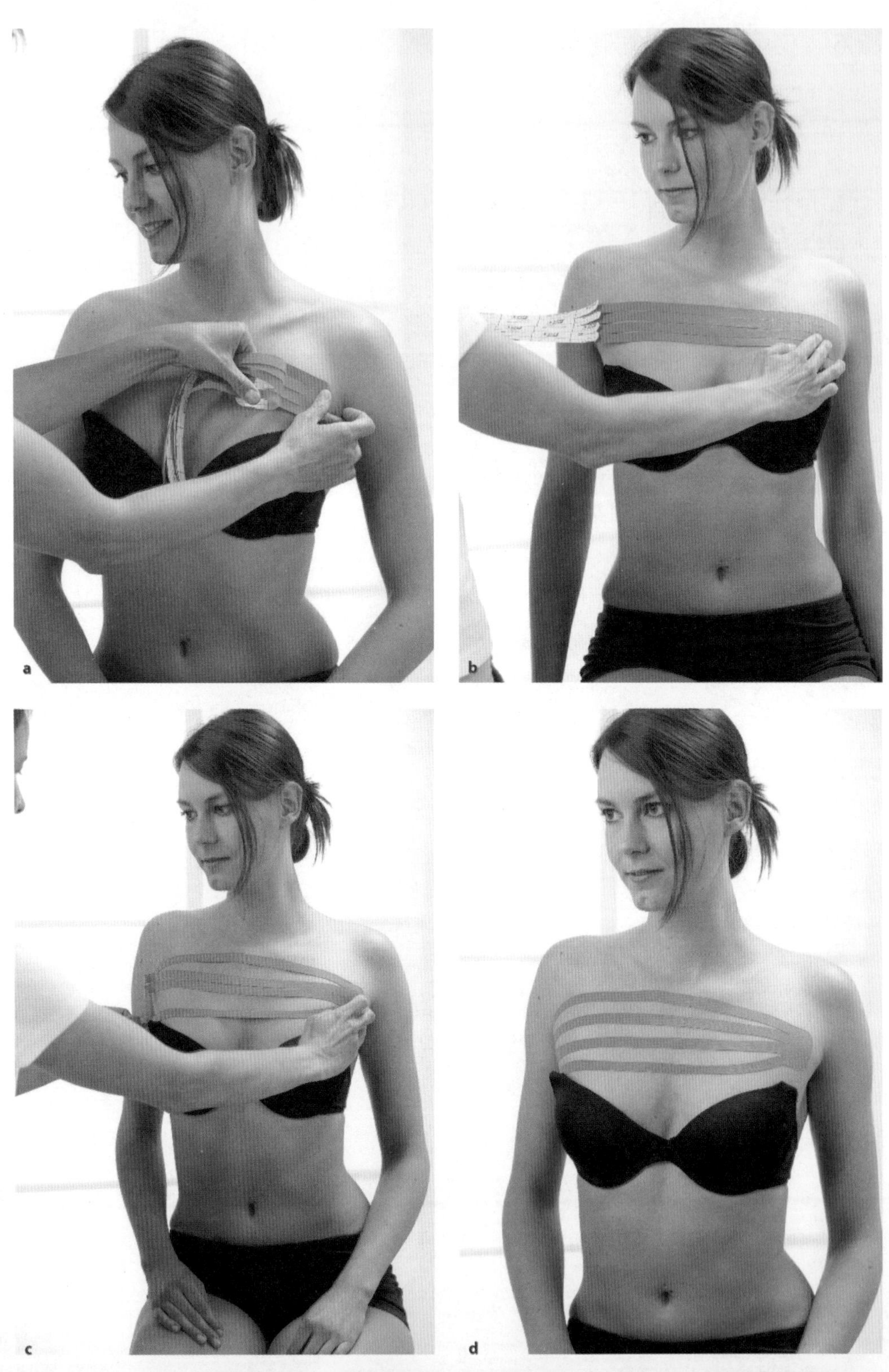

图 7.27 a–d。躯干上部象限引流： a 肌贴测量范围为腋窝之间，b 锚点位于健康象限腋窝前面，c 以 25% 张力水平均匀固定肌贴，d 完成贴扎

7.3 躯干

7.3.1 躯干上部象限引流

类型

本实例中，可通过肌贴贴扎进行躯干上部象限引流；淋巴结链存在缺陷，部分完全移除右腋窝淋巴结。

锚点

应将锚点置于健康象限处腋窝前面。

贴扎

肌贴测量范围从右腋窝至左腋窝（图 7.27a）。沿肌贴长度四等分（图 7.27b）。肌贴水平均匀分布于胸部。为固定单独肌贴，身体上部应保持伸展。锚固肌贴时，保持皮肤移位并保持 25% 张力来固定肌贴，并在无张力情况下固定肌贴两端（图 7.27c）。完成贴扎后，摩擦肌贴。模图 7.27d 为躯干上部象限引流贴扎完成图。

备忘录

贴扎：淋巴技术

剪切方法：扇形肌贴

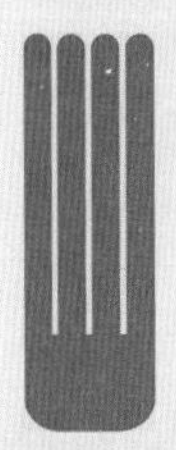

图 7.28. 红色扇形肌贴

提示

若治疗师对躯干背侧进行了手动淋巴引流，也可实施躯干上部象限的躯干背侧引流作为补充。

若为手臂淋巴水肿，肌贴可结合压缩袖套进行治疗。

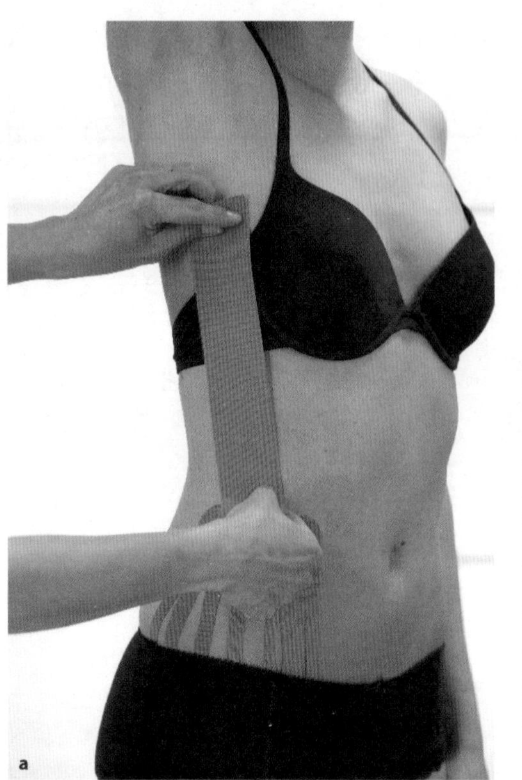

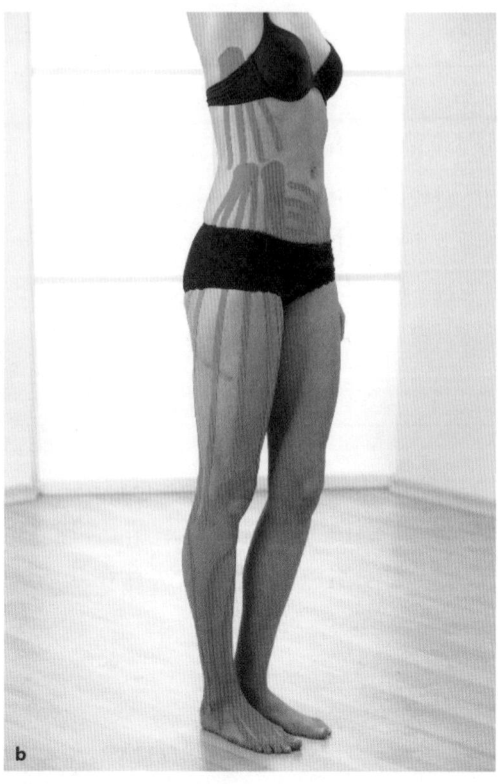

图 7.29 a、b。躯干下部象限 I 引流：a 测量腋窝至腿部贴扎锚点的肌贴长度。扇形肌贴锚点靠近腋窝处，为进行拉伸，可保持手臂外展、躯干侧倾。 完全撕掉背衬纸，仅轻轻固定两端，先后分离单独肌贴尾端，在锚固肌贴时保持皮肤移位，以 25% 张力固定，d 完成贴扎

7.3.2 躯干下部象限 I 引流

类型

本实例为躯干下部象限引流肌贴贴扎；淋巴结链存在缺陷，部分或完全移除右侧腹股沟淋巴结。其中结合了对整条腿的引流。

锚点

扇形肌贴锚点位于右腋窝。

贴扎

肌贴测量范围从腋窝至腿部贴扎（图 7.29a）。扇形肌贴锚点靠近腋窝。为进行拉伸，需保持手臂外展、躯干侧倾。完全撕掉背衬纸，仅轻轻固定两端。先后分离单独肌贴尾端，在锚固肌贴时保持皮肤移位，在 25% 张力状态下进行固定。在无张力情况下固定肌贴两端。完成贴扎后，摩擦肌贴。图 7.29b 为躯干下部象限 I 引流结合整条腿和躯干下部象限 II 引流的贴扎完成图。

备忘录

贴扎：淋巴技术

剪切方法：扇形肌贴

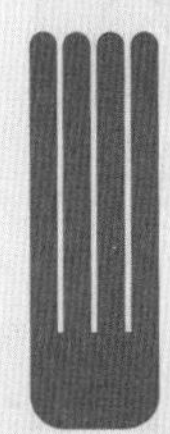

图 7.30. 红色扇形肌贴

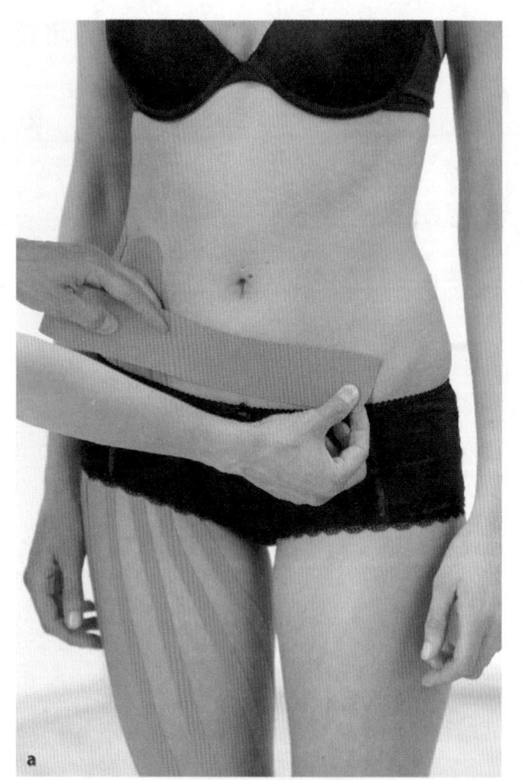

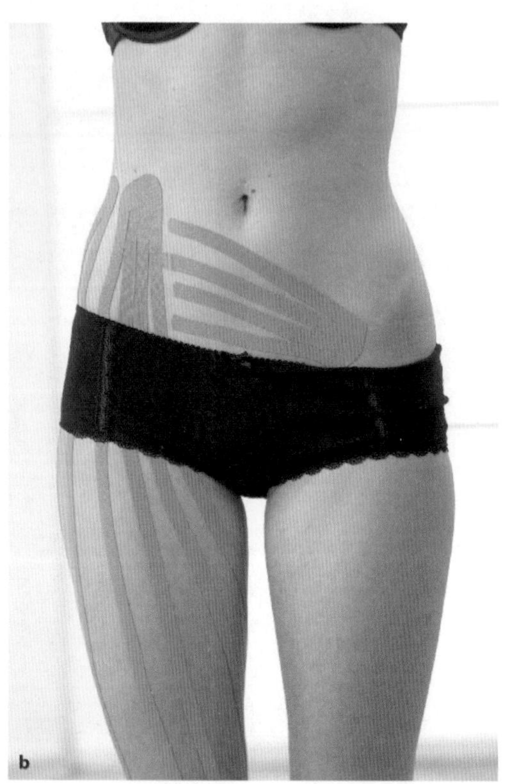

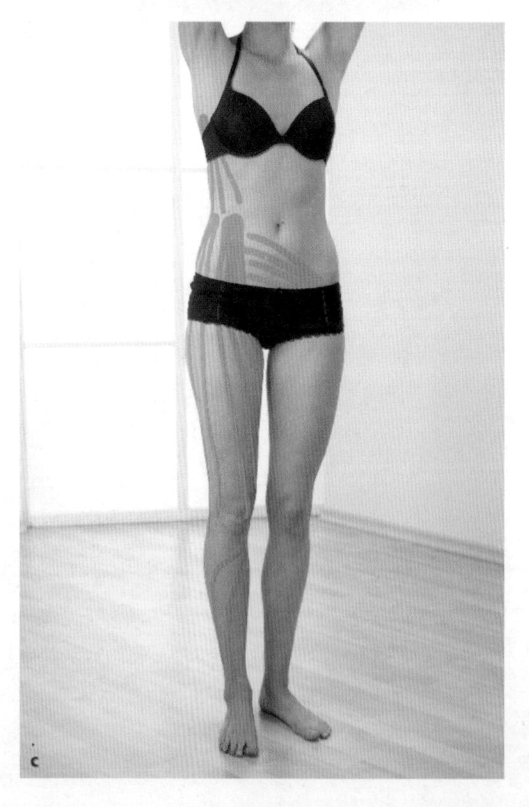

图 7.31 a–c。躯干下部象限 II 引流：a 测量左右髂棘之间的肌贴，扇形肌贴锚点位于髂前上棘。为进行伸长，伸长躯干。在锚固肌贴时保持皮肤移位，以 25% 张力将单独肌贴尾端固定于肚脐下方，与腹部平行，b 完成躯干下部象限和右腿引流，c 完成贴扎

7.3.3 躯干下部象限 II 引流

类型

本实例为躯干下部象限 II 引流贴扎；淋巴结链存在缺陷，部分或完全移除右侧腹股沟淋巴结。

锚点

扇形肌贴锚点位于髂前上棘（ASIS）左侧腹股沟上方。

贴扎

肌贴测量范围为从右至左髂前上棘（图 7.31a）。扇形肌贴锚点位于健康侧髂前上棘上，以将淋巴流引流至健康躯干下部象限。为将肌肉拉长，拉伸躯干。完全撕掉背衬纸，仅轻轻固定两端。在锚固肌贴时保持皮肤移位，以 25% 张力将单独肌贴尾端固定至肚脐以下，与腹部平行（图 7.31b）。在无张力情况下固定肌贴两端。完成贴扎后，摩擦肌贴。

图 7.31c 为躯干下部象限 II 和 I 引流的贴扎完成图。

备忘录

贴扎：淋巴技术

剪切方法：扇形肌贴

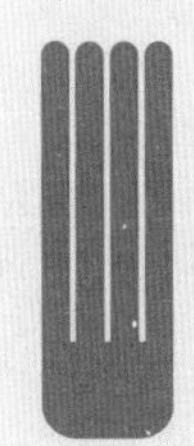

图 7.32. 红色扇形肌贴

提示

可结合使用躯干下部象限 I 和 II 引流的两种贴扎，来避免单独的躯干象限之一负荷过重。

若为腿部淋巴水肿，贴扎可结合压缩袖套进行治疗。

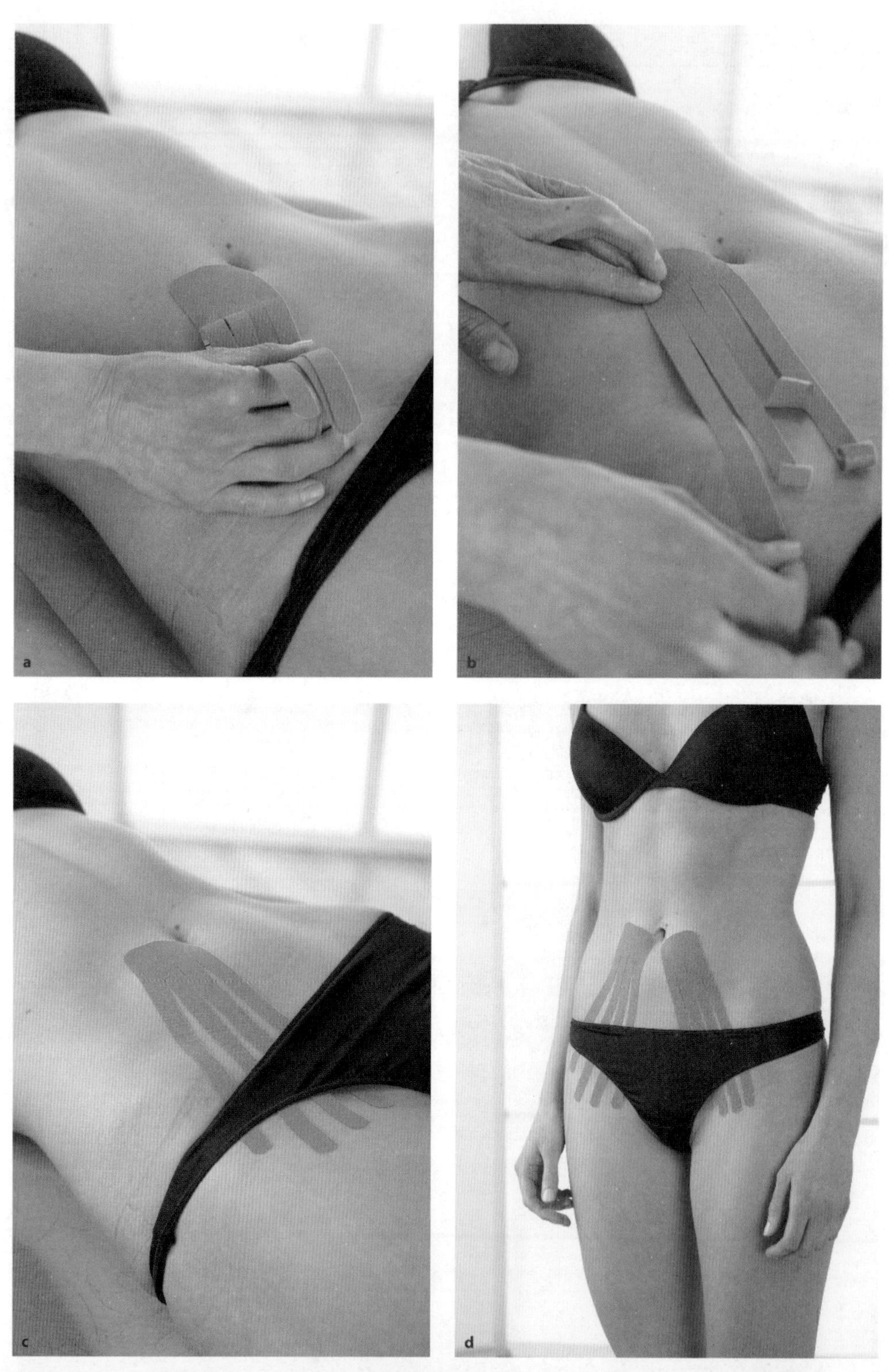

图 7.33 a–d。腹部引流：a 在静息姿势下固定锚点。在固定肌贴时，上身应保持伸展状态，腹部推出，b 先后分离单独的肌贴尾端，在锚固时应保持皮肤移位，以 25% 张力沿腹股沟方向均匀固定至整个小腹，c 完成右侧贴扎，d 完成腹部贴扎

7.3.4 腹部引流

类型

本实例为具有左右缺陷性淋巴结链，部分或完全移除淋巴结的腹部引流贴扎。

锚点

两条扇形肌贴的锚点位于乳糜池梗阻区域。

贴扎

两条肌贴测量范围为从肚脐至各腹股沟之间。 在静息姿势下固定锚点（图7.33a）。在固定肌贴时，上身需保持拉伸状态，腹部鼓起（通过深吸气至腹中）。完全撕掉背衬纸，仅轻轻固定两端。先后分离单独肌贴尾端，在锚固时保持皮肤移位，以25%张力沿腹股沟方向均匀固定至整个小腹（图7.33b）。在无张力情况下固定肌贴两端。完成贴扎后，摩擦肌贴。图7.33d为腹部引流贴扎完成图。

备忘录

贴扎：淋巴技术

剪切方法：扇形肌贴

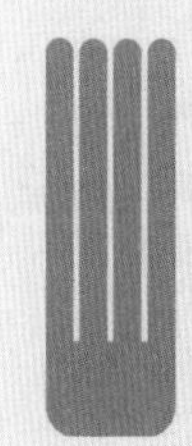

图 7.34. 蓝色扇形肌贴

提示

若为腿部淋巴水肿，贴扎可结合压缩袖套进行治疗。

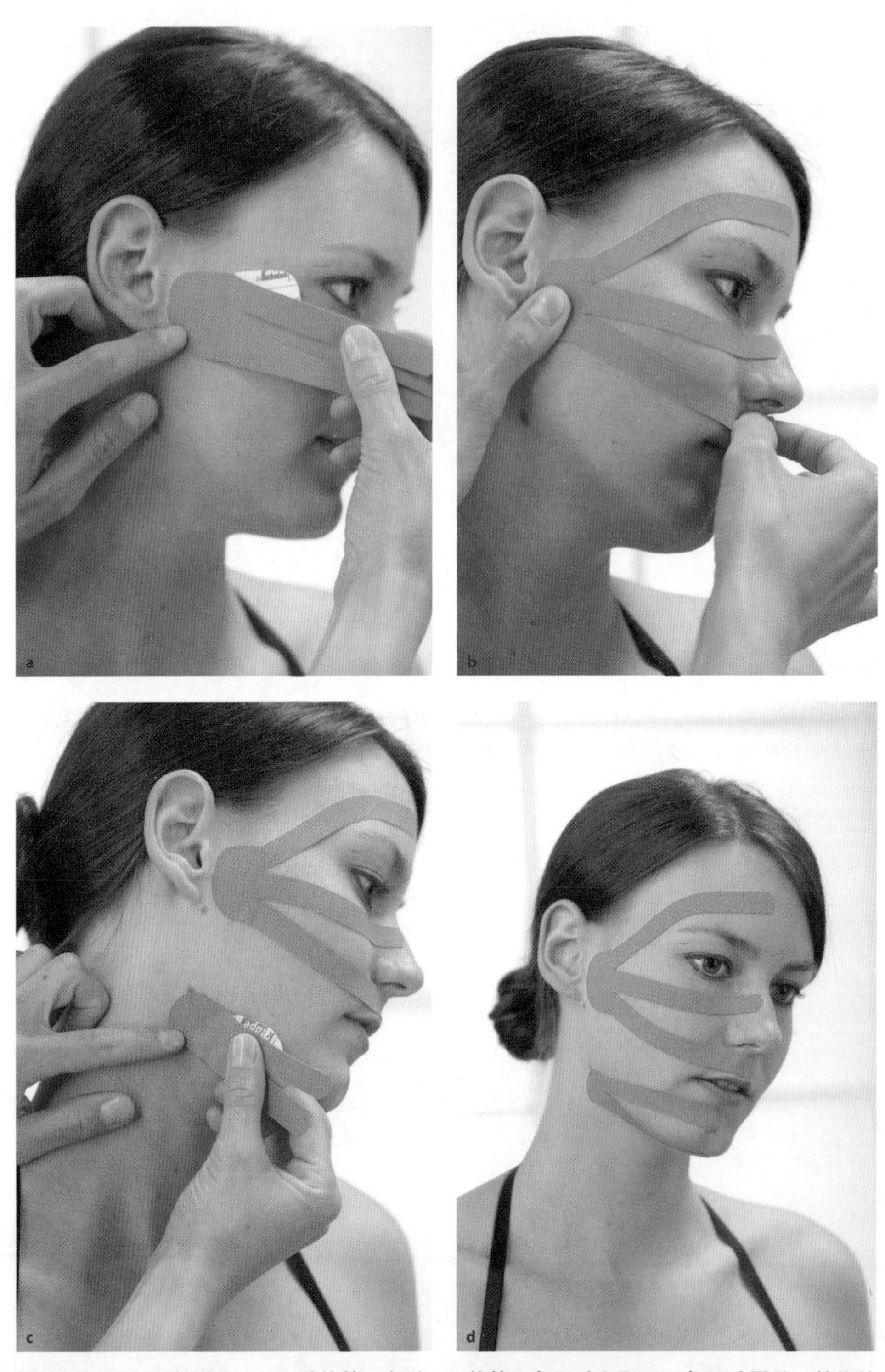

图 7.35 a–d。面部引流：a–b 贴扎第 1 部分。a 从第一条肌贴上取下一条肌贴尾端，并将其锚点固定至耳前淋巴结上，b 沿前额、颧骨和上颚分布单独的肌贴尾端，c–d 贴扎第 2 部分。c将第二条肌贴对半切开，并将其锚点固定至耳下淋巴结处。沿下颌和口底分布单独肌贴尾端，d 完成贴扎

7.4 其他淋巴贴扎

7.4.1 面部引流

类型

本实例为因缺陷性淋巴结链，部分或完全移除的面部引流。

锚点

第一条扇形肌贴锚点位于耳前淋巴结上，第二个锚点位于耳下淋巴结上。

贴扎

第一条肌贴测量范围从耳前淋巴结至鼻骨上。第二条肌贴测量范围从耳下淋巴结至下巴中央。将两条肌贴四等分。

- 第 1 部分：从第一条肌贴上取下一条肌贴尾端，并将锚点固定至耳前淋巴结上（图 7.35a）。沿前额、颧骨和上颌分布单独肌贴尾端。（图 7.35b）。
- 第 2 部分：第二条肌贴对半切开，并将锚点固定至耳下淋巴结。沿下颌和口底分布单独肌贴端（图 7.35c）。在肌贴贴扎过程中，沿耳部方向保持高度皮肤移位锚固肌贴。在无张力情况下固定单独肌贴。将肌贴贴扎至两侧，以确保患者对称感。完成贴扎后，摩擦肌贴。图 7.35d 为面部引流的贴扎完成图。

备忘录

贴扎：淋巴技术

剪切方法：扇形肌贴

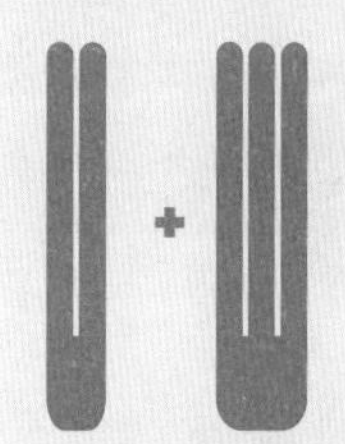

图 7.36. 蓝色扇形肌贴

提示

为保证面部两侧均匀贴扎，在贴扎时确保肌贴完全无张力非常重要。

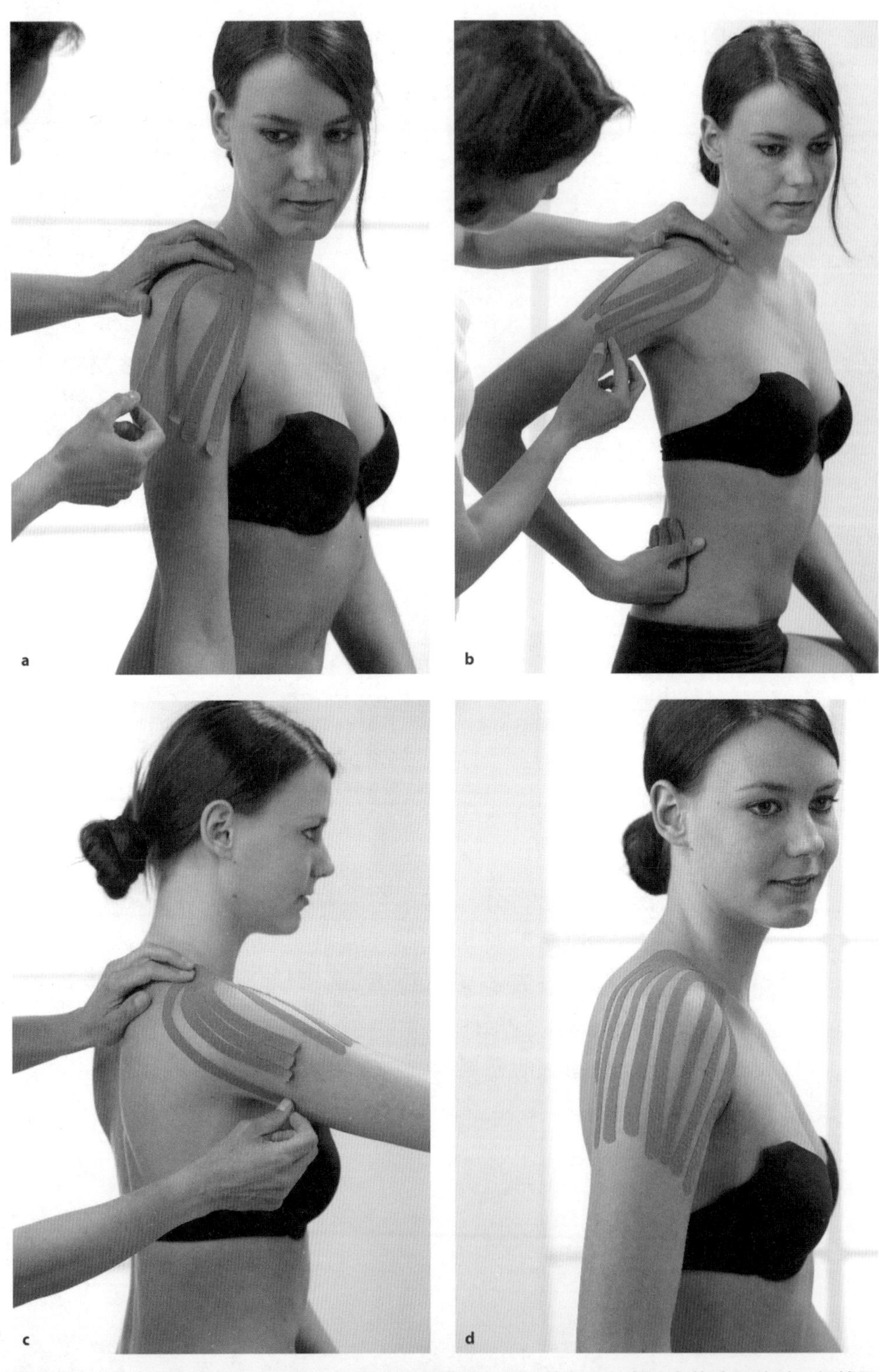

图 7.37 a–d。肩关节引流：a 第一条扇形肌贴覆盖三角肌前部，b 在固定单独肌贴时，保持手臂为拉伸姿势。先后分离单独肌贴尾端，在锚固时保持皮肤移位，以 25% 张力固定至整条上臂，c 第二条扇形肌贴覆盖三角肌后部，d 完成贴扎

7.4.2 肩关节引流

类型

本实例为具有完整淋巴结链的肩关节引流贴扎。该贴扎可解除或缓解肩关节疼痛。

锚点

两条扇形肌贴锚点位于锁骨上窝（末端）。

贴扎

两条扇形肌贴的测量范围自锁骨上窝至三角肌粗隆处。第一条扇形肌贴覆盖三角肌前部，第二条扇形肌贴覆盖后部（图 7.37 a–c）。完全撕掉背衬纸，仅轻轻固定两端。在固定肌贴时，根据待贴扎的肌肉部分将手臂置于各种姿势。先后分离单独肌贴尾端，在锚固时保持皮肤移位，以 25% 张力固定至整条上臂。在无张力情况下固定肌贴两端。完成贴扎后，摩擦肌贴。图 7.37d 为肩关节引流的贴扎完成图。

备忘录

贴扎：淋巴技术

剪切方法：扇形肌贴

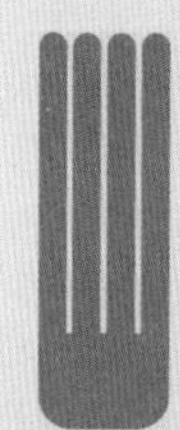

图 7.38. 蓝色扇形肌贴

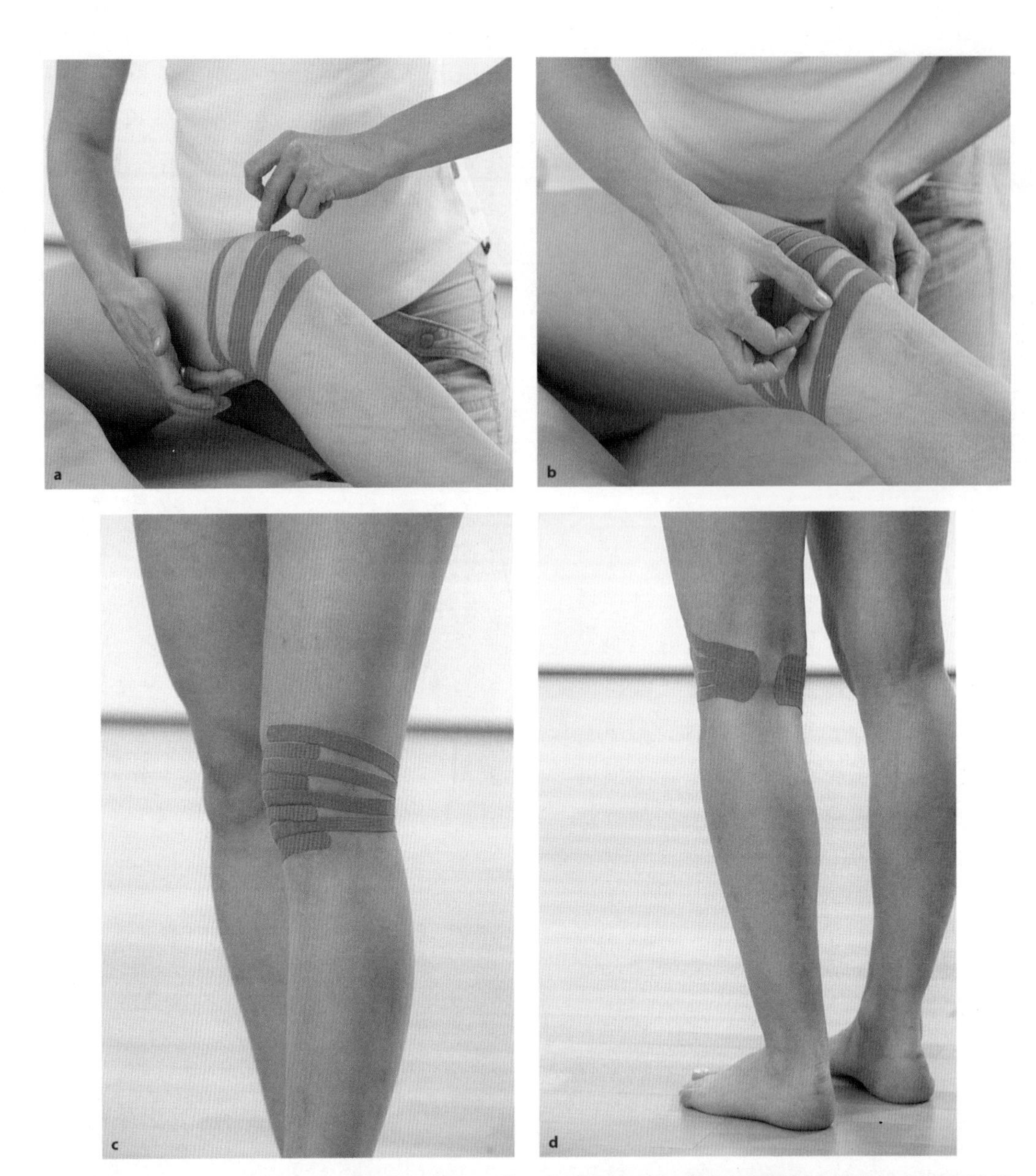

图 7.39 a–d。膝关节引流，a 锚点位于腘窝。第一条扇形肌贴向髌骨内侧展开，b 第二条扇形肌贴向髌骨外侧展开。两条扇形肌贴相互吻合。在固定单独肌贴尾端时，应略微弯曲膝关节。先后分离单独肌贴尾端，在锚固时保持皮肤移位，以 25% 张力固定，c 腹侧贴扎完成图，d 背侧贴扎完成图

7.4.3 膝关节引流

类型

本实例为具有未受损伤的淋巴结链的膝关节引流。本贴扎可解除或缓解膝关节痛。

锚点

两条扇形肌贴锚点位于腘窝。

贴扎

两条扇形肌贴的测量范围从腘窝至髌骨中央。锚点位于腘窝（图 7.39a）。第一条扇形肌贴向髌骨内侧展开，相应地，第二条扇形肌贴向髌骨外侧展开。两边的肌贴尾端相互吻合。在固定单独肌贴尾端时，应略微弯曲膝关节。先后分离单独肌贴尾端，在锚固时应保持皮肤移位，以 25% 张力固定（图 7.39b）。在无张力情况下固定肌贴两端。完成贴扎后，摩擦肌贴。图 7.39c–d 为腹侧和背侧贴扎完成图。

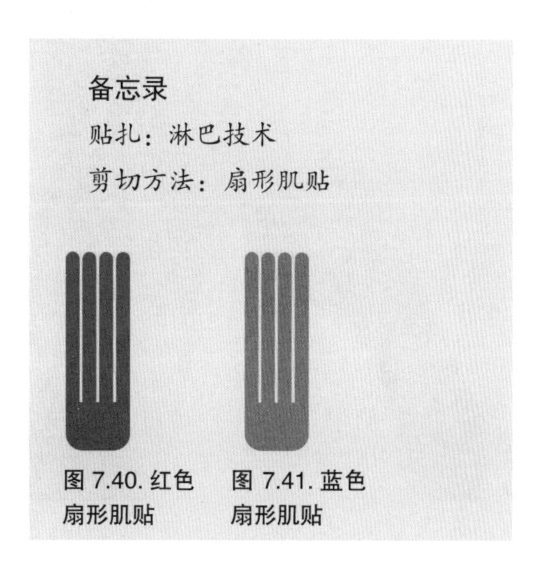

图 7.40. 红色扇形肌贴 图 7.41. 蓝色扇形肌贴

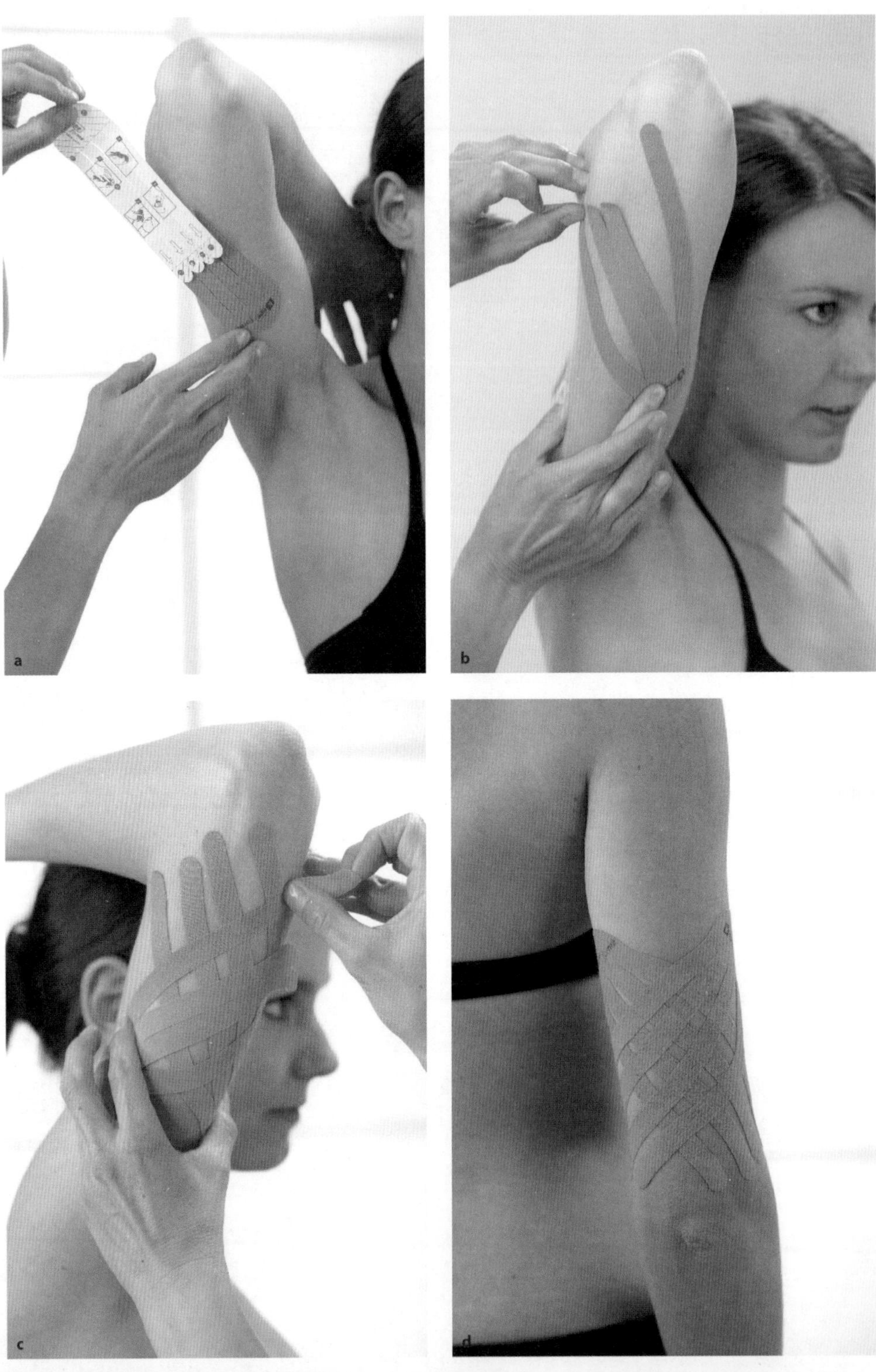

图 7.42 a–d。纤维化 / 血肿: a 基底彼此成 90° ，位于纤维化近端，b 完全撕掉背衬纸，仅轻轻固定两端。在固定单独肌贴时，手臂应保持预拉伸姿势。先后分离单独的肌贴尾端，在锚固时应保持皮肤移位，以最大张力状态均匀固定至整条纤维化区域，c 第二条肌贴贴扎，d 完成贴扎

7.4.4 纤维化 / 血肿

类型

本实例中，上臂存在纤维化。

锚点

两条扇形肌贴锚点位于上臂近端。

贴扎

扇形肌贴测量范围为整个纤维化区域外加另外两指宽。锚点位于纤维化近端，彼此成 90°（图 7.42a）。完全撕掉背衬纸，仅轻轻固定两端。在固定单独肌贴时，手臂屈曲。先后分离单独肌贴尾端，在锚固肌贴时保持皮肤移位，以最大张力状态均匀固定至整个纤维化区域（图 7.42b）。在无张力情况下固定肌贴两端。完成贴扎后，摩擦肌贴。图 7.42d 为治疗纤维化 / 血肿的肌贴贴扎完成图。

备忘录

贴扎：韧带技术

剪切方法：扇形肌贴

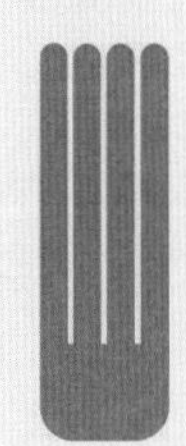

图 7.43. 红色扇形肌贴

提示

可通过本次贴扎治疗纤维化和血肿。

8　神经病学操作手法

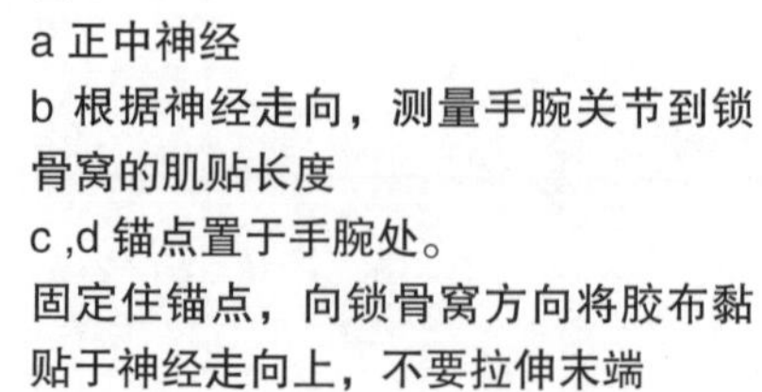

图 8.1a–e
a 正中神经
b 根据神经走向，测量手腕关节到锁骨窝的肌贴长度
c ,d 锚点置于手腕处。
固定住锚点，向锁骨窝方向将胶布黏贴于神经走向上，不要拉伸末端
e 完成

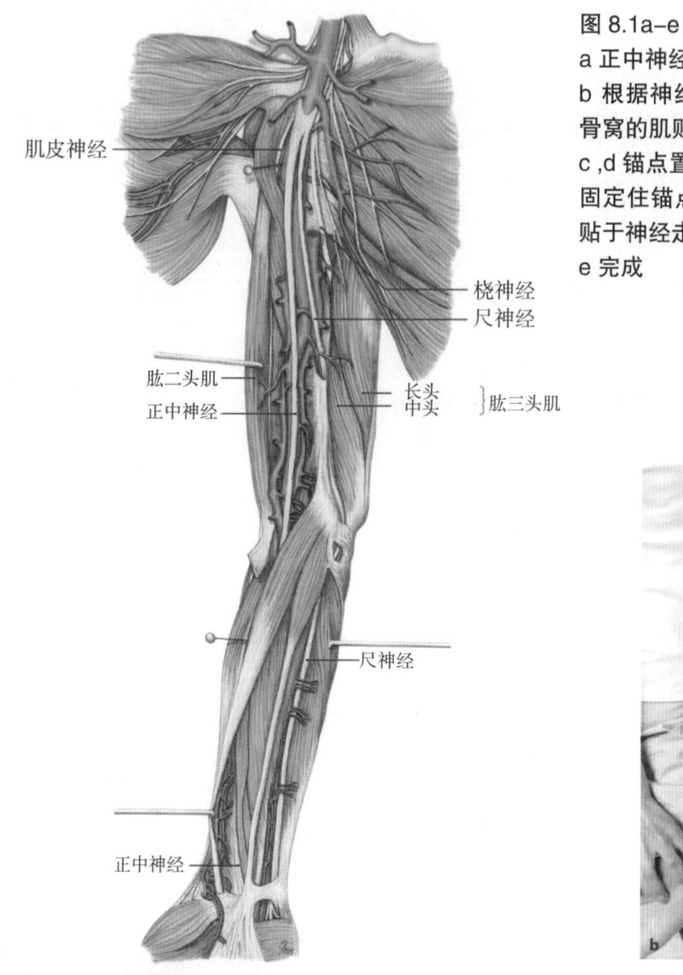

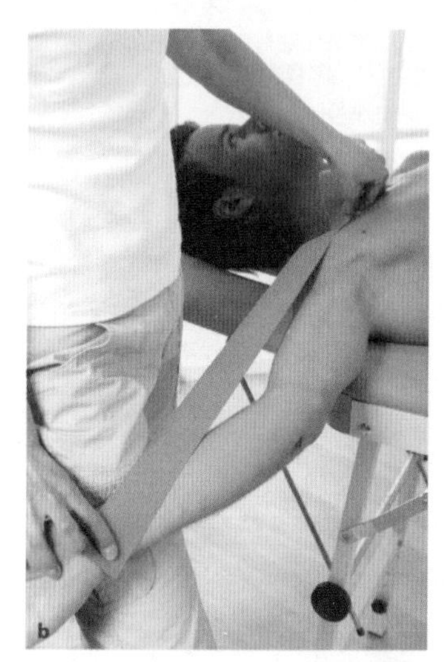

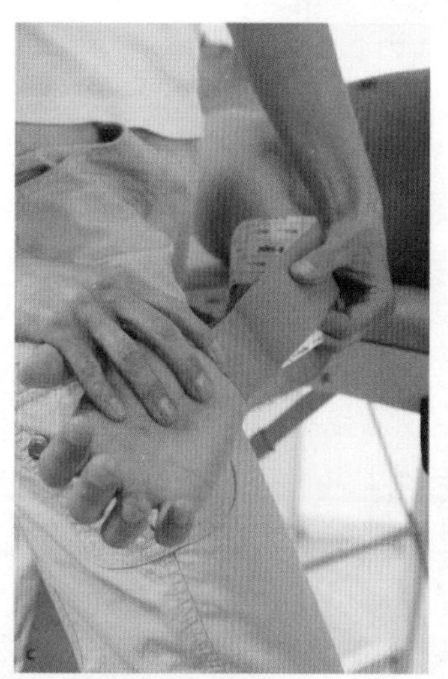

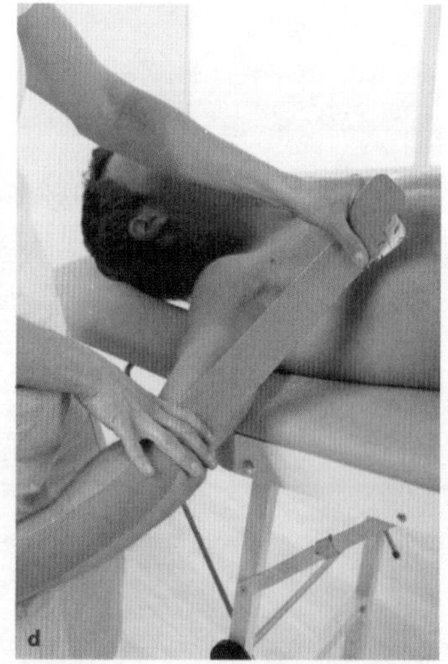

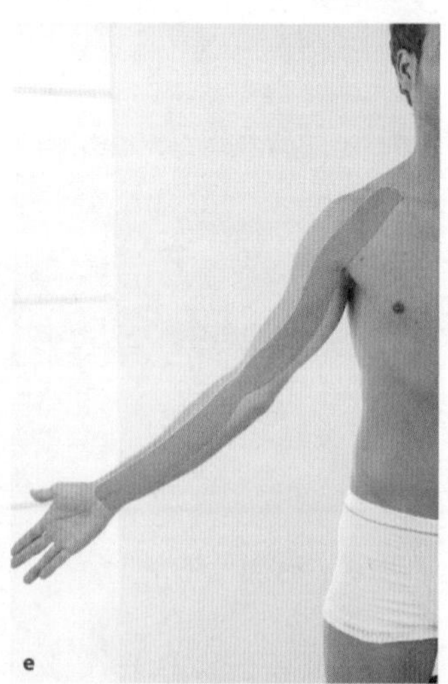

8.1 正中神经

应用

正中神经及其分支在康复的不同时期的障碍。

原因

HWS（脊椎固定术）、肩膀和手臂范围创伤后。制动几天后神经活动性减弱。

目的

通过操作手法，可以改善灵活性，减少疼痛。

贴扎

神经的操作手法与肌肉贴法一样，以10%的拉力沿着神经的总体走向，有远端向近端粘贴。

肌贴的粘贴长度是从手腕处至锁骨窝处沿着神经走向。

锚点位于手腕。固定住锚点，向锁骨窝方向将胶布粘贴于神经走向上，不要拉伸末端（图8.1c，d）。

图8.1e 完成。

备忘录

贴扎：肌肉技术

剪切方法：I形肌贴

拉伸力：10%

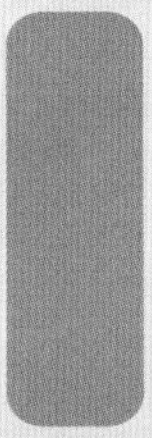

图8.2 蓝色I形肌贴

提示：

神经肌肉结合粘贴：可以在C7（第七颈椎）粘贴HWS空间贴扎和相应肌肉部分粘贴肌贴：斜角肌，胸小肌，旋前圆肌

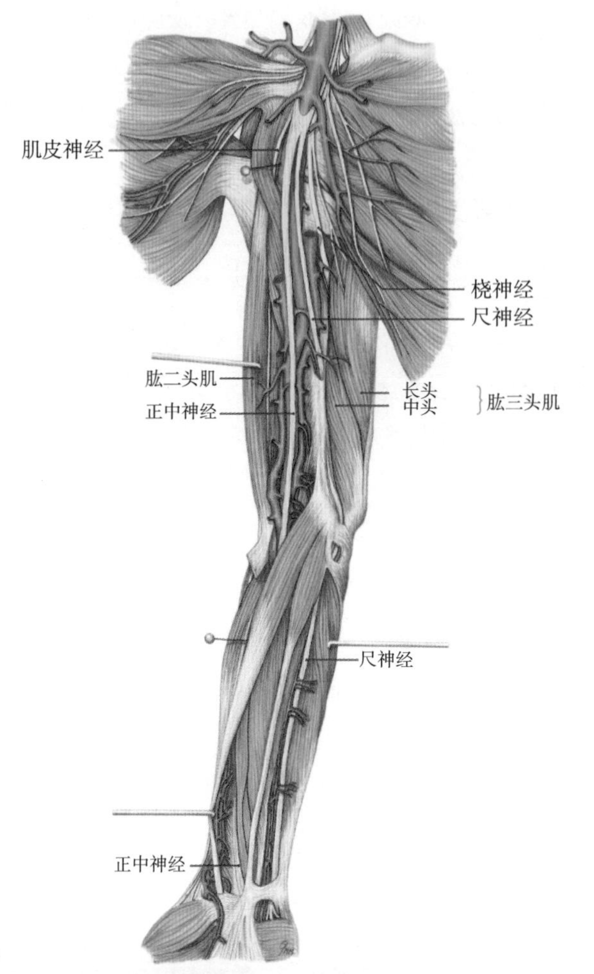

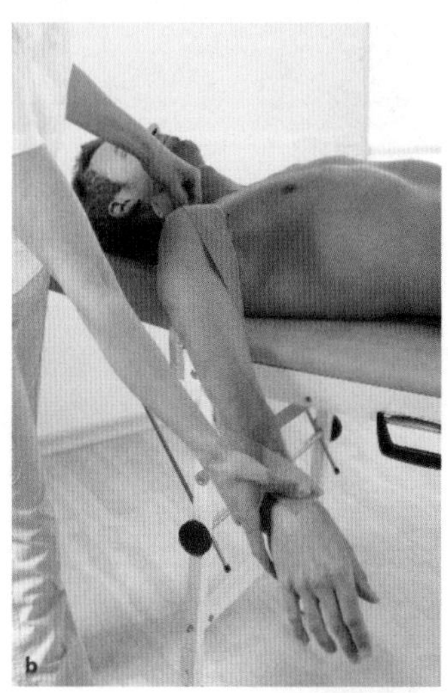

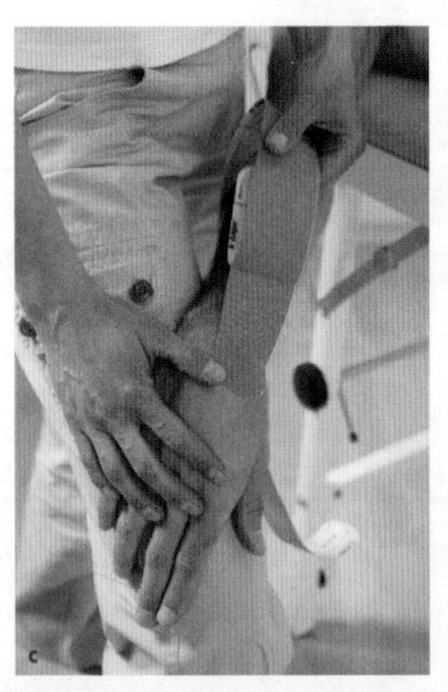

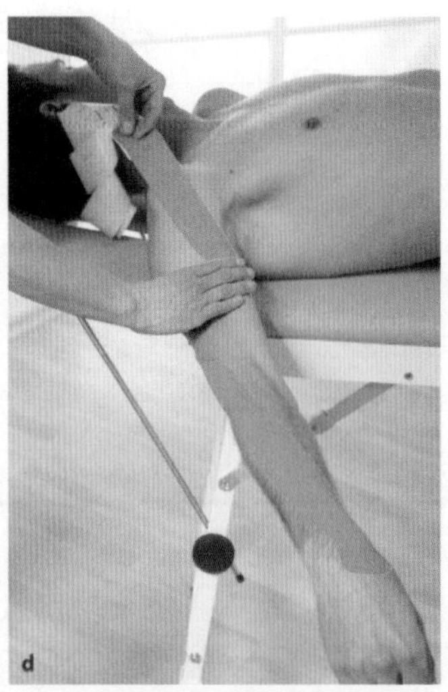

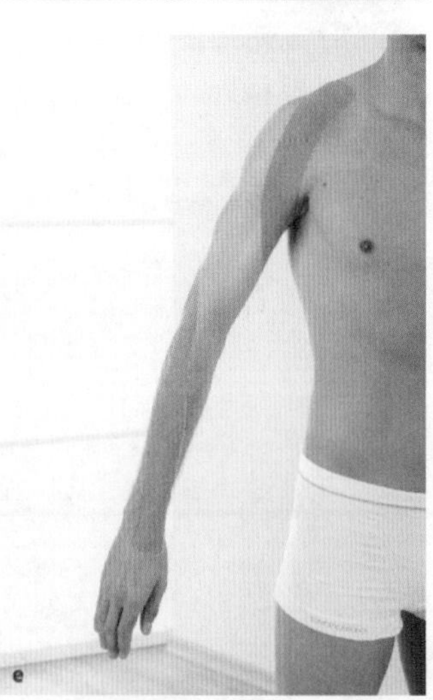

图 8.3a–e
a 桡神经
b 沿着神经走向测量手腕到锁骨窝处的长度
c，d 锚点粘贴于手腕桡侧。固定锚点。向锁骨窝方向将胶布粘贴于神经走向上，不要拉伸
末端
e 完成

8

8.2 桡神经

应用

桡神经及其分支在康复的不同时期的障碍。

原因

HWS（脊椎固定术）、肩膀和手臂范围创伤后。制动几天后神经灵活性有不良反应。

目的

通过神经贴扎方法改善灵活性，减少疼痛

贴扎

神经的操作手法与肌肉贴法一样，以 10% 的拉力沿着神经的总体走向，由远端向近端粘贴。

粘贴长度的测量方法是沿着手腕的桡侧至锁骨窝处。

锚点粘贴于手腕桡侧。固定锚点。向锁骨窝方向将胶布粘贴于神经走向上，不要拉伸末端（图 8.3c，d）。

图 8.3e 完成。

备忘录

贴扎：肌肉技术

剪切方法：I 形肌贴

拉伸力：10%

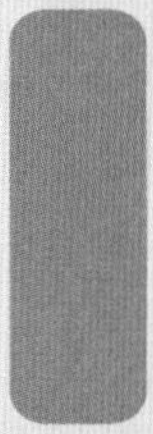

图 8.4 蓝色 I 形肌贴

提示：

神经肌肉结合粘贴：可以在 C7（第七颈椎）粘贴 HWS 空间贴和相应肌肉部分粘贴肌贴：斜角肌，胸小肌，旋前圆肌

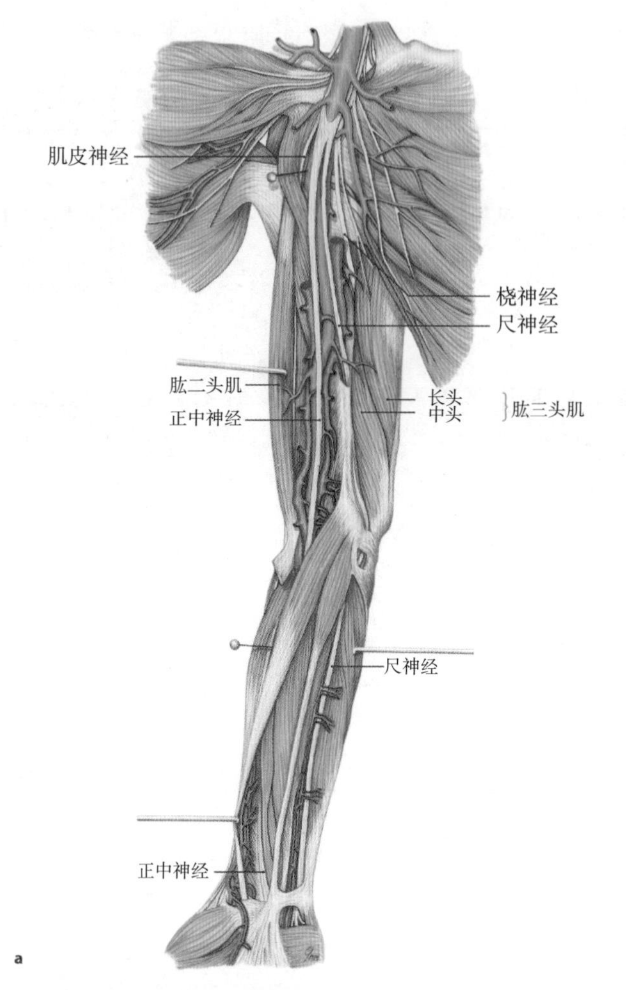

图 8.5a–e
a 尺神经
b 根据神经走向，测量手腕豌豆骨到锁骨窝的粘贴长度
c ,d 锚点置于豌豆骨处。固定住锚点，向锁骨窝方向将胶布粘贴于神经走向上，不要拉伸末端
e 完成

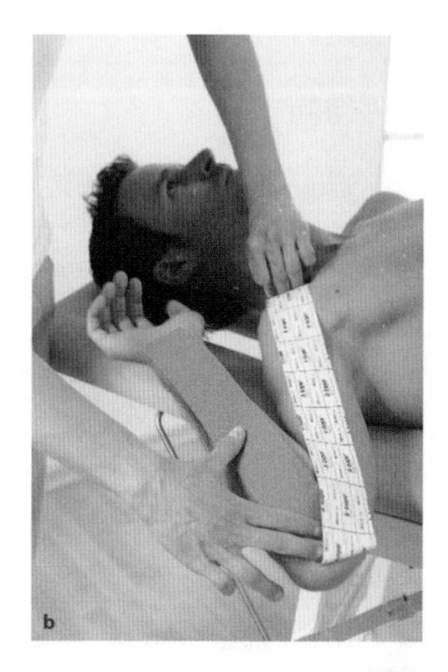

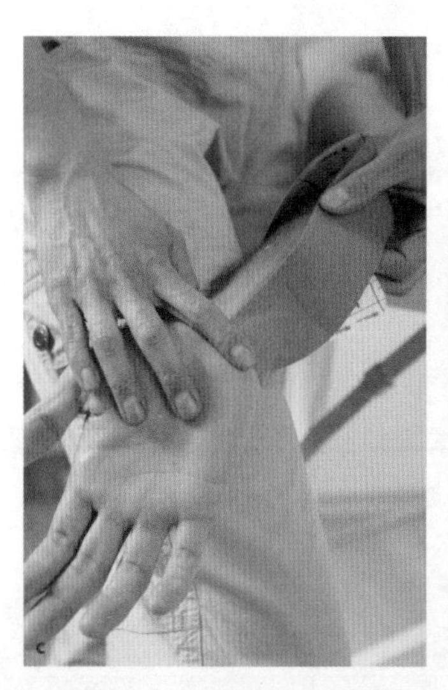

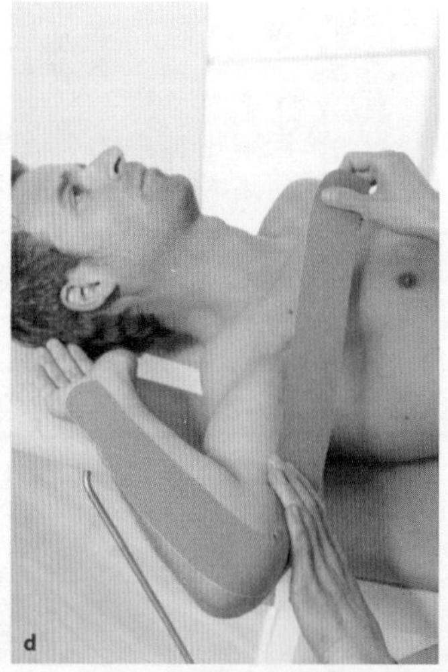

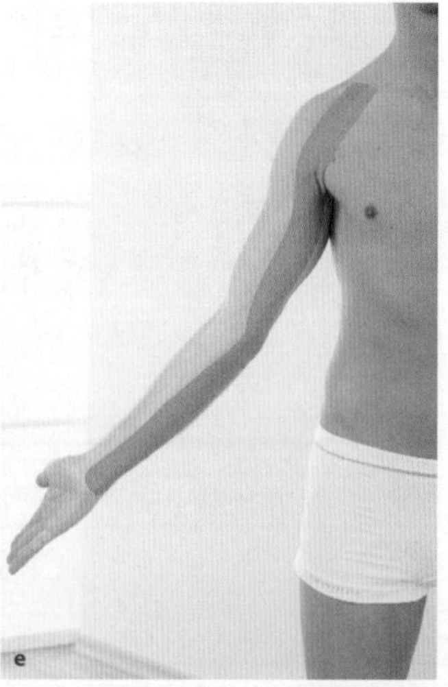

8.3 尺神经

应用

尺神经及其分支在康复的不同时期的障碍。

原因

HWS（脊椎固定术）、肩膀和手臂范围创伤后。制动几天后神经灵活性减弱。

目的

通过神经粘贴方法改善灵活性，减少疼痛

贴扎

神经的操作手法与肌肉贴法一样，以 10% 的拉力沿着神经的总体走向，有远端向近端粘贴。

根据神经走向，测量手腕豌豆骨到锁骨窝的粘贴长度（图 8.5b）。

锚点置于豌豆骨处。固定住锚点，向锁骨窝方向将胶布粘贴于神经走向上，不要拉伸末端（图 8.5c，d）。

图 8.5 e 完成。

备忘录

贴扎：肌肉技术

剪切方法：I 形肌贴

拉伸力：10%

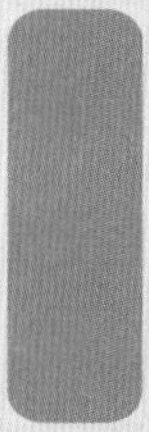

图 8.4 蓝色 I 形肌贴

提示：

神经肌肉结合粘贴：可以在 C7（第七颈椎）粘贴 HWS 空间贴和相应肌肉部分黏粘肌贴：斜角肌，胸小肌

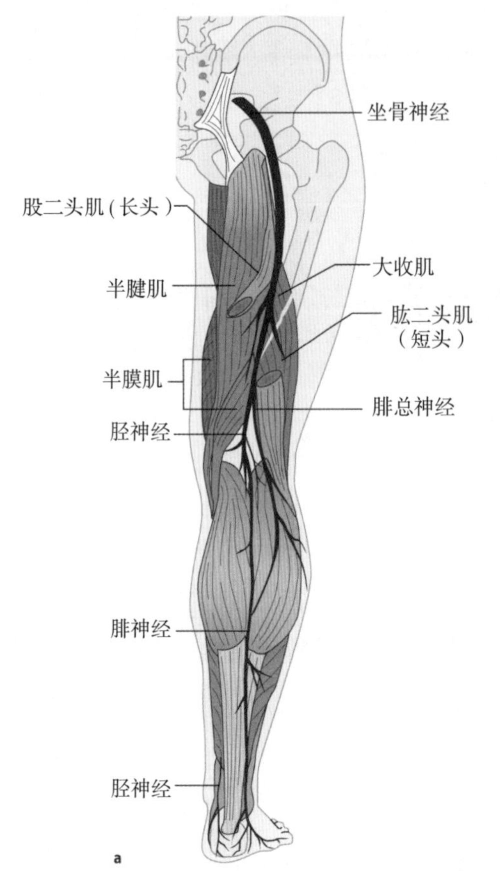

图 8.7a–d
a 坐骨神经
b 根据神经走向，测量足外侧缘到 L4 的粘贴长度
c 锚点置于足外侧缘。固定锚点，向 L4 方向将胶布粘贴于神经走向上，不要拉伸末端
d 完成

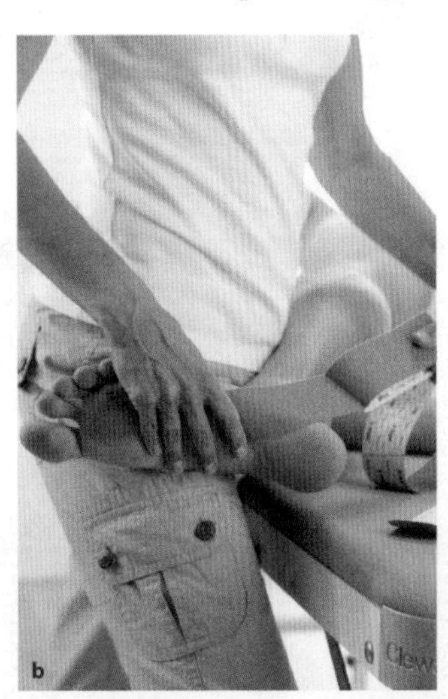

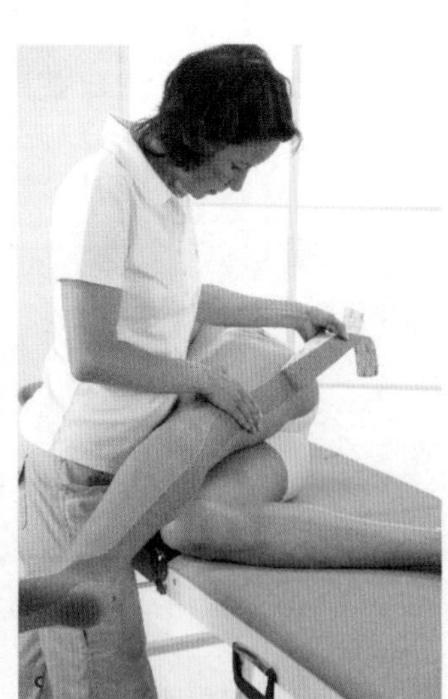

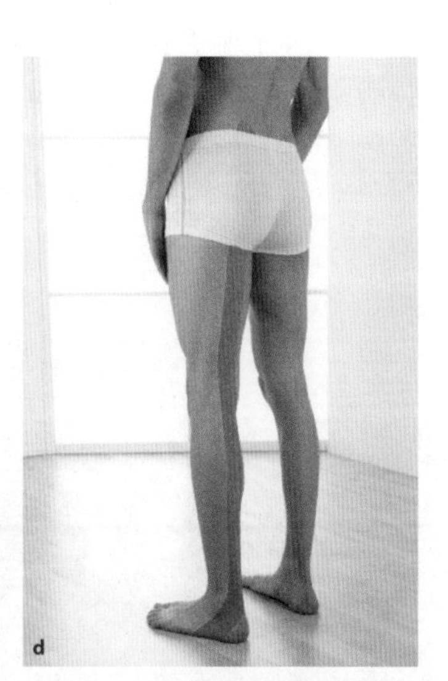

8.4 坐骨神经

应用

坐骨神经及其分支在康复的不同时期的障碍。

原因

腰部、臀部、大腿、膝盖范围创伤后。制动几天后会出现神经功能的减弱。

目的

通过神经粘贴方法改善灵活性，减少疼痛。

贴扎

神经的操作手法与肌肉贴法一样，以 10% 的拉力沿着神经的总体走向，有远端向近端粘贴。

神经走向由远端到近端（粘贴方向）：足部外侧缘 – 第五跖骨部分，踝关节外侧，小腿中线，穿过腘窝直至大腿中部，继续向上过坐骨结节和大转子到 L4。

根据神经走向，测量足外侧缘到 L4 的粘贴长度（图 8.7b）。

锚点置于足外侧缘。固定锚点，向 L4 方向将胶布粘贴于神经走向上，不要拉伸末端（图 8.7c）。

图 8.7d 完成。

备忘录

贴扎：肌肉技术

剪切方法：I 形肌贴

拉伸力：10%

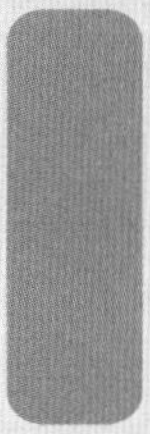

图 8.4 蓝色 I 形肌贴

提示：

神经肌肉结合粘贴：可以在 L4/5 粘贴 LWS 空间贴

和相应肌肉部分粘贴肌贴：梨状肌

如果涉及胫神经，则向踝关节中线内侧粘贴。

如果涉及腓神经，则向踝关节中线外侧粘贴。

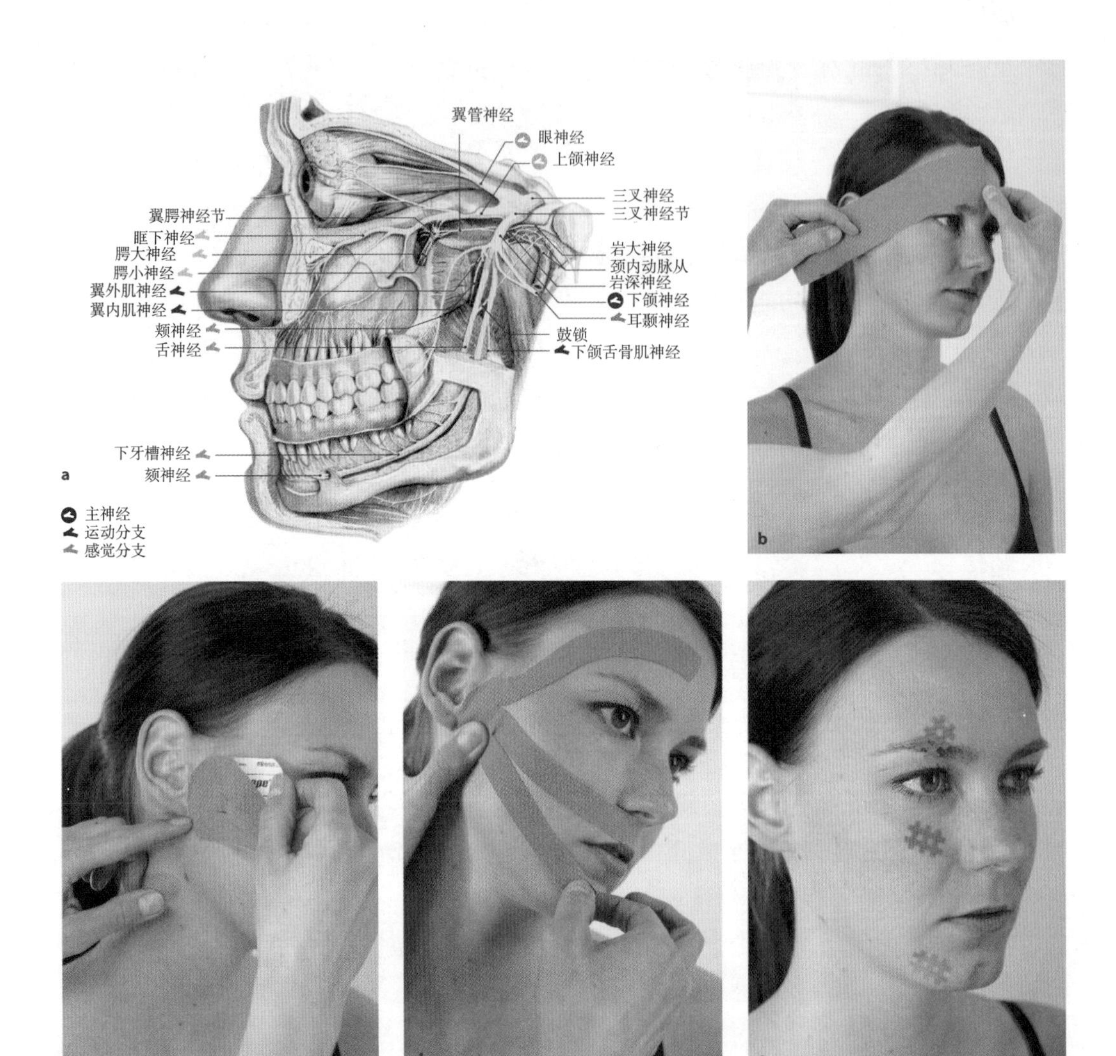

图 8.9a–e.
a 三叉神经
b 测量耳朵到额头中间的距离
c 锚点位于耳朵肌肉，固定锚点
d 根据神经走向，将支持带黏向额头中心方向，从上到下按顺序粘贴，不要拉伸末端
e 结束时，按照图示交叉法黏在三叉神经交叉点（眶上、眶下和颏）

8.5 三叉神经

应用

面部三叉神经的三条神经分支走向中，发生的不同紊乱

原因

幻想症和三叉神经症候

目的

通过对三叉神经的三个分支神经走向进行肌贴粘贴，减少神经交汇处的疼痛。大多数情况下是中间神经交汇处疼痛。

贴扎

在面部一端向另一端粘贴时不要用力拉扯肌贴。

神经走向从外侧（耳朵肌肉）向内侧（额头、上颌、下颌）

肌贴的长度从耳朵到额头中间（图 8.9b)。肌贴要三等分；对于长脸形也可以四等分。

锚点黏贴在耳朵肌肉地方（图 8.9c）。固定锚点，向额头、上颌、下颌粘贴时不要拉扯肌贴（图 8.9d）。肌贴应该粘到疼痛点（图 8.9e）

备忘录

贴扎：肌肉技术（无拉力）

剪切方法：扇形肌贴

拉伸力：0%

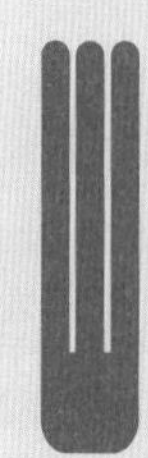

图 8.10 蓝色扇形肌贴

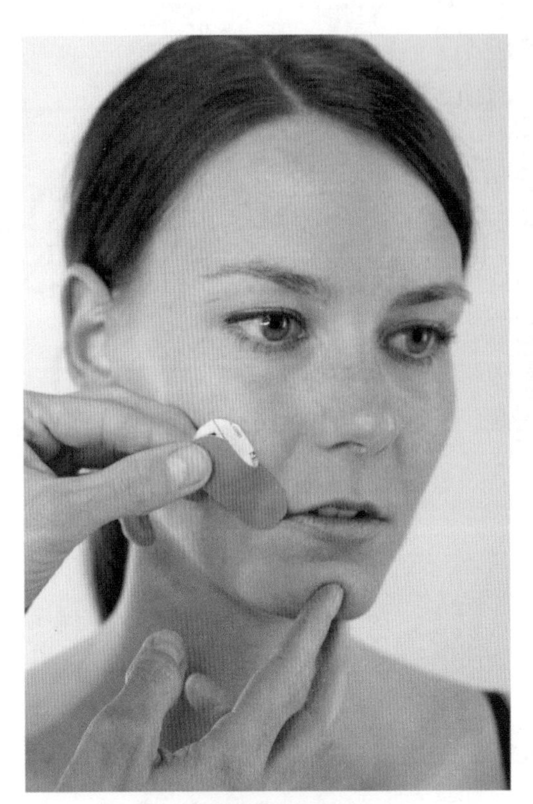

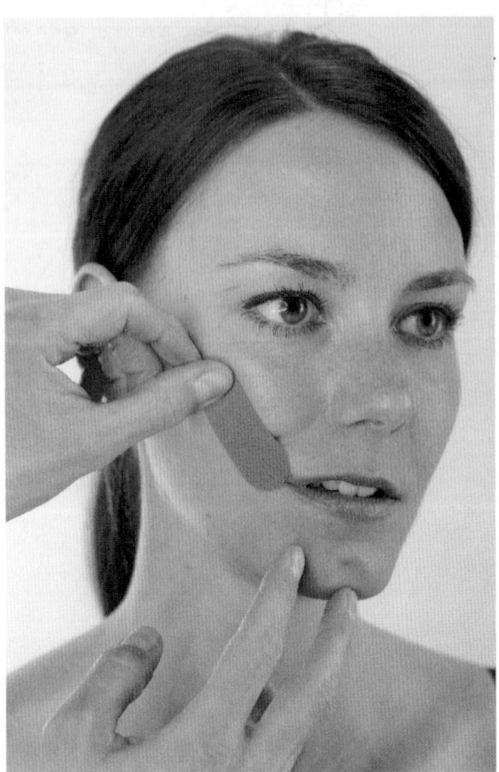

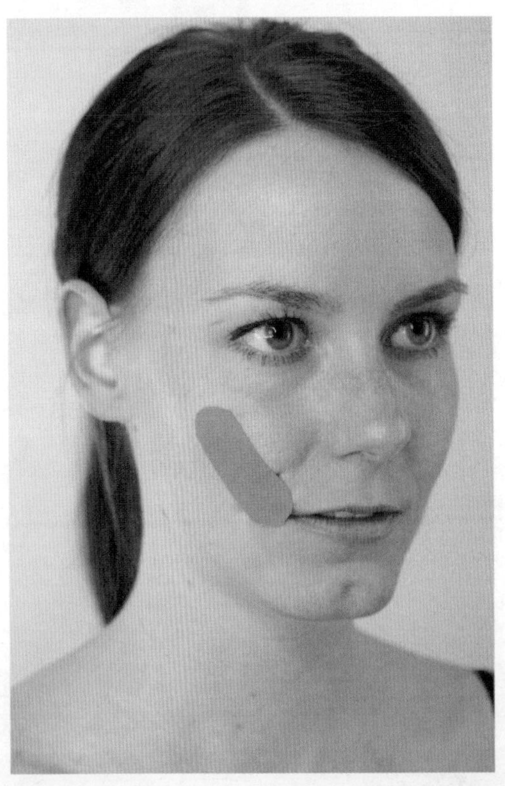

图 8.11a–c 面瘫
a 锚点粘贴在近嘴角处
b 将肌贴用 50% 拉力向颧骨方向拉伸，末端粘贴时不要拉伸
c 完成

8.6 面瘫

定义

中央或者周围神经麻痹。表现为面部表情肌肉停止工作。

目的

面瘫患者一般是嘴角的一边与另一边对比下沉。通过肌贴拉起下沉的嘴角。可以明显减少口水的流出。

贴扎

肌贴长度总计一格（5cm），三等分。

锚点近嘴角粘贴（图 8.11a），应用绷带粘贴技术，最大拉力的 50% 向颧骨方向粘贴（图 8.11b）；末端粘贴时不要拉伸。

备忘录

贴扎：筋膜技术

剪切方法：I 形肌贴

拉伸力：50%

图 8.12 红色 I 形肌贴

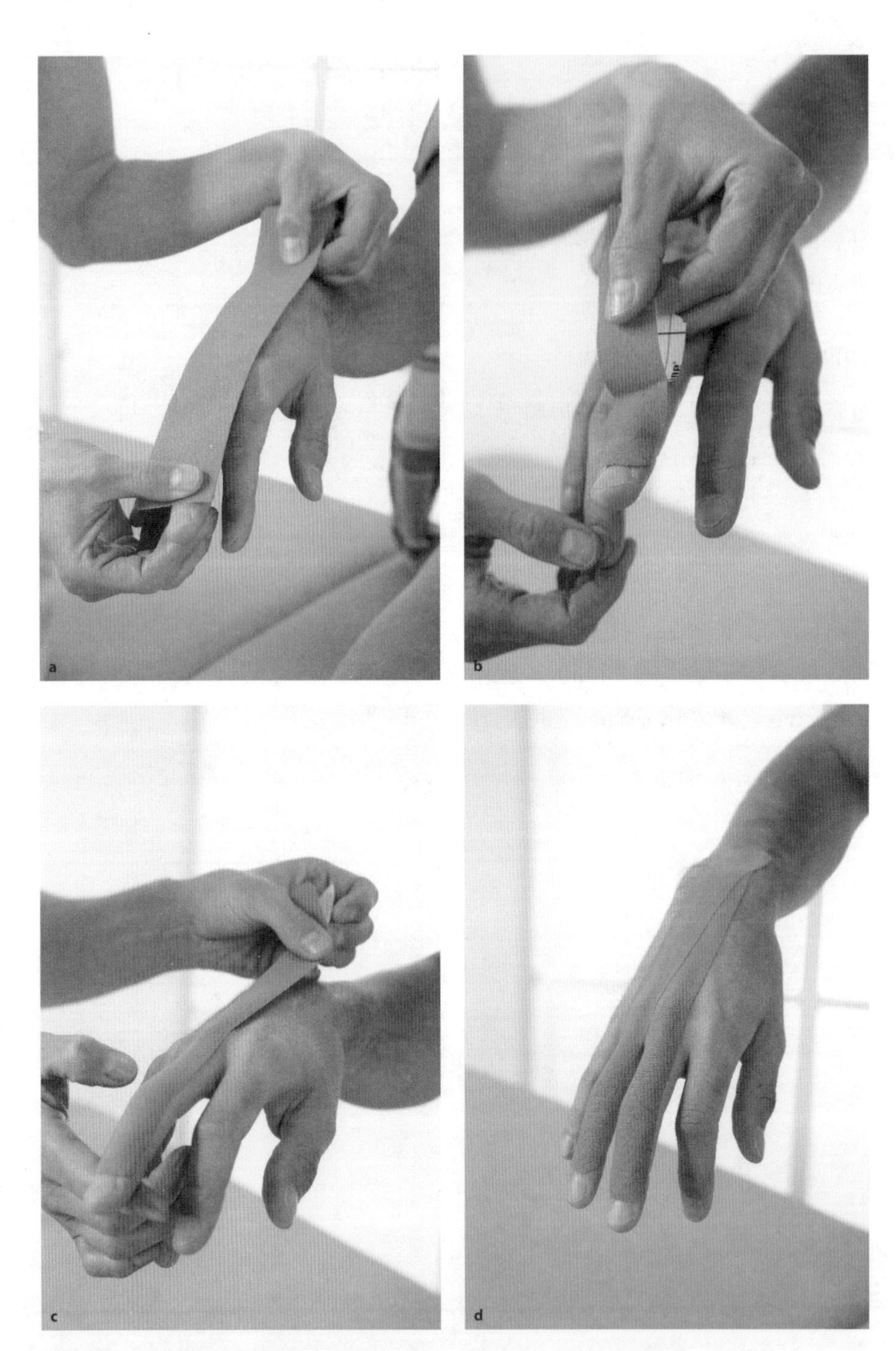

图 8.13a–d 手指伸直 a 测量手指末端到手腕的距离。I 型肌贴三等分
b 锚点位于手指指甲处粘贴。
c 操作时向想要矫正的方向粘贴。粘贴技术要以最大拉力 80% 的拉力向身体近端拉伸
d 完成

8.7 手指伸直

应用

不同神经性原因引起的手指伸直障碍病症

目的

通过肌贴技术，改善手指伸直功能

贴扎

测量手指远端到手腕的距离，I 型肌贴需要进行三等分（图 8.13a）。

锚点黏贴在指甲处（图 8.13b）。操作时向想要矫正的方向粘贴。粘贴技术要以最大拉力 80% 的拉力向身体近端拉伸（图 8.13c)。如果有需要可对于两个或更多手指以同样的方法治疗。

图 8.13d 完成。

备忘录

贴扎：筋膜技术

剪切方法：I 形肌贴

拉伸力：80%

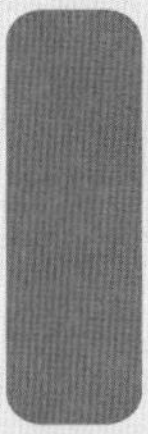

图 8.14 红色 I 形肌贴

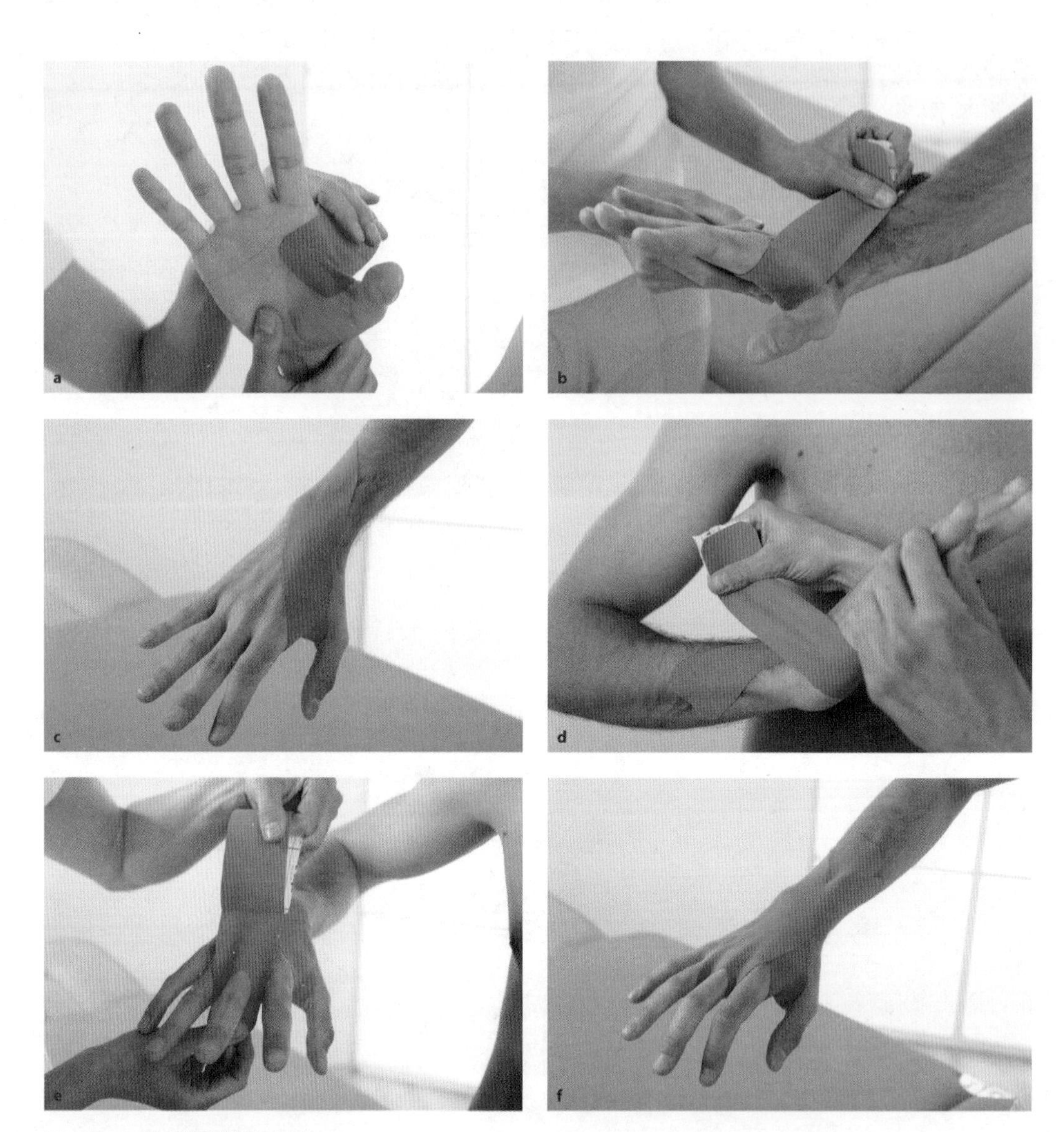

图 8.15a–f 手伸直操作方法
第 1 部分：内侧贴扎
a 锚点粘贴于拇指和食指之间的掌心部分
b 用矫正操作手法，最大拉力的 80% 的拉力向手腕方向粘贴，末端不要用力拉伸
c 完成
第 2 部分：外侧贴扎
d 锚点粘贴于小指掌指关节处。用矫正操作手法，以最大拉力的 80% 的拉力向手腕方向粘贴，末端不要用力
第 3 部分：内侧贴扎
e 中指穿过在肌贴上的洞，锚点粘贴于手背上。用矫正操作手法，以最大拉力的 80% 的拉力向手腕方向黏贴，末端不要用力
f 完成

8.8 手伸直

应用

不同神经性原因引起的手伸直障碍病症和 Spastik

目的

通过肌贴技术，改善手伸直功能障碍和 Spastik

贴扎

测量拇指和食指之间掌心到腕关节的距离，三条一样长的 I 型肌贴

- 第 1 部分：内侧贴扎
  锚点粘贴于拇指和食指之间的掌心部分（图 8.15a），b 用矫正操作手法，最大拉力 80% 的拉力向手腕方向粘贴（图 8.15b）。末端不要用力（图 8.15c）
- 第 2 部分：外侧贴扎
  锚点粘贴于小指掌指关节处。用矫正操作手法，最大拉力 80% 的拉力向手腕方向粘贴（图 8.15d），末端不要用力。
- 第 3 部分 : 内侧贴扎
  在肌贴一端的末尾，剪一个边长 1cm 的三角形空洞。中指穿过在肌贴上的洞，锚点粘贴于手背上。用矫正操作手法，最大拉力 80% 的拉力向手腕方向粘贴（图 8.15e），末端不要用力。图 8.15f 完成。

备忘录

贴扎：筋膜技术

剪切方法：I 形肌贴

拉伸力：80%

图 8.16 红色 I 形肌贴

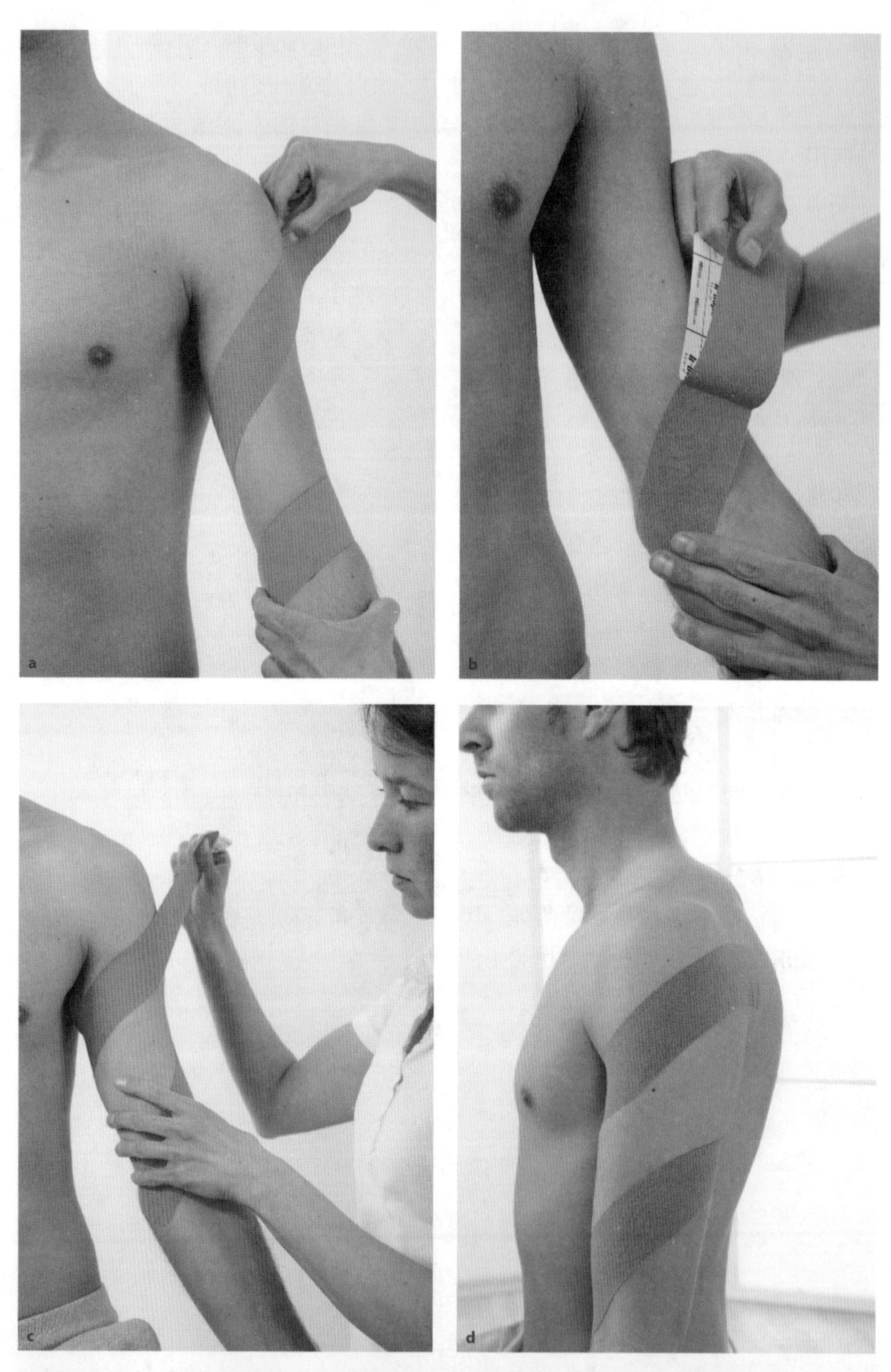

图 8.17a–d 上肢螺旋贴扎 a 测量肱骨内上髁到肩峰之间螺旋粘贴需要的长度。b 锚点粘贴于肱骨内上髁上方 c 用矫正手法操作，80% 的拉力以螺旋形式向肩峰方向粘贴，末端不要用力拉伸，粘贴超过肩胛骨。d 完成

8.9 上肢的内外旋

应用

神经性的和创伤后症状引起的内外旋功能障碍

目的

通过肌贴疗法，改善手臂的外旋功能

贴扎

测量肱骨内上髁到肩峰之间螺旋粘贴需要的长度（图 8.17a）。

锚点粘贴于肱骨内上髁上方（图 8.17b）。

用矫正手法操作，80% 的拉力以螺旋形式向肩峰方向粘贴，末端不要用力拉伸，粘贴超过肩胛骨（图 8.17c）。图 8.17d 完成。

备忘录

贴扎：筋膜技术

剪切方法：I 形肌贴

拉伸力：80%

图 8.18 红色 I 形肌贴

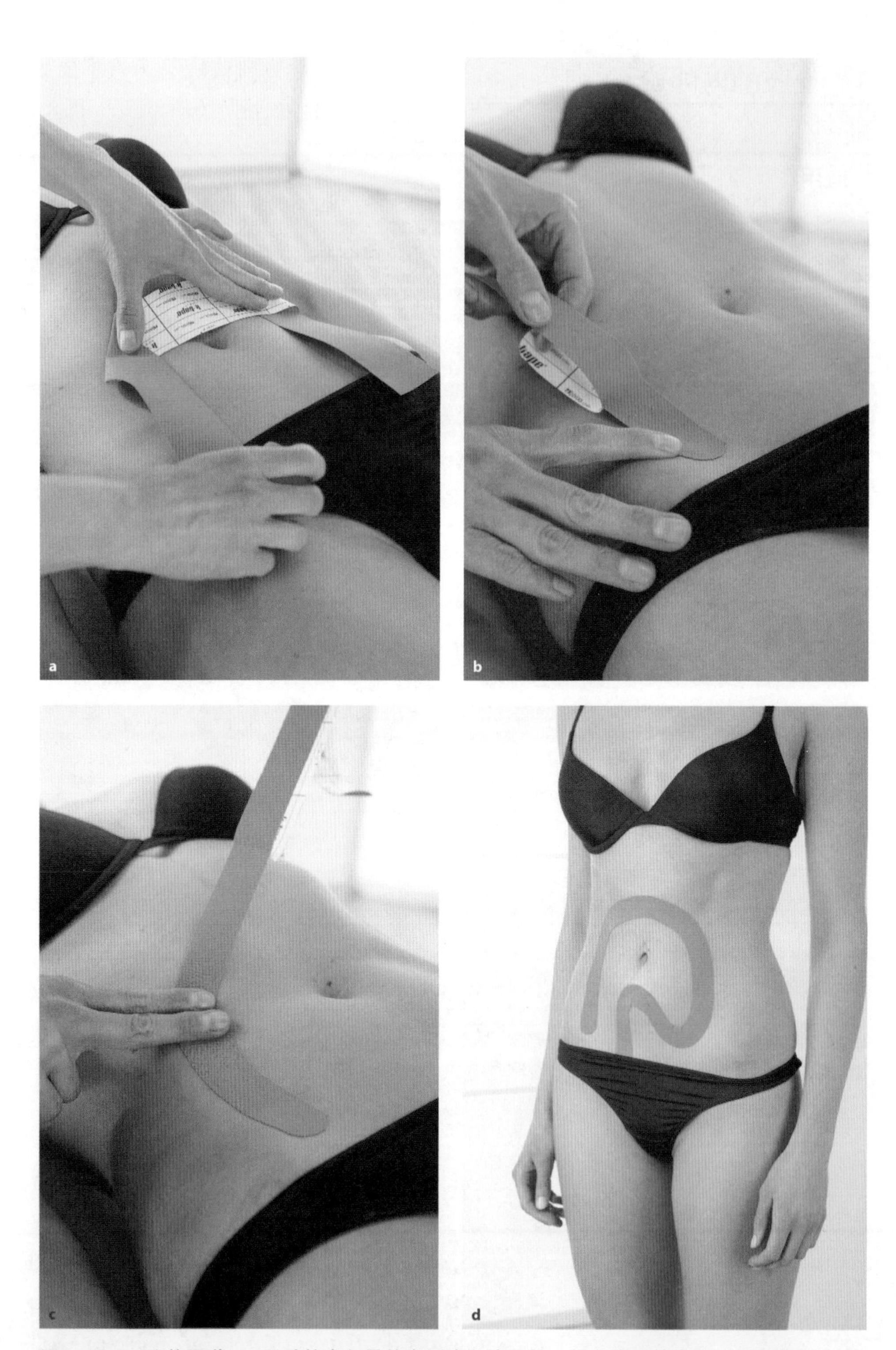

图 8.19a–d 改善肠道 a：肌贴的走向是从右侧腹股沟开始，沿着大肠的走向，到肋骨下边缘，再到左侧腹股沟
b 锚点粘贴于盲肠的高度
c 用 50% 的拉力根据大肠的走向粘贴，末端不要拉伸 d 完成

8.10 改善肠道

应用

神经性病症或术后引起的便秘

目的

通过肌贴粘贴于大肠走向，改善大肠的功能

贴扎

肌贴的走向是从右侧腹股沟开始，沿着大肠的走向，到肋骨下边缘，再到左侧腹股沟（图 8.19a）。将 I 型肌贴二等分锚点粘贴于盲肠的高度粘贴（图 8.19b）。用 50% 的拉力根据大肠的走向（结肠升部，横部，降部，乙状结肠）粘贴（图 8.19c）。末端不要拉伸。图 8.19d 完成。

备忘录

贴扎：筋膜技术

剪切方法：I 形肌贴

拉伸力：50%

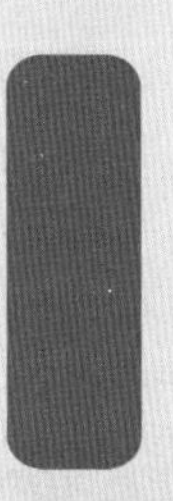

图 8.20 红色 I 形肌贴

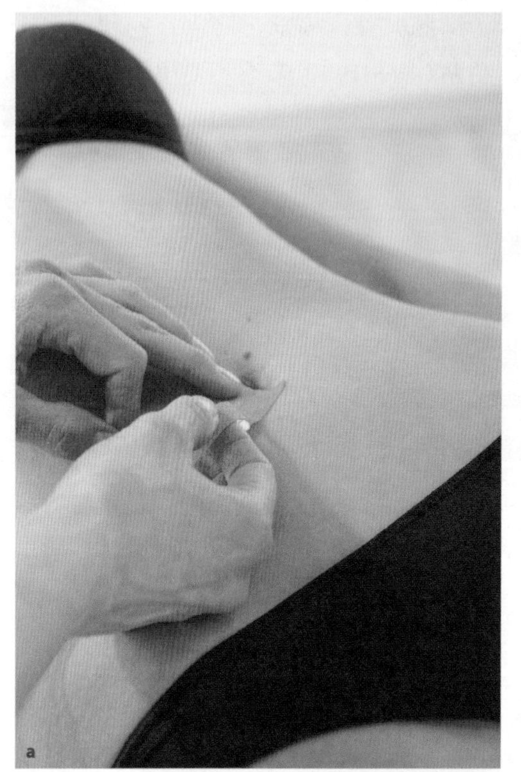

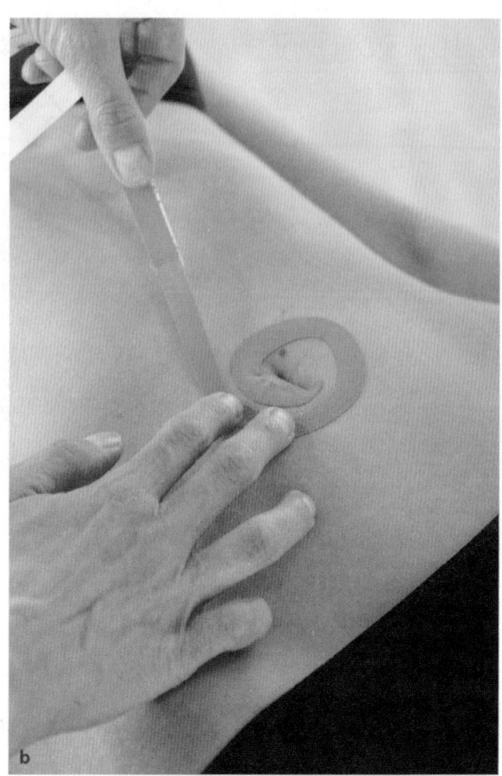

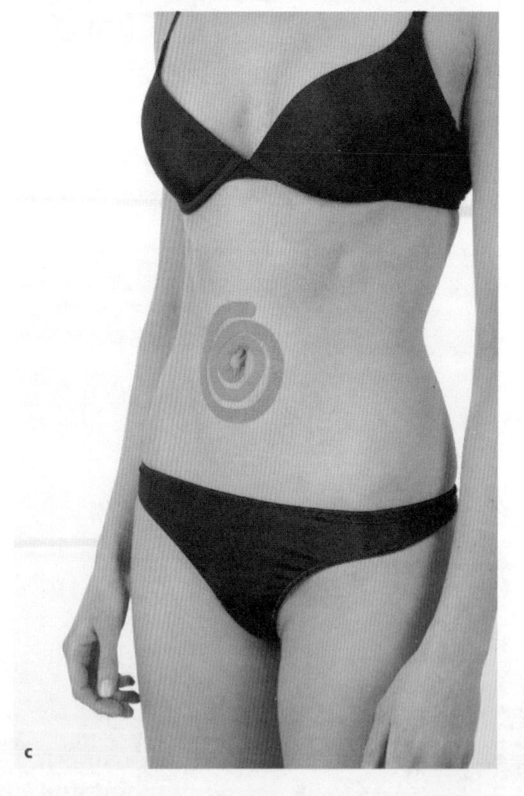

图 8.21a–c 腹部螺旋贴法 a 锚点位于肚脐下方七点钟方向
b 应用肌贴技术，以 50% 拉力围绕肚脐粘贴，不要拉伸末端
c 完成

8.11 腹部螺旋贴

应用

腹部痉挛痛以及不同妇科、神经、内科原因引起的下腹部病症。

目的

通过围绕肚脐螺旋肌贴贴扎技术激活神经

贴扎

肌贴长度为 12–15 个小格子，I 型肌贴进行四等分。

锚点位于肚脐七点钟方向(图 8.21 a)。

应用肌贴技术，以 50% 拉力围绕肚脐粘贴（图 8.21 b）。

不要拉伸末端（图 8.21 c）。

备忘录

贴扎：筋膜技术

剪切方法：I 形肌贴

拉伸力：50%

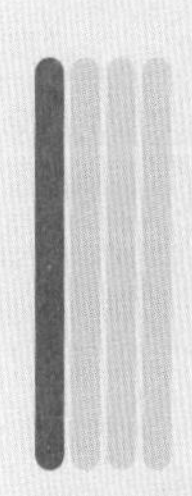

图 8.22 1/4 红色 I 形肌贴

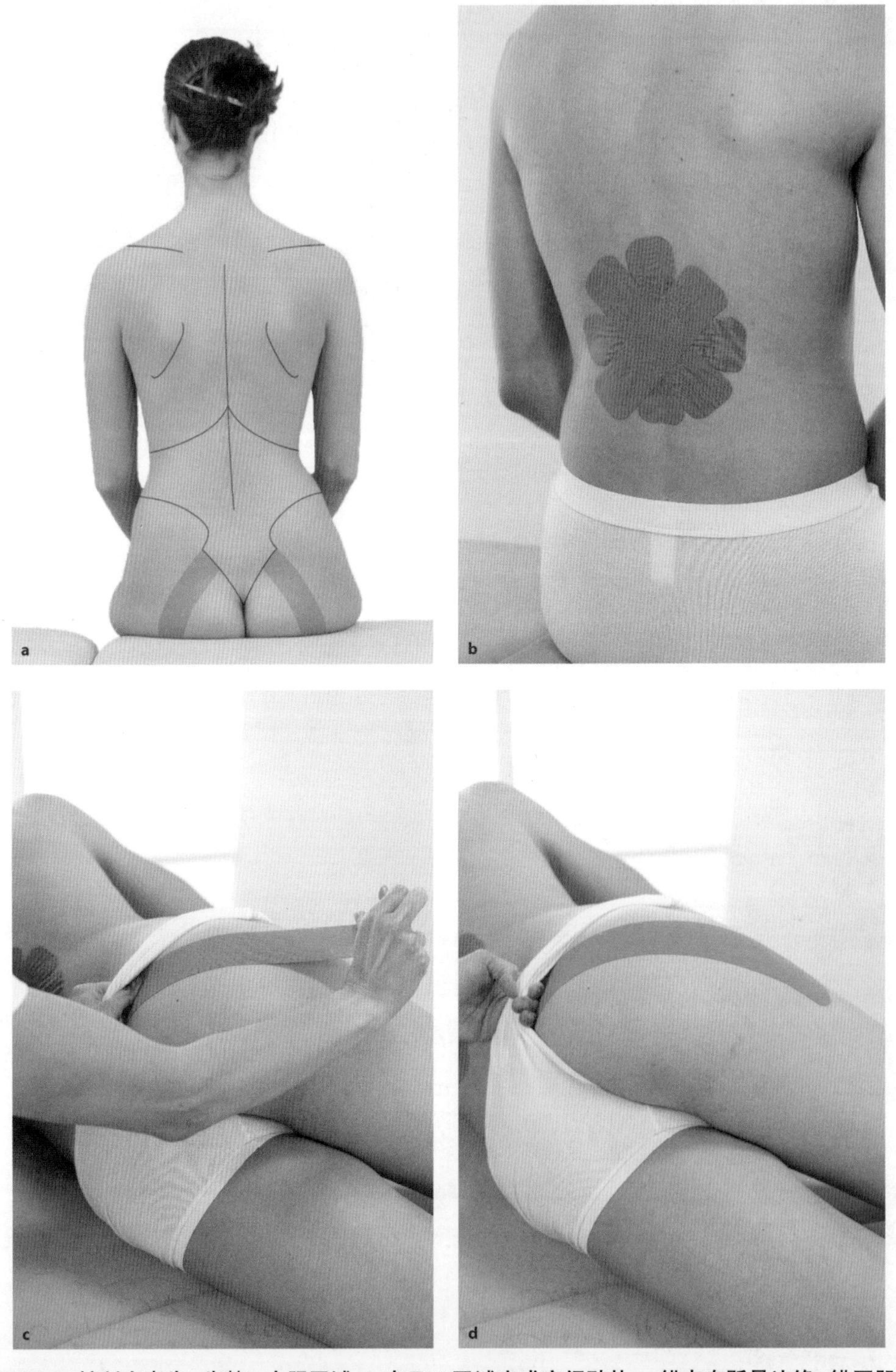

图 8.23a–d 控制力丧失，失禁 a 大肠区域。b 在 T12 区域完成空间贴扎。c 锚点在骶骨边缘，锚固肌贴，然后以最大拉力沿着臀大肌向股骨大转子方向粘贴，结束于大腿外侧。d 完成

8.12 失禁

应用

控制能力不足

目的

通过对大肠周围的结缔组织进行韧带技术，促进闭锁的肌肉系统进行调节。

贴扎

- 第 1 部分：在 T12 的空间肌贴贴扎技术（操作技术 图 8.23 b）。
- 第 2 部分：测量骶骨到股骨大转子的肌贴长度。大腿位于屈曲内收位。锚点粘贴于骶骨边缘。固定于皮肤上。以最大拉伸力沿着臀大肌向股骨大转子方向粘贴。结束于大腿外侧（图 8.23c）。本操作技术要粘贴两侧(图 8.23 d)。

备忘录

贴扎：韧带技术

剪切方法：I 形肌贴

拉伸力：100%

图 8.24 红色 I 形肌贴

9 妇科应用

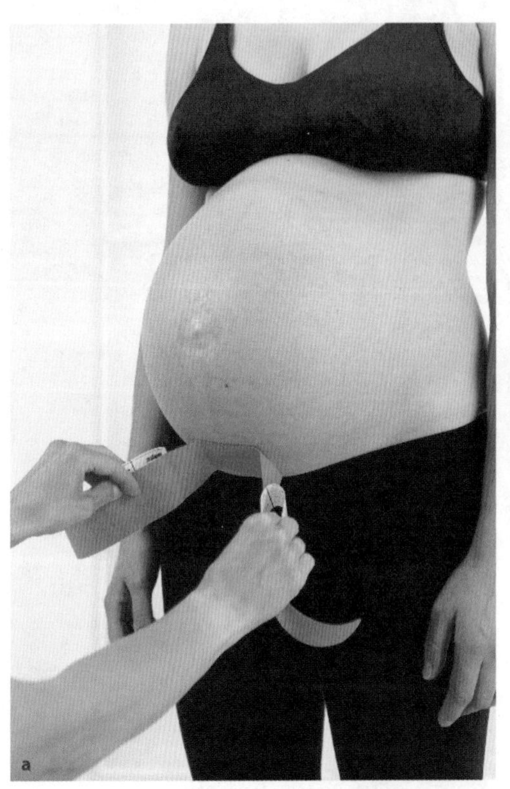

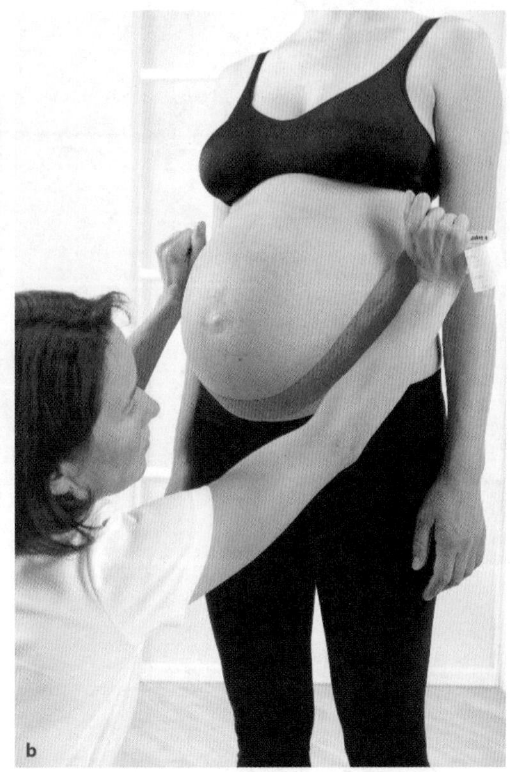

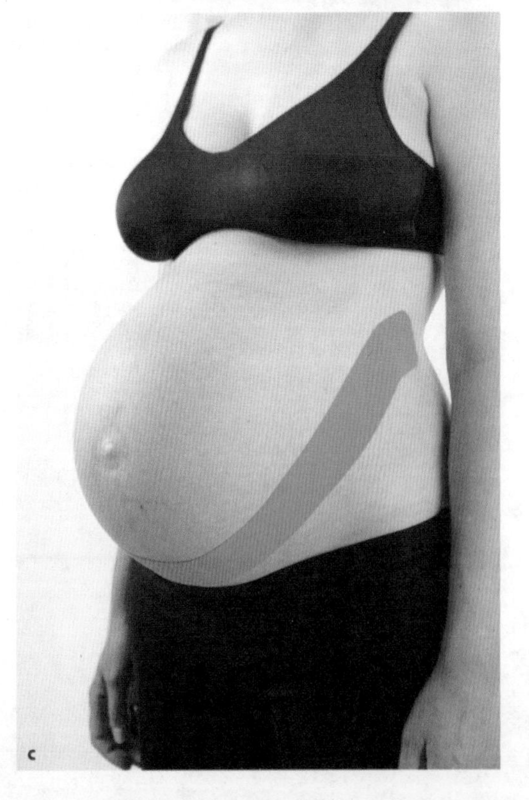

图 9.1 a–c 腹部支持
a 锚点粘贴于腹部下方中间
b 两边用 50–75% 拉力向颅侧方向粘贴直至肋骨
c 完成

9.1 腹部支持

定义

在胎儿体重增长期间，腹部肌肉和腰椎间盘负荷增加。使身体重心转移到腹部。

目的

通过肌贴技术，减轻腹部负荷，同时减小腰椎间盘的压力

贴扎

肌贴的长度从腹部下部中间，向上至第 12 肋骨。

锚点粘贴于腹部下部中间（图 9.1a）。用 50%–75% 拉力向颅侧方向粘贴直至肋骨（图 9.1b）。

图 9.1c 完成。

备忘录

贴扎：韧带技术

剪切方法：I 形肌贴

拉力：50%~75%

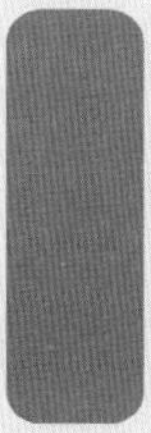

图 9.2 红色 I 形肌贴

提示：

注意：为了加强减轻腹部压力的效果，可以两条 I 型肌贴重叠粘贴

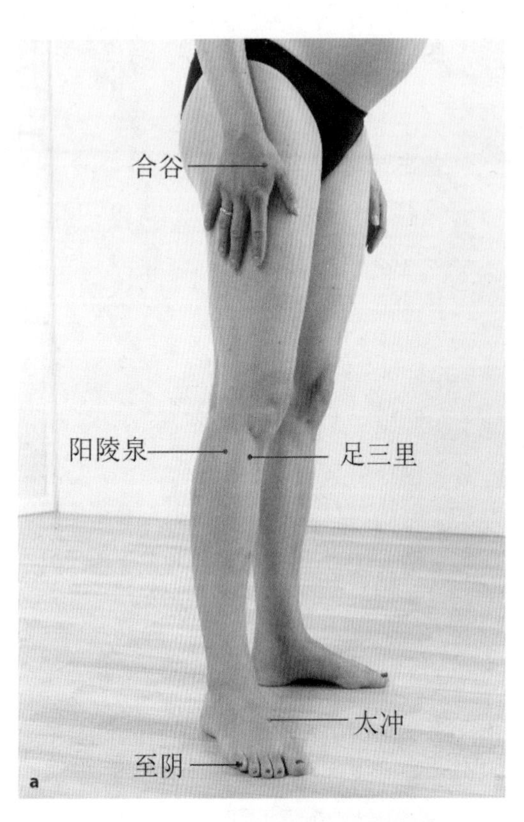

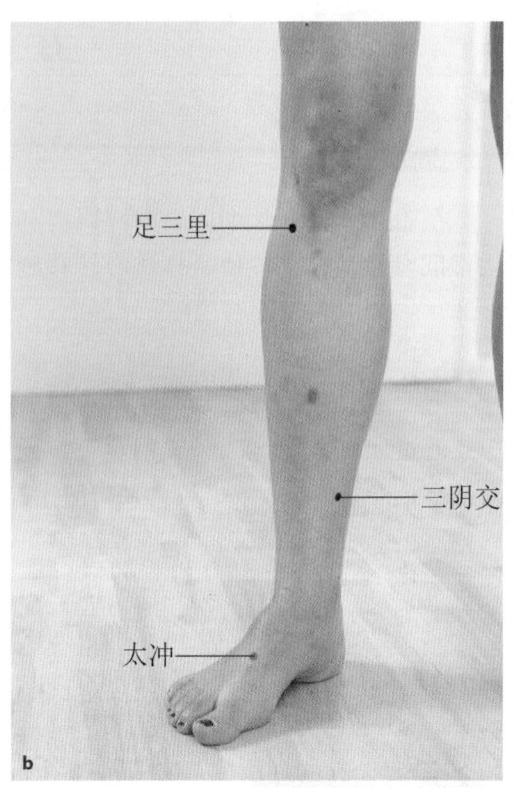

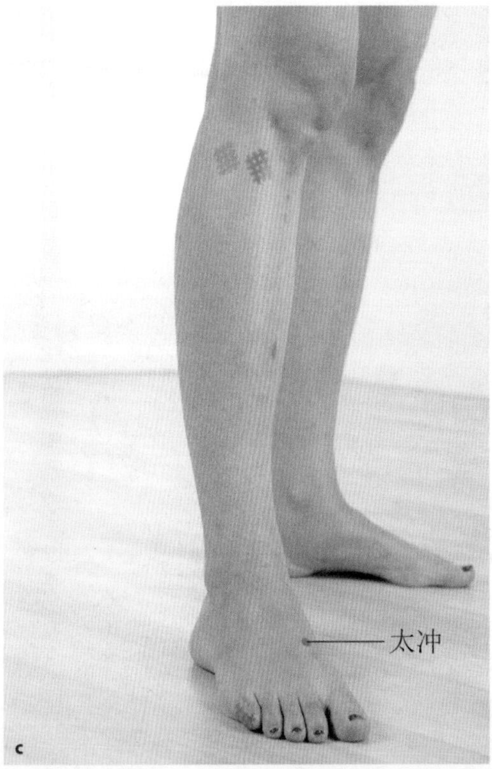

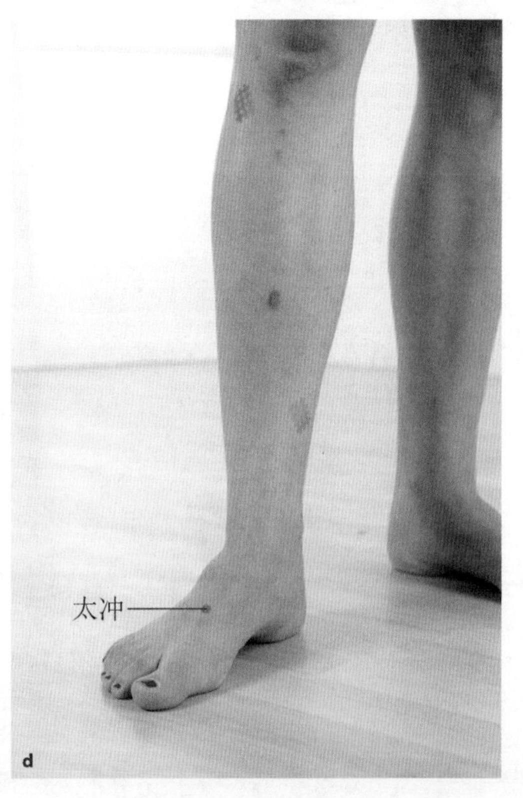

图 9.3a–d 穴位

9.2 十字交叉贴扎，产前准备

目的

通过在穴位上小十字交叉贴扎的方法，使子宫做好生产的准备。

子宫口会变柔软，加速子宫口的打开。操作手法开始于孕 37 周，作用时间开始于 39 周。

穴位

- 足三里位置: 胫骨粗隆旁开一指，犊鼻下三寸（图 9.3）
- 三阴交 位置：小腿内侧，内踝尖上三寸
- 阳陵泉位置：腓骨小头前下方凹陷处
- 至阴穴位置：孕 38 周。
  小指甲盖外侧缘
  1 寸: 一指宽，1.5 寸: 两指宽，2 寸: 三指宽，三寸：四指宽
  40 周开始，为了减轻阵痛或者减轻生产痛苦，还可以选用太冲穴 和合谷穴
- 太冲穴位置：脚背部，第 1、2 跖骨之间中线上，脚蹼膜上 1.5~2 寸（图 9.3a）
- 合谷位置: 第 1、2 掌骨间（图 9.3a）

贴扎

确定要贴扎的穴位位置，将十字交叉肌贴从衬纸上撕下，确保肌贴覆盖穴位，贴紧。在身体两侧对应的同样穴位上进行贴扎。

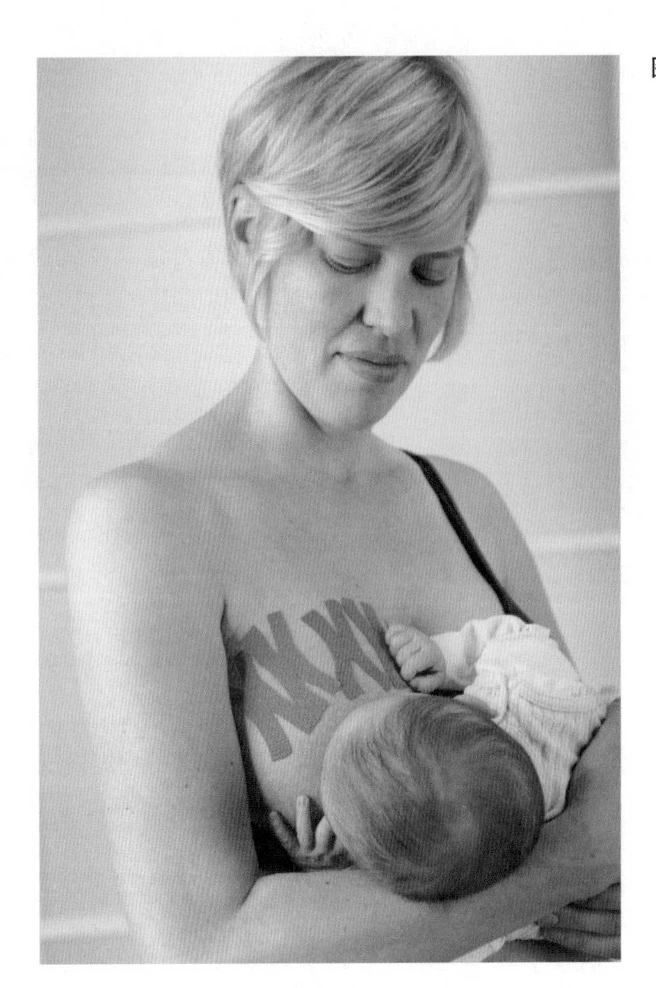

图 9.4 减轻输乳管负担：完成图

9.3　输乳管阻塞

定义

输乳管阻塞后，乳汁不能够顺利地在输乳管中流动。

开始时会在胸部发现硬块。原因可能是感冒或者压力，或者是车上安全带对胸部造成压迫。如果输乳管阻塞不能及时治疗，会发展为乳腺炎。

目的

通过 3 个结缔组织贴扎技术，可以提高乳腺组织的位置，因此减小输乳管的负担。

贴扎

胸部贴扎方法需要对 3 条肌贴进行恰当的裁剪。

将肌贴对折。在闭合的一侧中间沿线裁剪（切口 1），在末端留出 0.5cm。在开口方向的上下分别沿线剪开(切口 2,3)，在末端都留出 0.5cm。在贴扎前，修剪肌贴边缘并将一端封口处剪开。

- 将有封口的一侧黏在乳头上方 12 点方向，并沿着输乳管走向粘贴。
- 另一条肌贴粘贴于 2 点钟方向，第三条粘贴于 11 点钟方向。

备忘录

贴扎：筋膜技术

剪切方法：双 X 形肌贴

拉伸力：100%

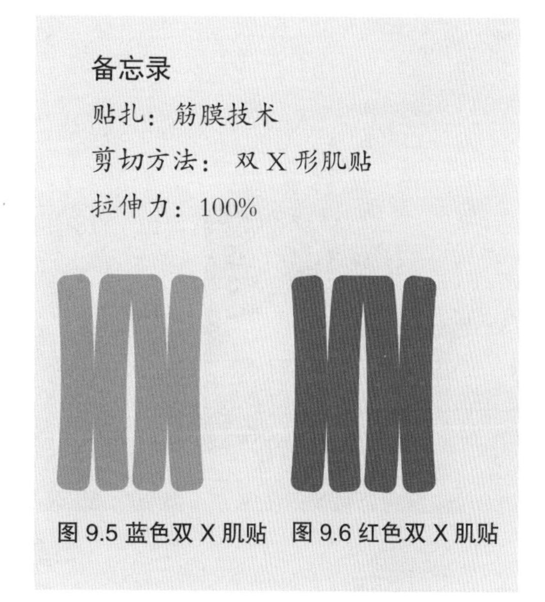

图 9.5 蓝色双 X 肌贴　图 9.6 红色双 X 肌贴

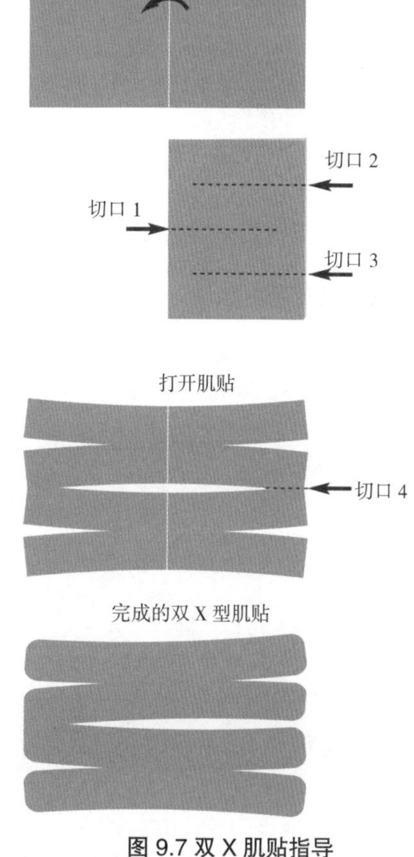

图 9.7 双 X 肌贴指导

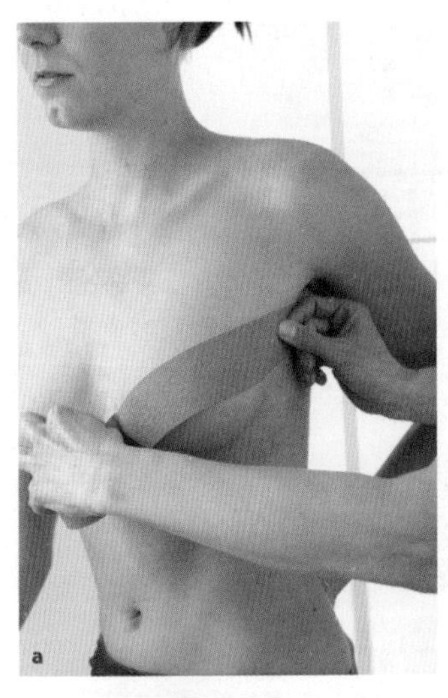
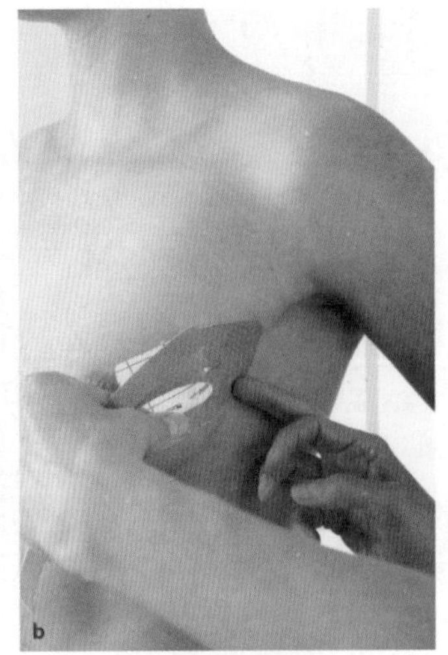
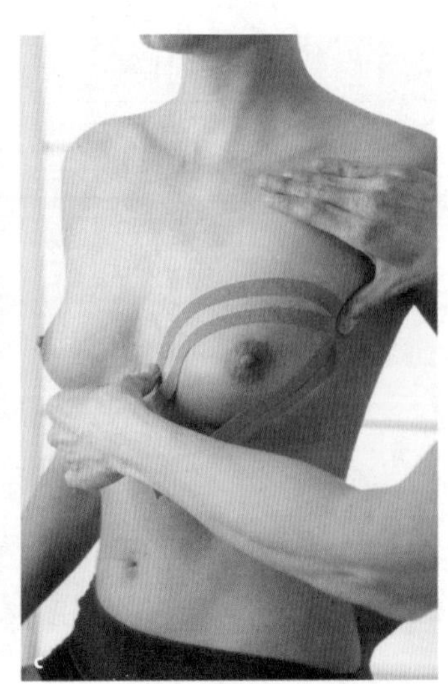
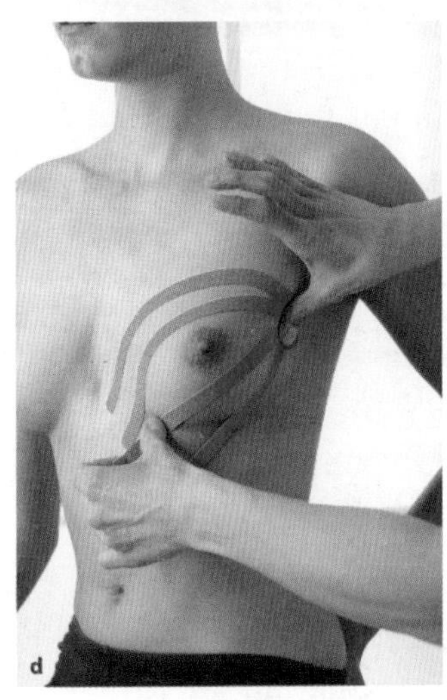
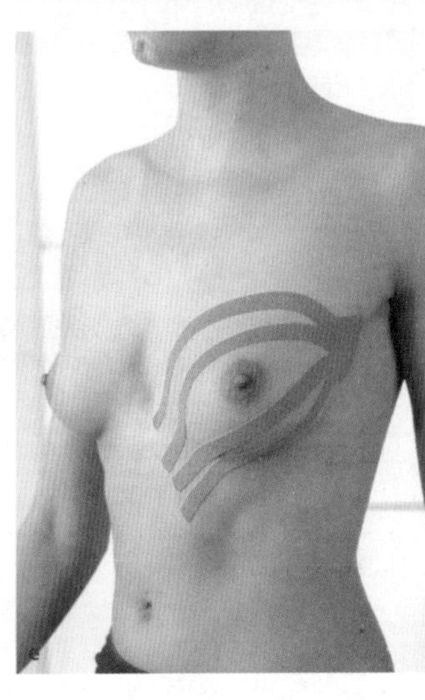

图 9.8a–e 乳腺阻塞

a 测量从腋窝越过乳头到胸骨的距离
b 在放松的情况下，锚点贴扎于腋窝附近
c,d 手臂屈曲外展，沿着皮肤以 25% 拉力贴扎。
上半部分两条肌贴，下半部分两条肌贴。末端不要拉伸。
e 完成

9.4 乳腺炎

定义

非传染性乳腺炎（乳腺发炎）可以由喂奶引起，如：输乳管阻塞，宝宝的喂奶姿势错误（导致乳腺乳液不能正常排出）以及压力和母亲免疫能力差。

非传染性的乳腺炎也可能是外来细菌引起的。有外伤的乳头与婴儿的嘴、喉咙、或者鼻子接触，细菌通过输乳管传入。

目的

解除和减轻胸部淋巴管炎的疼痛

贴扎

测量从腋窝越过乳头到胸骨的距离（图 9.8a）。然后将肌贴 4 等分，并把边缘剪圆。在放松的情况下，将锚点贴扎于腋窝附近 (图 9.8b)。

手臂屈曲外展，沿着皮肤粘贴，每条都以 25% 拉力在乳头周围粘贴。

上半部分两条肌贴，下半部分两条肌贴。不要拉伸肌贴的末端（图 9.8c–e）。

备忘录

贴扎：淋巴技术

剪切方法：扇形肌贴

拉伸力：25%

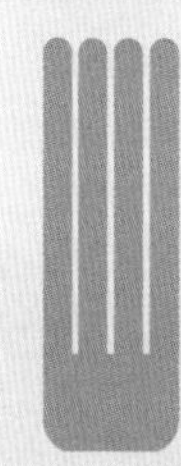

图 9.9 蓝色扇形肌贴

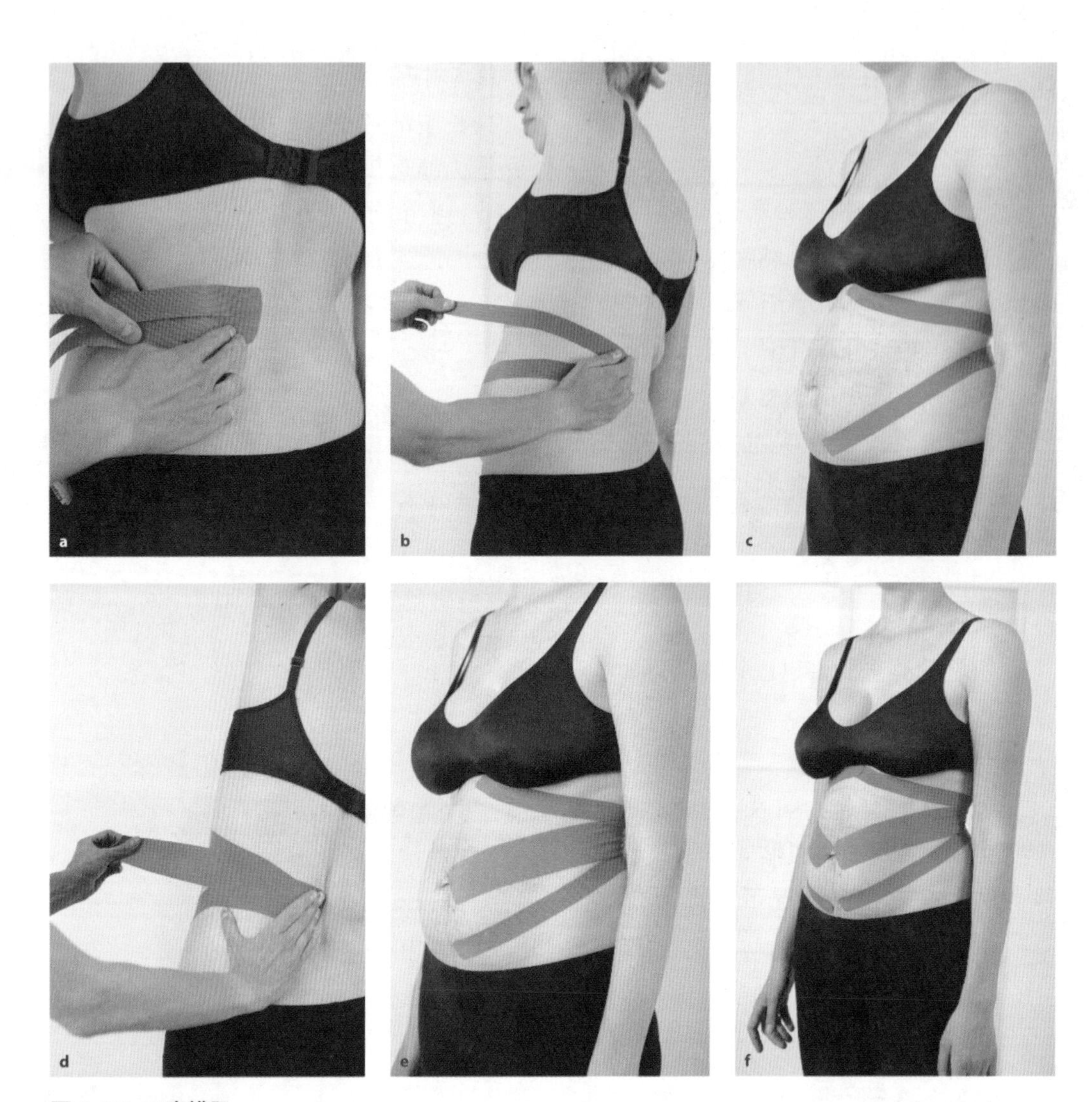

图 9.10a–f 腹横肌

操作第一部分：

a 测量 Y 型肌贴从 LWS(腰椎间盘) 沿着肋骨走向直至腹中线的距离。肌贴按照 Y 型剪切。在静止状态下锚点粘贴于 L3–L4 横突，沿肌肉走向粘贴于皮肤上。

b 上面的肌贴用 10% 拉力在肋骨下缘粘贴，一直到腹中线，末端不要拉伸。

c 第二条肌贴以同样的拉力在髂棘高度粘贴直至腹中线，末端不要拉伸。

d Y 型粘贴完成

操作第二部分：

e 用 I 型肌贴，测量从 LWS 到肚脐的距离。走向和 Y 型肌贴一致。锚点粘贴于 Y 型肌贴上。沿肌肉走向，锚点固定。以 10% 拉力在水平方向直至肚脐粘贴，末端不要拉伸。

f 另一边同样操作方法。强化腹部腹横肌操作方法完成。

9.5 腹横肌萎缩

定义

在怀孕过程中，腹部肌肉会有一个急剧膨胀的过程。腹部肌肉不能保证躯干的平衡。

目的

通过强化腹横肌的操作方法，改善萎缩肌肉并且提高躯干的稳定性

贴扎

■ 第 1 部分：

测量 Y 型肌贴从腰椎间盘沿着肋骨走向直至腹中线的距离。身体向另外一个方向倾斜，手臂外展，保持静止。肌贴按照 Y 型剪切。在静止状态下锚点粘贴于 L3–L4 横突，沿肌肉走向粘贴于皮肤上（图 9.10a）。

上面的肌贴用 10% 拉力在肋骨下缘粘贴，一直到腹中线，末端不要拉伸（图 9.10b）。

第二条肌贴以同样的拉力在髂棘高度粘贴直至腹中线，末端不要拉伸（图 9.10c）。Y 型粘贴完成（图 9.10d）。

■ 第 2 部分：

用 I 型肌贴，测量从腰椎间盘到肚脐的距离。走向和 Y 型肌贴一致。锚点粘贴于 Y 型肌贴上。沿肌肉走向，锚点固定。以 10% 拉力在水平方向直至肚脐粘贴，末端不要拉伸（图 9.10e）。

另一边同样操作方法。

强化腹部腹横肌操作方法完成（图 9.10f）。

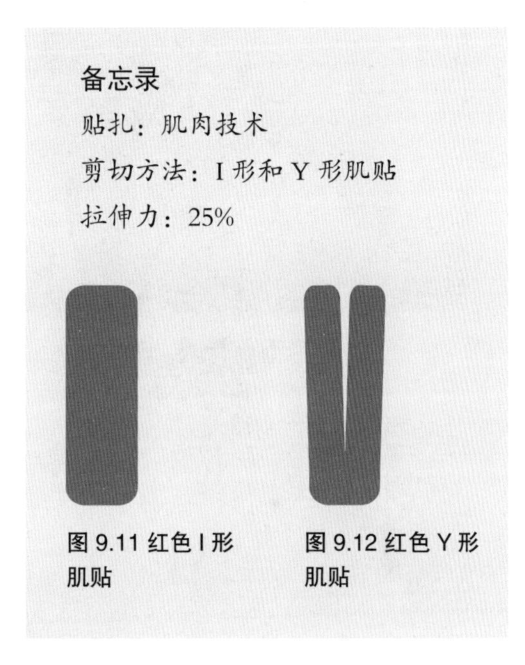

备忘录

贴扎：肌肉技术

剪切方法：I 形和 Y 形肌贴

拉伸力：25%

图 9.11 红色 I 形肌贴

图 9.12 红色 Y 形肌贴

提示：

为了加强效果，可以在肚脐处做十字交叉粘贴。在肚脐处剪开孔，避免肚脐受压。

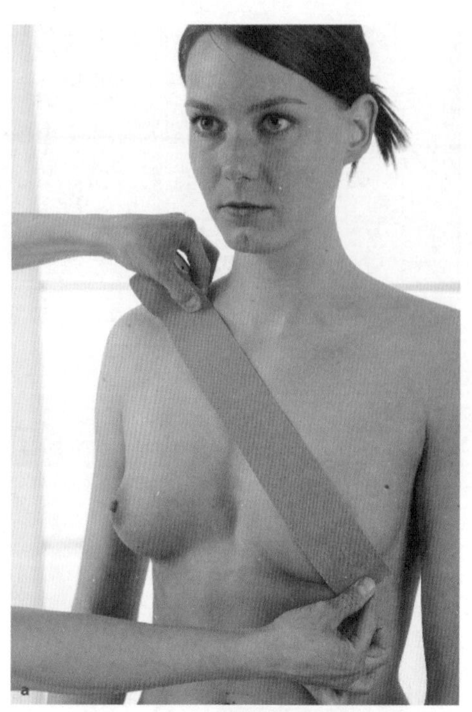

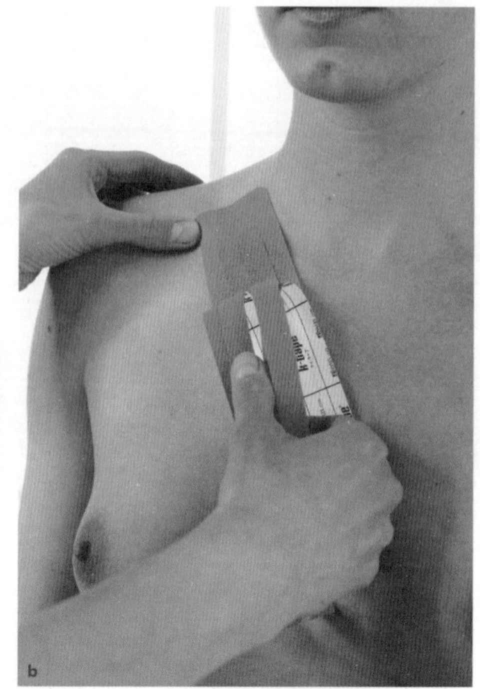

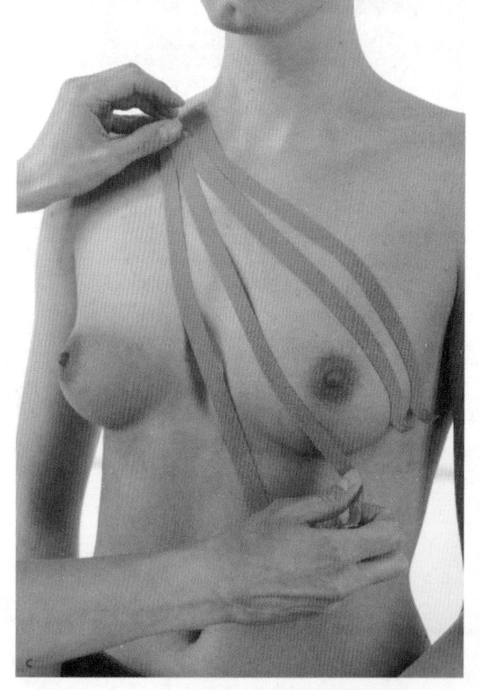

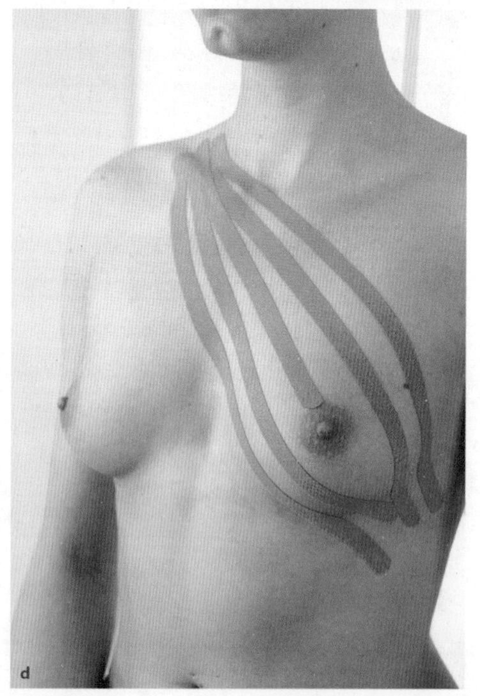

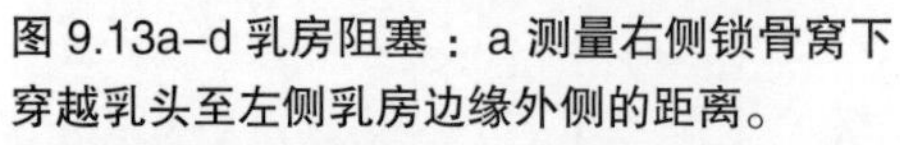

图 9.13a–d 乳房阻塞 ：a 测量右侧锁骨窝下穿越乳头至左侧乳房边缘外侧的距离。
b 锚点黏贴于锁骨窝下，将肌贴剪开，只有末端链接在一起。
c 上边两条粘贴在乳头上方，用 25% 拉力粘贴，末端不要拉伸。 下面两条以 25% 拉力粘贴于乳头下方，末端不要拉伸。
d 完成

9.6 乳腺淋巴贴扎

类型

上述例子是对左侧乳房有缺陷的淋巴网部分或者全部淋巴结切除后，进行去除阻塞的粘贴

锚点

锚点位于右侧锁骨窝内

贴扎

测量右侧锁骨窝下穿越乳头至左侧乳房边缘外侧的距离（图 9.13a）。

将整条肌贴四等分。锚点粘贴于锁骨窝下，将肌贴剪开，只有末端链接在一起（9.13b）。粘贴时，每条肌贴末尾竖起来。最后再将肌贴的末尾一个接一个的粘贴好。 上边两条粘贴在乳头上方，用 25% 拉力粘贴。另外一条附加的四等分宽肌贴以同样的操作方法黏贴于 4 条肌贴中间，并且向乳头方向粘贴。

锚点粘贴于第一个锚点前方的皮肤上。肌贴的末端不要拉伸。下面两条以 25% 拉力粘贴于乳头下方，末端不要拉伸（图 9.13c）。扇形操作方法完成（图 9.13d）。

备忘录

贴扎：淋巴技术

剪切方法：扇形肌贴

拉伸力：25%

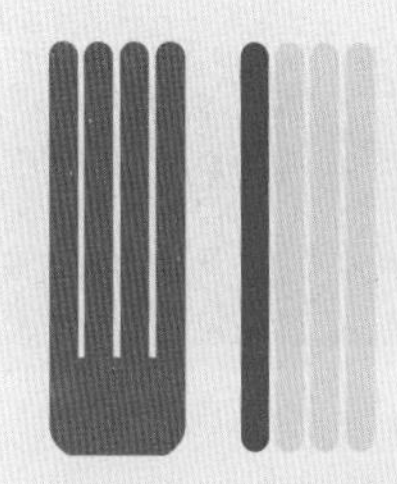

图 9.14 红色扇形肌贴

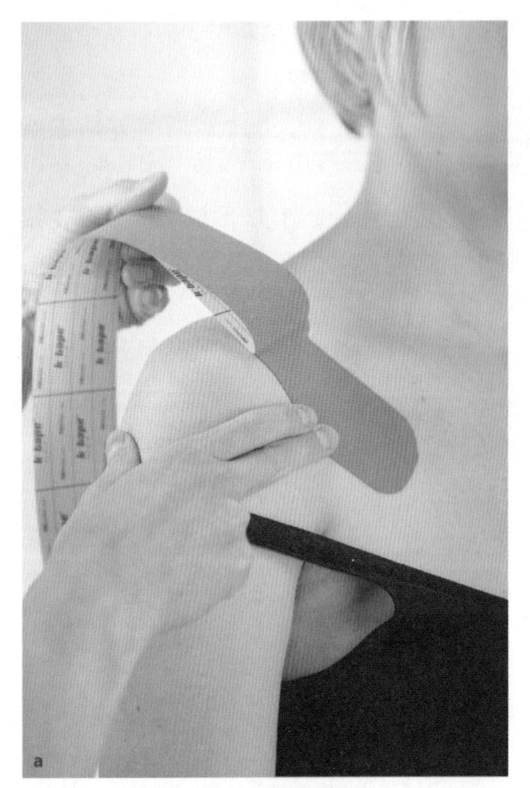

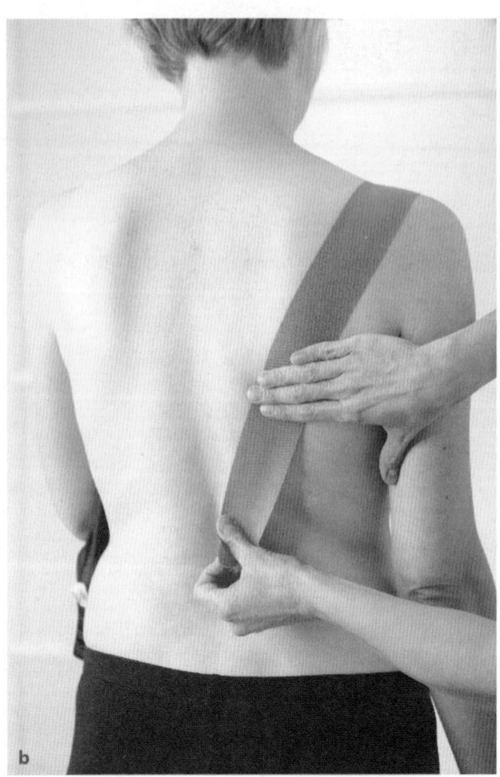

9

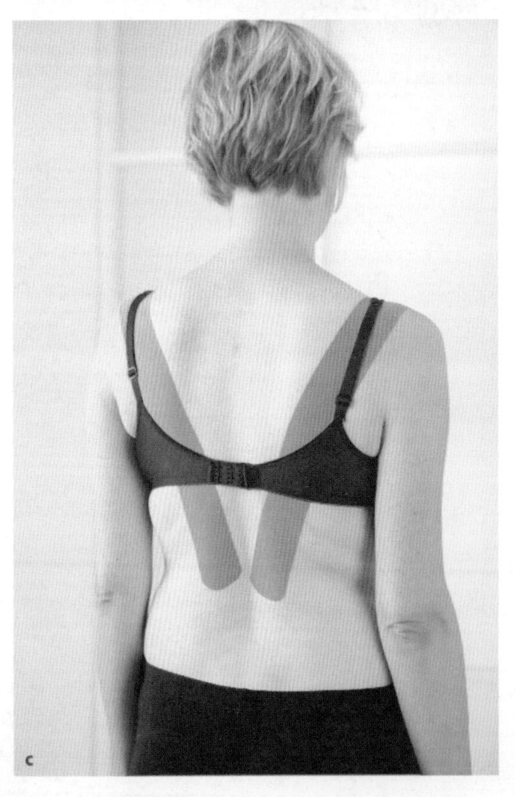

图9.15a–c 姿势矫正
a 锚点粘贴于胸肌上，患者尽量直立。
b 以50%拉力间歇性拉伸肌贴穿过肩峰和肩胛骨，向T12（胸12）方向粘贴。末端不要拉伸
c 两侧完成图

9.7 姿势矫正

定义

在怀孕期间和产后（静止时身体的负重和承担孩子的负重）身体静止姿势的改变会使背部－肩部－颈部区域的肌肉紧张。增加肩带的负担

目的

通过姿势矫正，可以使身体直立，放松肌肉。

贴扎

测量胸肌穿过肩峰到 T12（胸 12）的长度。锚点粘贴于胸肌上，患者尽量直立（图 9.15a）。以 50% 拉力间歇性拉伸肌贴穿过肩峰和肩胛骨，向 T12（胸 12）方向粘贴。末端不要拉伸（图 9.15b）。两侧完成图（图 9.15c）。

备忘录

贴扎：筋膜技术

剪切类型：I 形肌贴

拉伸力：50%

图 9.16 红色 I 形肌贴

提示：

矫正姿势方法同样可以用于放松神经或者矫形外科领域。

参考

Appell H-J, Voss-Stang Ch （2008） Funktionelle Anatomie, Grundlagen sportlicher Leistung und Bewegung. 4. vollst. überarb. Aufl. 施普林格出版社 .

Bringezu G, Schreiner O （2006） Lehrbuch der Entstauungstherapie （Bd. 1）. 施普林格出版社 .

Frisch H （2009） Programmierte Untersuchung des Bewegungsapparats. 9. überarb. u. erw. Aufl. 施普林格出版社 .

Tillmann B （2005） Atlas der Anatomie des Menschen. 施普林格出版社 .